U0087617

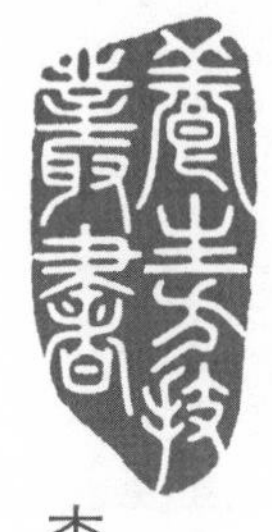

李建民 主編

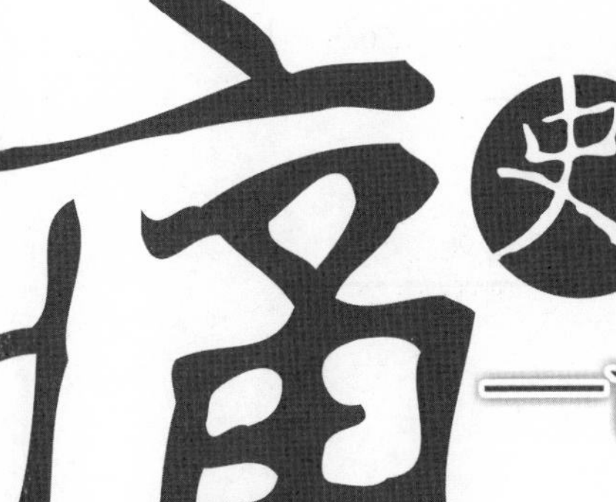

痛史

——古典中醫的生命論述

林伯欣 著

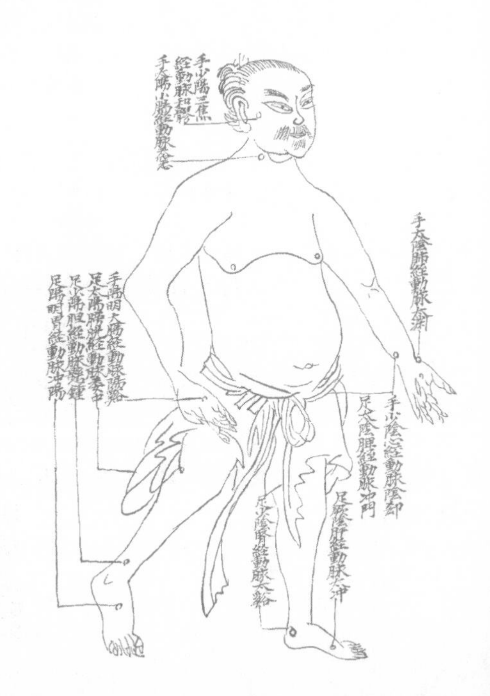

東大圖書公司

國家圖書館出版品預行編目資料

痛史：古典中醫的生命論述／林伯欣著.－－初版二刷.－－臺北市：東大，2013
面；　公分.－－(養生方技叢書)

ISBN 978-957-19-3072-5　(平裝)

1.疼痛 2.中醫

413.3　　　　101005628

© 痛　史
——古典中醫的生命論述

主　編	李建民
著作人	林伯欣
企劃編輯	蕭遠芬
責任編輯	陳俊傑
美術設計	郭雅萍
發行人	劉仲文
著作財產權人	東大圖書股份有限公司
發行所	東大圖書股份有限公司
	地址　臺北市復興北路386號
	電話　(02)25006600
	郵撥帳號　0107175-0
門市部	(復北店) 臺北市復興北路386號
	(重南店) 臺北市重慶南路一段61號
出版日期	初版一刷　2012年5月
	初版二刷　2013年5月
編　號	E 410410

行政院新聞局登記證局版臺業字第○一九七號

有著作權・不准侵害

ISBN 978-957-19-3072-5　(平裝)

http://www.sanmin.com.tw　三民網路書店
※本書如有缺頁、破損或裝訂錯誤，請寄回本公司更換。

「養生方技叢書」總序

這是一套展現人類探索生命、維護身心以及尋求醫治的歷史書系。

中國早期的「醫學」稱之為「方技」。《漢書・藝文志》有關生命、醫藥之書有四支：醫經、經方、房中、神仙。西元第三世紀，漢魏之際世襲醫學與道教醫療傳統的陸續成形，表現在知識分類上有極明顯的變化。《隋書・經籍志》的醫方之學與諸子之學並列，而「道經部」相應道教的成立，其下有房中、經戒、服餌、符籙之書。醫學史整體的趨勢，是逐漸把神仙、房中之術排除於「醫」的範疇之外。

醫學雖與神仙、房中分家，但彼此間的交集是「養生」。中國醫學可以界說為一種「老人醫學」、一種帶有長生實用目的所發展出來的學說與技術。養生也是醫學與宗教、民間信仰共同的交集，它們在觀念或實踐有所區別，但也經常可以會通解釋。中醫經典《素問》的第一篇提出來的核心問題之一即是：「夫道者年皆百數，能有子乎?」養生得道之人能享天年百歲，能不能再擁有生育能力? 答案是肯定的。這不僅僅是信念與夢想，歷來無數的醫者、方士、道家等各逞己說、所得異同，逐漸累積經驗，匯集為養生的長河。

醫學史做為現代歷史學的一個分支時間很短。完成於五十年前的顧頡剛《當代中國史學》中只提到陳邦賢的《中國醫學史》一書。事實上，當時的醫學史作品大多是中、西醫學論戰的產物。反對或贊成中醫都拿歷史文獻做為論戰的工具。撰寫醫學史的都是醫生，歷史學者鮮少將為數龐大的醫學、養生文獻做為探索中國文化與社會的重要資源。余英時先生在追述錢賓四先生的治學格局時，有句意味深長的話：「錢先生常說，治中國學問，無論所專何業，都必須具有整體的眼光。他所謂整體眼光，據我多年的體會，主要是指中國文化的獨特系統」。今天我們發展醫學史，不能只重視醫學技術專業而忽略了文化整體的洞見。這段話無疑足以發人省思。

如今呈現在讀者面前的醫學史書系，除了有幾冊涉及傳統中國醫學之外，我們還規劃了印度、日本、韓國的醫學史。有些史料第一次被譯介，有些領域第一次被研究。我們也邀請西洋醫學史的學者加入，日後我們也將請臺灣醫學史、少數民族醫學史研究有成的學者貢獻他們最傑出的成果。

我們同時期待讀者通過這一套書系，參與各時代、各地域的人們對生命的探索與對養生的追求，進而反省自己的生活，並促進人類在疾病、醫療與文化之間共同的使命。

李建民

代　序

知識，一直是不確定的；不過，真理一直都在。

美國知名學者華勒斯坦 (Wallerstein) 曾經提出「主張科學，反對唯科學主義」的見解，並強調「科學」至少具備了兩個重要的內涵：「第一是存在著一個不依賴任何人感知而存在的世界；第二是這個真實世界有一部分可以透過實際經驗被認識、並允許我們把這些知識整理成探索性理論」。換句話說，任何的知識、理論、闡述與詮釋都可能只是暫時性、片面而不完整的。

這位被譽為當代最具創見學者之一的社會學、歷史學及經濟學家，在 1970 年代即提出「世界體系」(The World-system) 的概念，強調以完整、跨學科的方法認識社會學與經濟學。事實上，此概念對於醫學的探索同樣一體適用；特別是中醫學在兩、三千年前的經典中即提到，要獲得真正能長久傳世而不衰的醫道與醫術，必須從通曉「天文」、「地理」與「人事」著手。唯有完整而多面向的深入鑽研，才可能儘量貼近生命的真理，有助於醫學的進展。

中西醫面對的是同樣的一具人體，但在生理、病理與解剖等基礎學科內容上，卻有一定程度的差異；也因此在面對生命現象時，其詮釋方法、理論發展與診治手段各異其趣。對於醫學專業內容的正確性、實用性、穩定性及如何運用於臨床，西醫學專業有其自我檢驗的標準程序；而中醫學同樣有嚴謹的內部規範及自成一格的邏輯，並能適切的運用於臨床。目前尚不足的是正確認識中醫學的態度、真正屬於中醫學的研究方法，及跨學科人才的投入。而這需要從中醫學的經典文本與發展的時代背景入手，其間牽涉者眾，包含了醫學、曆法、物候、術數、文化、歷史、文字與生活。

林伯欣君乃余多年學生，從大學時代起一直對古典中醫學的理論、思維、歷史發展及其臨床運用有很強烈的興趣與熱情，也說服余讓他在博士班時期捨棄現代主流研究而深入於醫經與醫史的探索，其間亦承蒙中研院史語所李建民研究員的大力協助指導，除了補強傳統醫學生在文史專業上之視野與觀點的不足，也讓本書內容增色不少。

這本書的時代區間與內容主軸設定在先秦兩漢時期古典中醫學發展之探索，以「痛」的現象做為論述的切入點，並爬梳考察了傳世中醫經典（醫學）、歷史事件紀錄（歷史）及出土文物（文化）等材料。作者使用了大量的參考資料佐證其觀點，並試圖提出新的概念，其以較廣的面向追溯中醫學奠基時期的時人思維與理論發展，並反思臨床實際操作的實況，與過去中醫界傳統的醫經或醫史研究大異其趣。個人認為，林君大作除了較詳實呈現出中醫學在歷史上產生的思想流變與文化制約下所帶來的層層更迭之外，在中醫學專業理論的探討部分對於後人在醫經醫史學科的持續研究及臨床中醫師的診治思維方面，也具有相當高的參考價值。

《莊子·齊物論》有云：「六合之外，聖人存而不論；六合之內，聖人論而不議。春秋經世先王之志，聖人議而不辯」。真理其實一直都在，有差別的是人們的態度與立場。我們若能對於宇宙間的萬事萬物與各種現象，特別是與生命、醫學有關的一切，以更開闊而不具意識型態框架的態度去認識，或許才能更貼近生命的本質。治學者理當如此，為醫者亦然。

這是一本作者投注大量心力，對中醫學充滿熱誠的好書，內容豐富精彩。余樂為之序。

中國醫藥大學教授　林昭庚　謹識

我的中醫之路

學習中醫至今已十六年，真正執行診治也已超過十年。踏入中醫殿堂之後，我有緣完整的經歷了從門外漢摸索、嘗試，以至一窺其神奧精妙的過程；同時也慶幸自己一路受到明師薰陶教誨，沒有迷失方向，能對中醫學有堅定不移的信心，未讓現代醫學思維產生過多的箝制，而能獨立走正確的道路。這本書能夠完成，乃是源自於這段歷程。

與中醫的緣分要從母親罹病後開始談起。1995 年母親經西醫診斷罹患子宮頸癌，當時茫然無助的一家人依西醫「權威而專業」的意見作了手術切除與不同階段的化療與放療。然而，兩年後仍然再次復發，並且快速惡化；在接受了西醫「手術—化療—放療」，這千篇一律的套裝式症狀治療後，情況並未如預期改善，最後癌細胞仍侵入全身骨頭。母親終究選擇在尚存有一口氣時回到家中，在自己的床上往生。從此以後，現代醫學因分科過於精細，一味相信數據，而衍生出不少「見病不見人」的荒謬理論與診療觀念，讓我重新審思，並徹底的覺醒。

然而這段治療過程的早期，民間術士與有照中醫的表現同樣令人失望。父親曾盡了一切努力探聽高明的中醫師，但不是療效不彰，就是受騙。還曾有某位民間草藥師診脈後，竟做出母親是「攝護腺出問題」的荒謬診斷！現在回想起來，不僅感嘆病家「病急亂投醫」的無助與無奈，也為這些睜眼說瞎話的人士汗顏，更替廣大病患的生命安全捏一把冷汗。的確，醫學的路上學藝不精，猶如合法殺人，不可不慎。

進入學士後中醫系就讀後，才逐漸瞭解中醫學的真實面目，遺憾的是時機已晚，對母親的幫助已然有限。但或許承蒙庇佑，學習的過程中得到不少學長姐與前輩照顧，十五年來更受到王敏弘老師與陳榮洲老師的教誨與鞭策；跟隨恩師的腳步讀書、見識其高明的診療功力，不但讓我瞭解中醫學經典的重要性與其在臨床上的實用性，也成為我成長的關鍵力量。恩師的言教與身教不僅展現出中醫學能達到的高明境界，更讓我對中醫與生命現象如此貼近的事實深信不疑。

摸索學習的過程中，我也逐漸瞭解知識與經驗的累積實屬不易，中醫的特質並非僅只作為一種理論、思辨模式或應用技術，也是一種與生命體驗相關的大智慧，絕不是讀書幾本、坐堂幾年就可速成得其心法，更非用學位頭銜之光環能夠取代。淬煉過程中師父不厭其煩的反覆教導，只為等待學徒迷失的真心再次浮現；學徒除了最基本的尊師重道、潛心學習之外，更須在生活點滴、言行舉止乃至於精神思維等身心層面上同步落實所學，才能逐漸體會師父言語之外、治病之上的另一層感悟。師徒間「性命相見」的無形連結在中醫學的領域裡不僅是一種傳統精神，更代表了雙方間的信任、敬重、付託與傳承；「不得其人，其功不成，其師無名」，德術必須相互感化乃至於合一，學習者才可能脫離僅重視「醫療技術」的階段，開始有獨立自主的生命型態，並在長久深入親炙於師承後，蛻變成真正的醫家，超越前人。這幾年來我實際進入臨床之後，逐漸感受醫病與師徒間的關係實有雷同之處；醫病互動中，病患將身心疾病託付於醫師，醫師除了診治之外，更應不厭其煩的引導、諄諄告誡患者「預防勝於治療」，讓病患從日常生活的錯誤積習中覺醒，進而獨立自我照護，重新恢復健康。身心疾病的療癒絕對不是不斷預約回診的控制性治療，病患更不應該放肆揮霍健康而一味的依附醫師協助。

進入研究所後，指導教授林昭庚老師引導我接觸學術研究，尤其在博士班時期，更在研究取材上給予最大的自由度，支持我能不屈就於主流壓力，放手嘗試不同的學術取向。而共同指導教授中研院史語所李建民老師在我修業期間，接納了我多次的毛遂自薦，願意給予無私的指導與專業上的協助。多次的促膝長談不但教導我史學的研讀、思考與寫作規範，擴大了我的視野，更多次親自帶領我查詢資料、購買書籍、參與研討會；除了提供我在研究上初試啼聲的機會，更鼓勵督促我要走出自己的路。過去我雖在讀書與臨床上有自己的些許心得，但在嚴謹的學術規範及醫學與史學文化間糾葛曲折的關係探討上實屬青澀；本書從問題意識的提出、直到架構編排與內容的鋪陳，兩位老師無疑提供了最多的指導。此外，中興大學中文系林清源教授的文字學課程讓我獲益良多，林教授與中研院史語所李宗焜副研究員皆曾對書中與文字學相關的內容有所斧正，讓我避免了外行人可能會犯的錯誤。

2005 年初曾赴中國北京遊歷，並就研究主題向朱建平、馬繼興、鄭金生、廖育群等教授請益，諸位學者提供許多學術上的寶貴意見，對我助益甚大。尤其拜訪馬繼興教授後，親身感受他一生對中醫學術研究樸實而求真的堅持，也在心中樹立起嚮往的典範。在寫作過程中，中研院史語所李貞德研究員、臺灣大學蔡璧名副教授、中國中醫科學院圖書館裘儉女士、香港城市大學范家偉老師、師範大學皮國立先生都曾提供個人作品及相關資料，給予我不少靈感；哈佛大學栗山茂久教授、本校李世滄副教授、張賢哲教授都曾對我的研究大綱提出建議與看法，使我寫作的筆觸不至於狹隘、研究方向不至於迷失。本書提交為博士論文時，更承蒙張嘉鳳、李德茂、王敏弘、陳榮洲、李世滄、張賢哲等口試委員不吝深入評析了內容、並準確指出我在學術暨臨床觀點與寫作上的諸多缺失與錯誤，在此要對所有曾協助我的前輩學者致上最高的謝意。同時我必須聲明，本書的一切陳述分析皆為個人觀點，我對此負所有責任。

本書探討的重點——「痛」是人類從古至今、不分中外共有的不愉快感覺與經驗，也是無特異性、當身心發生異常變化時所伴隨表現的症狀。先秦兩漢時期被認定是中醫學成形與建構系統化理論的時代，由於時醫對「痛」發生在實質結構與經脈、藏象系統上的大量關注，不但加速醫學的進展，也凸顯「痛」在醫學發展的原創力上具有重要的地位，促使身體內外的認識與聯繫逐漸清晰。本書即是以該區間的史料與醫學典籍為主要爬梳對象，並以「痛」為媒介提出各項問題意識，試圖在解析「痛」的內涵時，同時釐清中醫學在這段萌芽期所涉及的各種重要生命議題。

中醫學在現代與先秦兩漢時期呈現出不同的風貌，在當代鼓吹中醫學必須革新進步的同時，先回溯萌芽階段之內涵以求得原有思維與重審理論原貌乃是當務之急。然而傳統醫經醫史的研究因為需要長時間深耕又艱澀難懂，大多數人已經不太有意願去做了，殊不知這才是中醫學能否在臨床上站得住腳、延續命脈的最主要根基。跟隨時代潮流的研究趨勢，一向是學術界中毀譽參半的現實；因為極力追求站在浪頭上的同時，該學術原有的核心特質也可能因此而被忽視，近年來大多數國內外的中醫藥現代研究正是陷入了這種迷思當中。當醫學發展感染當代崇尚快速效率與商業掛帥的習性時，便容易忽略了人類發展醫學的初衷；醫學水準的優劣及實用與否絕不是完全以期刊論文的排名、抑或是運用最新科技與統計數據背書所能決定的。特別是中醫學，沒有對經典文本與歷史發展深入研究後驗證於臨床，很難看到其真正的能耐。學術單位在追求卓越、強調排名的同時，也應有公平而長遠的眼光，提供資源真正為後代子孫留下中醫學的寶貴內涵。

人生苦短，世上一遭雖無立德立功立言之實，卻也總要活得自在暢快、對得起自己。回首以往，我試圖努力堅持恩師的教誨，並以身為中醫師為榮，享受挑戰臨床療效的成就感及喜悅。我感恩雙親給我自幼健康的身心與正確的是非觀，讓我不至於成為社會的負擔。也感激同為中醫師的內人奇慧鼓勵相伴，純樸踏實的她人如其名——具有奇妙的智慧，時時與我相互勉勵，堅持不隨波逐流，要獨立走自己的路。至於內心深處渴求生命真相與希冀在醫學領域不斷追求成長與進步的動力，實來自母親生前的教誨及臨終前的遺言，所有成果與榮耀皆歸於她。

感謝三民書局編輯部的全力協助。這本書獻給雙親、恩師們、內人，及所有仍為身心病痛而持續奮鬥中的病患與醫療人員。在生命面前，我們永遠是渺小的，而我信仰的中醫之路，仍持續堅持著。

林伯欣　壬辰清明

謹誌於中國醫藥大學學士後中醫學系

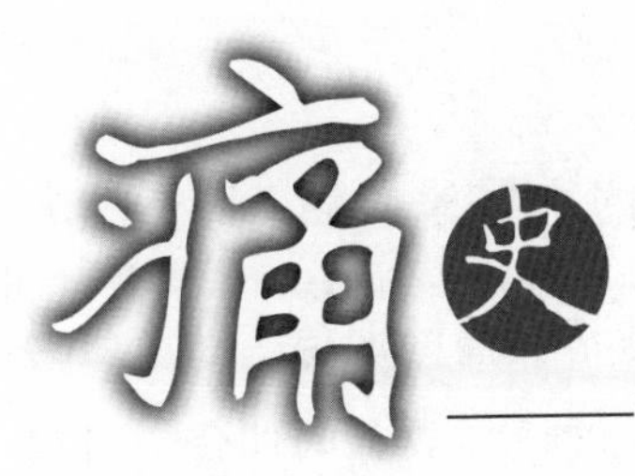

痛史——古典中醫的生命論述

目　次

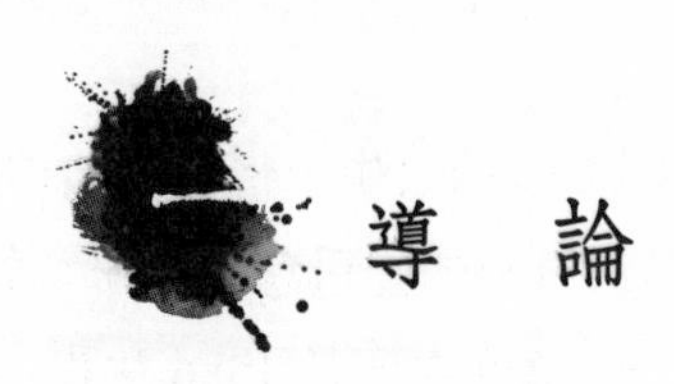

導論

「無窮無盡的折磨、永遠都不得解脫」的確是人類想出來最殘忍的事，這也正是很多慢性疼痛病人最害怕的：無止盡的痛。病人的痛苦主要不是疼痛的劇烈，而是不知道這樣的疼痛會持續多久？[1]

——Frank Vertosick，《聽疼痛說話》

一、由《素問・舉痛論》所引出的研究課題

「痛」是人類從古至今共有的不愉快感覺與經驗，它是無特異性的身心現象；是因身體或心理發生異常變化時伴隨表現的症狀。同時，「痛」是主觀的，由於「痛」的性質、強度、範圍及持續時間因人而異，並包含肉體及精神上不同層面的病理變化；因此尋找其形成原因及治療方法，便成為醫學演進的核心問題之一。對患者而言，緩解痛

[1] F. T. Jr. Vertosick（著），廖月娟（譯），《聽疼痛說話》（臺北：天下遠見出版股份有限公司，2004），12。

的需求經常比治療原發疾病更加迫切，而這也是臨床上最具特色的難題之一。

現代西方醫學認為，「痛」的發生不僅是疾病伴隨的一種症狀，也可能是疾病本身[2]，並具備身心的雙重意義。國際疼痛學會 (International Association for the Study of Pain, IASP) 在西元 1986 年提出了疼痛 (pain) 的定義：「疼痛是與實際或潛在的組織損傷相關，或以此類損傷的用語所描述的不愉快感覺或情緒體驗」[3]。西方流行病學調查顯示，慢性痛的發病率為 7–50%，若以全球人口為六十億計算，罹患疼痛人口達四億兩千萬至三十億之間；單以美國為例，就有超過五千萬人有疼痛問題[4]。因此西方國家認定「痛」是十分重要的醫學議題，在相關的診療控制與機轉研究上投入極大的重視和財政支持。

在中國的歷代文獻裡，「痛」的記錄同樣受到關注。先秦時代的諸子文本與各類史書中，對於時人因精神及心靈因素所產生「痛」的現象有特別的紀錄；至於同一時期中醫經典裡，則大抵偏重討論身體上的「痛」其生理與病理的相關紀錄。在中醫學知識系統化的最早文本——《黃帝內經》(以下簡稱《內經》) 當中記錄了許多「痛」的相關內容[5]，

[2] 在第九屆維也納國際疼痛學術會議上，學者提出：「疼痛不僅是一種症狀，也是一種疾病」。因此，臨床上常將以疼痛為主要症狀的疾病稱為「痛症」或「疼痛性疾病」。參：李仲廉、華勇（編），《慢性疼痛治療學基礎》（北京：人民軍醫出版社，2003），3。

[3] H. Mersky, "Classification of Chronic Pain: Description of Chronic Pain Syndromes and Definition of Pain Terms," *Pain*, suppl. 3 (Amsterdam, 1986): S217.

[4] D. C. Turk, A. Okifuji, "Interdisciplinary Approach to Pain Management: Philosophy, Operations, and Efficacy," cited from *The Management of Pain* (Philadelphia: Churchill Livingstone Inc., 1998), 235.

其中《素問・舉痛論》較完整的提出了與「痛」相關的各種概念。本章將以此為起點，探索古典醫學理解「痛與生命」關係的過程與內容，並在偏向從身體面向探討「痛」的前提下提出本書的問題意識。

《素問・舉痛論》完成的時間至今並不確定，但從內容可作出幾點分析。首先，文中對於身體部位的劃分與命名已偏向戰國後期至秦漢間的用法，如：背、脇肋、少腹、陰股、上焦、腠理等。而有關「五藏卒痛」、「五藏六府」等名詞的出現；並明確提出藏與府的名稱，依史學家考證應是在戰國中後期才逐漸確立[6]。第二，脈的相關概念較為成熟。文中有「經脈流行不止，環周不休」的循環觀念，並已有「經脈與藏府相連」的認識，這些應該都是戰國後期之後才逐漸形成的[7]。文中計有俠脊之脈（督脈）、衝脈、背俞之脈（足太陽膀胱經）、厥陰之脈（足厥陰肝經）四條經脈名稱，除了與《靈樞・經脈》中的記載不同之外，也未提及手足三陰三陽的規律模式；這部分內容是經脈知識完成系統化、術數化之前的描述方式之一，依李建民的研究，推測應介於戰國

5 《黃帝內經》以「痛」命名的篇章計有《素問》的〈舉痛論〉、〈刺腰痛論〉，《靈樞》的〈論痛〉等。此外，《黃帝內經》一書並非黃帝所著，先秦及秦漢時期的醫藥典籍，經常依託上古傳說中的聖人、神醫和特殊人物，此為該時期醫書名稱的一個特點。正如《淮南子・脩務訓》所言：「世俗之人多尊古而賤今，故為道者必託于於神農、黃帝而後能入說」。

6 依杜氏的考證，「五藏」之名在戰國中期才確立，「六府」則更晚。參：杜正勝，〈形體、精氣與魂魄——中國傳統對「人」認識的形成〉，《新史學》，2.3（臺北，1991.09）: 8–13。

7 文樹德 (Unschuld) 認為，系統化的經脈循環概念及推論是出現在《難經》，而非《內經》。參：P. U. Unschuld, *Medicine in China: A History of Ideas* (Berkeley: University of California Press, 1985), 85–86. 而「經脈與藏府相連」的認識，從馬王堆出土醫書〈陰陽經〉中已可見其端倪。參：馬王堆漢墓帛書整理小組（編），《五十二病方》（北京：文物出版社，1979），136–137。

至西漢中晚期之間[8]。第三，文中皆以「『氣』的異常變化對身體的影響」作為各種病理現象的表達方式，凸顯「氣」為身體運作的主要力量；這種醫學論點是從戰國時期才逐漸成形的[9]。結合上述證據，筆者推測《素問・舉痛論》完成的時間應該不早於戰國後期至秦代，甚至可能更晚。

在《素問・舉痛論》文首，黃帝提問前便說：

> 余聞善言天者，必有驗於人；善言古者，必有合於今；善言人者，必有厭於己。如此，則道不惑而要數極，所謂明也。今余問於夫子。令言而可知，視而可見，捫而可得，令驗於己而發蒙解惑，可得而聞乎？[10]

該篇作者認為以下論述的問題是十分重要的，各種類型的「痛」是迫切需要理解的生命困惑。唯有透過受教、目驗、觸摸及親身感受後，方能有所啟發而解除困惑，達到「明」的境界。檢視《素問》、《靈樞》全書各篇章中，唯有本篇在提出疑問前，特別強調該疑惑必須「實事求是、透過各種感官去體驗」，並「親身驗證感受」之後方能了然於胸。這是當時醫家對「痛」的綜合性看法與態度，也可知「痛」在醫學上

[8] 李氏將脈學體系化的過程稱為「術數化」的程序，指的是時人將醫學經驗轉變成理論化的過程中，參酌了天人感應及規律性的天文知識，將身體觀模擬如天地運行的過程，能隨時間與方位而盛衰變化，成為一套可以用陰陽五行與干支等符號加以表述推算的知識與理論。參：李建民，《死生之域——周秦漢脈學之源流》（臺北：中央研究院歷史語言研究所，2001），提要，205。

[9] 石田秀實，《中國醫學思想史》（東京：東京大學出版社，1993），33–37。

[10] 山東中醫學院、河北醫學院（校釋），《黃帝內經素問校釋》（北京：人民衛生出版社，1995），497。

有別於其他身體現象的重要性與特殊性。

對於痛的臨床表現，《素問・舉痛論》提出了各種症狀特徵，並包含性質、強度、範圍及持續時間等因素，這些在當時是特別被注意、做為描述「痛」的重要組成元素。由於這些元素皆能夠在體表被指認、觸摸或由口述表達，「痛」的主觀性、症狀的外顯性與可感性便得以真實表述。事實上，這些分類方法至今仍是臨床上解析痛的重要依據[11]。如此清楚的文字論述，的確令人易於研讀與理解，呼應了前述黃帝所要求「明」的境界。

整體來說，「病因客於血脈、經脈、腸胃、五藏、膜原、陰股等結構時，引發氣與血的運行失常或藏府的生理功能出現異常變化，因而表現出『痛』與一連串伴隨而來的身體表現」是《素問・舉痛論》認定引發「痛」的原因。解決方法是在患者身體表面特定部位以相反性質的媒介作為療法、或藉由誘導氣血運行重新恢復正常，便可消除「痛」的現象。但即使當時有這樣的「治療準則」，臨床上仍有無法處理的情況：

寒氣客於俠脊之脈則深，按之不能及，故按之無益也[12]。

俠脊之脈貫脊，位於身體深處，受寒氣侵犯後不易從身體表面治療，故必須另取其他經脈或以不同方式處理。《素問・舉痛論》以經脈、氣血、五藏六府等名詞建構人身、並以氣與血的運行方式描述正常與異常的身體表現，已是當時共通的語言；由此推論當時的醫學知識已逐

---

[11] 目前西方醫學對疼痛的分類與《素問・舉痛論》的方法雷同。參：韋緒性（主編），《中西醫臨床疼痛學》（北京：中國中醫藥出版社，2000），33–37。

[12] 山東中醫學院、河北醫學院（校釋），《黃帝內經素問校釋》，500。

漸增加，並開始具備身體內外結構的概念。但值得進一步關注的是，以「氣血運行失常或藏府生理功能出現異常變化」來解釋「痛」的原因並非始於《素問・舉痛論》，而是有更早的淵源[13]，類似的觀點也同樣被運用在解釋其他身體現象，故僅以此理解「痛」的成因可能流於粗淺。

有趣的是，文中列舉「痛」的成因除了「熱氣留於小腸」，導致腸中痛及糞便乾硬難解之外，其餘都是「寒氣」所引發。難道當時僅觀察到寒氣對人引起的不良影響嗎？是否當時寒氣傷人的機會遠多於熱氣傷人？當時的氣候因素是否有關？還是時人對病因病機有其獨特的思考方式？

根據學者研究，基本上戰國到兩漢間的氣候變化有逐漸轉為寒冷的趨勢[14]，對照今本《內經》成書時歷史區間（約 20 B.C.–170 A.D.）的氣候，當時應是氣溫逐年下降的時代，或許這是對「寒」的感受及記錄會偏多的原因之一。再從醫學文獻的觀點來看，《素問・熱論》記載：

---

[13] 張家山出土的《脈書》載有「六痛」，即六種身體層次的「痛」所表現的特性。參：江陵張家山漢簡整理小組，〈江陵張家山漢簡《脈書》釋文〉，《文物》，7（北京，1989.07）: 74。

[14] 竺可楨認為戰國到兩漢的氣候變化屬於無測量儀器而僅靠肉眼觀察記錄的「物候時期」，春秋時期到東漢初大致屬於溫暖期，東漢開始趨於寒冷。參：竺可楨，《天道與人文》（北京：北京出版社，2005），66–73、77–87。陳良佐則根據冬麥收穫期與播種期，以及文獻中陰陽節氣失序和特殊氣候的記載提出不同看法，認為從戰國到西漢文、景帝是溫暖期，武帝至宣帝間進入小冰期的過渡期，元帝以後的百餘年為小冰期，王莽時代低溫和旱災達到高峰；東漢初期氣溫回升，但幅度極為有限，桓、靈帝以後又再度惡化。參：陳良佐，〈再探戰國到兩漢的氣候變遷〉，《中央研究院歷史語言研究所集刊》，67.2（臺北，1996.06）: 323–379。

「今夫熱病者，皆傷寒之類也」[15]；《素問．水熱穴論》也提到：「帝曰：人傷於寒而傳為熱何也？岐伯曰：夫寒盛則生熱也」[16]。人身產生「熱」的現象並進一步致病，是因「傷於寒」；是身體因應受「寒」所傷而產生的變化。在寒轉為熱後，則可能有三陽三陰、經脈藏府等病性病位不一的臨床表現。引文已清楚指出「熱病」與「傷寒」其實是同一件事，雖然在不同時令感受寒氣而成溫熱病有不同的名稱，或名「病溫」、或名「病暑」，但原始成因其實是一樣的。

在《素問》成書至晉朝間，因感受外邪而產生之熱性疾病，其實多稱為「傷寒」，該名稱是時人所接受的名詞，也是較正式的用法（雅言）[17]。因此當時會以「寒」涵蓋諸多外感邪氣的原因，或許正如《傷寒論．傷寒例》所言：「其傷於四時之氣，皆能為病，以傷寒為毒者，以其最成殺厲之氣也」[18]，是因「寒」的特性能導致身體產生強烈的感受而被使用的吧。

至於「熱氣」留於小腸導致「腸中痛」的病因被單獨提出，亦有其道理。《素問．舉痛論》提到：

> 熱氣留於小腸，腸中痛，癉熱焦渴則堅乾不得出，故痛而閉不通矣[19]。

---

[15] 山東中醫學院、河北醫學院（校釋），《黃帝內經素問校釋》，404。

[16] 山東中醫學院、河北醫學院（校釋），《黃帝內經素問校釋》，763。

[17] 葛洪（著），王均寧（點校），《肘後備急方》，卷2（天津：天津科學技術出版社，2000），45–46。

[18] 陳亦人（編），《傷寒論譯釋》（上海：上海科學技術出版社，1995），235。

[19] 山東中醫學院、河北醫學院（校釋），《黃帝內經素問校釋》，500。

對照《素問・熱論》的說法：

> 帝曰：熱病已愈，時有所遺者何也？岐伯曰：諸遺者，熱甚而強食之，故有所遺也。若此者，皆病已衰而熱有所藏，因其穀氣相薄，兩熱相合，故有所遺也。帝曰：善。治遺奈何？岐伯曰：視其虛實，調其逆從，可使必已矣。帝曰：病熱當何禁之？岐伯曰：病熱少愈，食肉則復，多食則遺，此其禁也[20]。

當傷寒熱病後期，病勢雖衰但熱未除，身體機能仍處於虛弱狀態，此時若不節制飲食，既傷腸胃又使遺熱重現，故容易造成腸痛、口渴及大便乾硬閉結等後遺症，是為「食復」。由於各種疾病的病程在後期及恢復期都可能因體虛加上飲食不節而導致該現象，大小便不通又是臨床必須最優先處理的問題[21]，由此可看出《素問・舉痛論》獨列本項「熱氣」為痛為病，凸顯其重要性的用心。

《素問・舉痛論》文末針對「痛」與形色血脈的外顯現象關係做出說明。不論是五藏六府在體表相應部位的分布及病因主色能「視而可見」、或是血脈充盛與不足「捫而可得」，皆意味著當時已經認為藏府變化、體表徵象與「痛」三者間存在著某種程度的因果關係，疾病觀已由多數外因（外傷）為主的思維轉變到包含內因（體內變化）的考量；這種身體意識的轉變是西元前三世紀後的一項重要發展。

筆者認為，從《素問・舉痛論》引出的研究課題在於如何以一個

---

[20] 山東中醫學院、河北醫學院（校釋），《黃帝內經素問校釋》，411。

[21] 《素問・標本病傳論》提到：「大小不利治其標，大小利治其本。……先小大不利而後生病者治其本」。臨床上無論患者罹患何種疾病或症狀，一旦有二便不通情況，必須優先處理。

既普遍、卻又絕對無法忽視的身體感覺作為探討的核心，爬梳出特定歷史區段裡中醫學發展的軌跡。先秦兩漢在中醫體系的形成、並逐漸由百家爭鳴轉變為一脈相傳的過程中是最重要的階段[22]，這是以該歷史區間為探討中心的源由所在。本書將以「痛」做為媒介，逐步分析在這段過程中醫學發展所涉及的人身架構、生理病理、疾病概念、隱含的文化意義與衍生的各種解決之道。

二、從百家爭鳴到經典文本——摸索與建構中的醫學知識和技術

目前多數學者皆認定《內經》應該是戰國至西漢後期間的綜合性醫學文本，然而在這之前，醫學家及時人是如何理解「痛」的現象？其相關的概念如何摸索成形、並架構起往後的系統化知識？

杜正勝認為：「醫學是專技之學，但由於涉及人的生活和生命，它的基本理論往往也簡化為人們的日常觀念，塑造成一般人的心態」[23]。因此上述問題要獲得完整答案，除了反覆整理現存的醫學文獻之外，也必須將目錄學中未收入的醫學相關著作及非醫書中的醫學資料整理連結，以獲得較完整的概念。過去中醫學界治史向來多以技術、臨床

[22] 中國醫學發展的分期歷來各家有不同見解，但對於周秦漢晉間醫學發展的特殊性及重要性，則觀點近乎一致。相關論述參：陳邦賢，《中國醫學史》，臺一版七刷（臺北：臺灣商務印書館，1992），1；謝觀，《中國醫學源流論》（福州：福建科學技術出版社，2003），9；范行準，《中國醫學史略》（北京：中醫古籍出版社，1986），21、37。

[23] 杜正勝，〈作為社會史的醫療史——並介紹「疾病、醫療與文化」研討小組的成果〉，《新史學》，6.1（臺北，1995.03）：137。

為重心，歷來文本內容也多為醫理、病證、症候、醫說、醫案、傳記等內容，對理論與技術的歷史脈絡和隱含的社會文化意義多所忽略，因此容易對整體醫學發展輪廓產生誤解。本書為避免落入以往的窠臼，將試圖使用「非醫學」與「醫學」兩大類的材料進行撰寫，以下為各類資料特性的簡介：

㈠非醫學類

1.出土文物

殷商時期使用的主要文字是甲骨文，間雜部分銅器銘文及少量的玉刻、陶器與石器文字[24]。研究甲骨文，大致可以瞭解商朝人民的生活及心理文化狀態。胡厚宣於1943年發表〈殷人疾病考〉，是以甲骨文為材料研究殷商時期疾病及醫療問題的先驅[25]，文中提出十六種疾病及其病因、症狀、治療與預後。但遺憾的是，這些資料僅為武丁一朝王室人員的紀錄，一般平民之疾病狀況則難以瞭解，這是甲骨文研究不足及遺憾之處。往後雖陸續有學者對該議題發表文章，但正如李宗焜所說：「各家說解出入很大，良窳互見，……對殷代醫療的部分，甲骨的材料其實少之又少，過度的引申恐怕未必更能窺其真相」[26]。因此若以多家資料比對，並從醫家觀點切入解讀或許能有一些新的見解。

2.傳世文獻

十三經是中國傳統文化的代表作品，從漢唐一直延續到南宋，經

[24] 何琳儀，《戰國文字通論》（南京：江蘇教育出版社，2003），25。

[25] 胡厚宣，〈殷人疾病考〉，收入：胡厚宣，《甲骨學商史論叢初集》（臺北：大通書局，1972），417–446。

[26] 李宗焜，〈從甲骨文看商代的疾病與醫療〉，《中央研究院歷史語言研究所集刊》，72.2（臺北，2001.06）：339–342。

過官方多次的篩選更替，儒家十三部文獻從此確立其經典地位。封建時代儒家思想位居主導，舉凡語言文字、思想禮制、道德教育、衣裳舟車宮室、風俗習慣等多依從而行，因此欲研究古代中國封建社會的整體架構，十三經具有很高的參考價值[27]。

先秦諸子思想的發展，上承夏、商、周三代的文化，也影響往後兩漢各家學說的內涵[28]。直到《史記》成書以前，諸子著作往往具有彙編當時資料的性質，且因作品大都並非個人獨力完成，因此諸子學說其實就是當時各學派對事物思考方式與觀點的呈現。在醫學文本不足的時代，諸子著作是研究生命觀點最佳的參考資料。

至於史書部分，現存記載上古時期至東漢末年間的正史應是《史記》、《漢書》、《後漢書》及《三國志》。其中醫學相關的內容除了醫家傳記、醫案及文本目錄之外，也顯示了時人所處的政經社會氛圍、生命觀點與對病痛的處理態度，對醫學與文化思維背景的連結頗有助益。

㈡醫學類

1.簡帛文物

過去從甲骨文時期之後到秦統一文字之前，一直有史學資料斷層的遺憾；也由於史料的錯簡與亡佚，造成許多爭論。中醫學的研究障礙亦然，歷代醫家總以《內經》為最古的醫學文獻，並以其為首「模

[27] 十三經分別是《易經》、《尚書》、《詩經》、《周禮》、《儀禮》、《禮記》、《左傳》、《公羊傳》、《穀梁傳》、《論語》、《孝經》、《爾雅》、《孟子》。有關其內容及儒家思想對古代中國的影響，可參：任繼愈（主編），《中國哲學史》（北京：人民出版社，2000）。

[28] 相關過程可參：馮友蘭，《中國哲學史新編》（臺北：藍燈文化事業股份有限公司，1991）。

擬」出一脈相傳的譜系，但近代自十九世紀初在敦煌莫高窟發現大量隋唐時期醫籍後，百年間陸續有自戰國末年至唐代間的各朝醫學文物重見天日，醫學多元化的證據及各朝代間的遺失史料逐步被拼湊起來。目前接續殷商以來年代較接近的是〈江陵望山楚簡〉及〈荊門包山楚簡〉，內容為戰國時期該墓主的疾病占卜、貞問與祈禱記錄[29]。時代稍晚有〈睡虎地秦簡〉，是秦代的紀錄，亦涵蓋占卜的資料[30]。西元 1973 年，湖南長沙出土的馬王堆漢墓簡帛大量補充了醫學文獻的斷層，其中《五十二病方》、《陰陽十一脈灸經》(以下簡稱《陰陽經》)、《足臂十一脈灸經》(以下簡稱《足臂經》)、《脈法》、《陰陽脈死候》等文獻與疾病較相關，記載的時期可能上推至戰國前期[31]。張家山漢簡中的《引書》、《脈書》補充了馬王堆帛書毀壞不足的資料，呈現出更完整的輪廓[32]。四川綿陽木人是迄今世界上發現最早標有經脈流注的木質人體模型，出土後引發經脈知識演變的一連串研究[33]。這些出土文物呈現了東周

[29] 湖北省文物考古研究所、北京大學中文系（編），《望山楚簡》（北京：中華書局，1995）；湖北省荊沙鐵路考古隊，《包山楚簡》（北京：文物出版社，1991）。

[30] 劉樂賢，《睡虎地秦簡日書研究》（臺北：文津出版社，1994）；高春媛、陶廣正，《文物考古與中醫學》（福州：福建科學技術出版社，1986），65–67。

[31] 馬王堆漢墓帛書整理小組（編），《五十二病方》，136、139、180–182；馬繼興，〈馬王堆出土的古醫書〉，《中華醫史雜誌》，10.1（北京，1980.01）: 41–46。

[32] 荊州地區博物館，〈江陵張家山三座漢墓出土大批竹簡〉，《文物》，1（北京，1985.10）: 1–7；張家山漢墓竹簡整理小組，〈江陵張家山漢簡概述〉，《文物》，1（北京，1985.01）: 9–15。

[33] 何志國，〈西漢人體經脈漆雕考〉，《故宮文物月刊》，13.6（臺北，1995.09）: 62–71；馬繼興，〈雙包山漢墓出土的針灸經脈漆木人形〉，《文物》，4（北京，1996.04）: 55–65；劉澄中，〈大陸經脈史學研究的新檢討——從經脈現象、出土脈書與經脈木人說起〉，《新史學》，11.2（臺北，2000.06）: 75–144；劉澄中、張永賢，〈涪水經脈木人與天聖經穴銅人評論——兼論經脈循行圖與經絡穴位

到漢初約五百餘年的時間裡，在殷商占卜之風仍持續盛行的社會氛圍中，醫學開始出現「自然及祖先降禍」以外的概念，身體及疾病觀從「表象的認識」進展到「內部的關注」，醫學知識開始有了初步的系統化，並同時存在不同流派的醫家及觀點。這種平行漸進、百家爭鳴的多元發展是該時期中醫學的重要特徵，也有別於往後歷朝醫學傳承逐漸「一脈化」的僵硬模式。

2.傳世典籍

即使目前對系統性醫學文本最早成書的年代尚無定論，但從《漢書・藝文志》的記載可以瞭解漢朝以降已有不少各類方技文本成書。由於多數著作已「名存實亡」，筆者選擇以目前傳世公認較具影響力的著作做為主要參考來源，再旁參同時期的相關文本以為補充。挑選的典籍計有：《靈樞》、《素問》、《難經》、《神農本草經》、《傷寒雜病論》、《脈經》等。這些文本由於具有一定的相關性[34]，在連結醫學知識演變與成形的過程中，較容易找出其軌跡。而同時期的其他作品，也能對主要文本的內容闕失加以補充。

以上參考資料的內容，其實正是周秦漢間中國歷史、文化、社會、政治等有關「人」的群聚組成因素演進的縮影。醫學無法脫離社會，也因社會需求而擁有生命。正如張珣指出：

圖〉，《中華針灸醫學會雜誌》，4（臺中，2001.11）：19–29。

[34] 張仲景撰用《素問》、《九卷》、《八十一難》、《胎臚藥錄》、《平脈辨證》，以成《傷寒雜病論》十六卷。《黃帝三部針灸甲乙經・序》也指出伊尹撰用《神農本草》，以為《湯液》。文本間的相互更迭與知識堆砌，及對特定「經典」不斷做出重編與註解，在中醫發展的過程中是一大特色。參：李建民，〈中國醫學史研究的新視野〉，《新史學》，15.3（臺北，2004.09）：203–225。

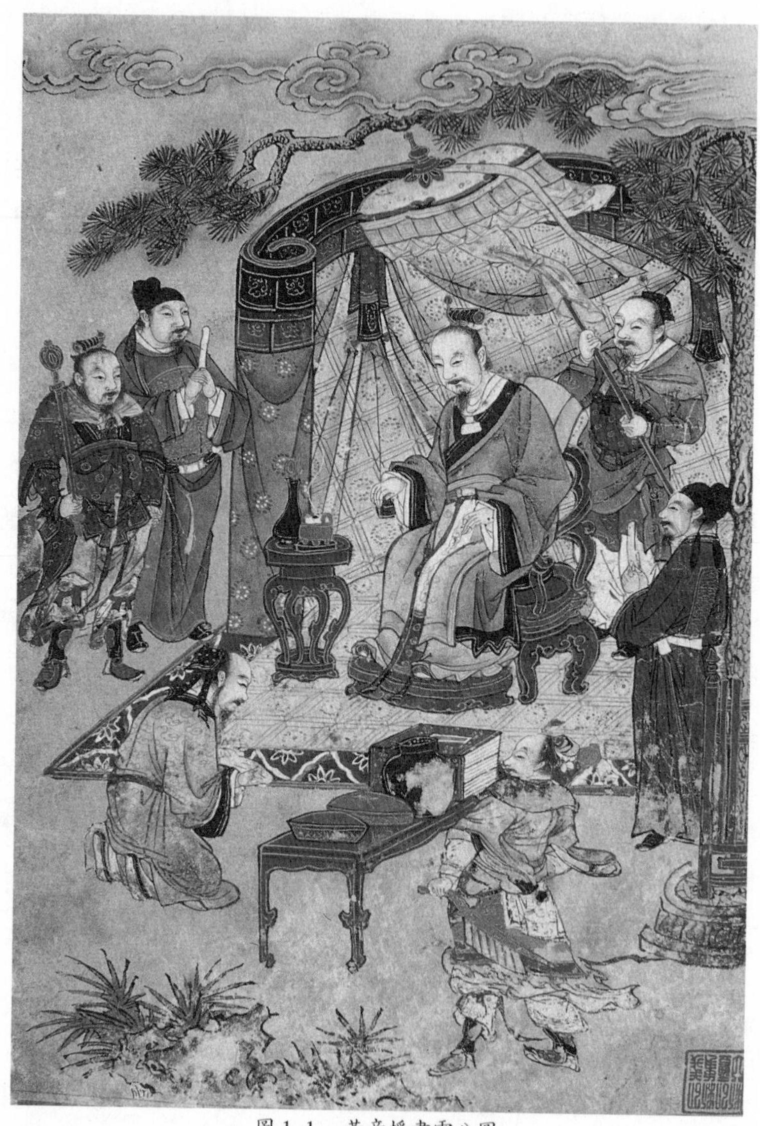

圖 1–1　黃帝授書雷公圖
在中醫學發展與演進的過程中，理論與實務經驗的融合以及文本著作的撰寫與傳授為其進步之核心動力。(出處:《補遺雷公炮製便覽》; Wellcome Trust 提供)

> 一套套的醫療體系其內之組織與理論均相當圓融，給予社會一個對付疾病的最佳方式，幫助社會於自然生態環境中生存並維持下去，每個社會長久以來，各自發展出的那套醫療體系必有其可用性，為社會成員所遵守，代代相傳[35]。

醫學內容建構與進展的痕跡正隱然浮沉於上述資料當中。

三、生命現象的探索——身體語言與問題意識

「痛」的現象雖普遍而客觀存在，但每個人的感受卻主觀而獨特，這是歷來針對「痛」做研究時皆必須面對的困難。閱讀甲骨文紀錄發現，當時記載的疾病症狀多為目視可得[36]，這間接旁證殷人對身體的認識多數僅止於表面器官及結構，內臟也僅有「心」的記載[37]，這樣的狀態一直延續到周朝初年都是如此[38]。至於從《周禮・天官冢宰》

---

[35] 張珣，《疾病與文化》（臺北：稻鄉出版社，2000），47。

[36] 胡厚宣，〈殷人疾病考〉，收入：胡厚宣，《甲骨學商史論叢初集》，442；李宗焜，〈從甲骨文看商代的疾病與醫療〉，《中央研究院歷史語言研究所集刊》，72.2: 339。

[37] 春秋之前的文獻大概只有《詩經・行葦》提到「脾」、〈桑柔〉提到「肺、腸」，而且並不專指特定實質藏器。參：馬持盈（註譯），《詩經今註今譯》（臺北：臺灣商務印書館，2001），475、515。此外，《尚書・盤庚》：「無戲怠，懋建大命。今予其敷心腹腎腸，歷告爾百姓於朕志」，但漢代夏侯本《今文尚書》寫作「今予其敷心，憂賢揚歷，告爾百姓於朕志」，不同之處雖有爭論，但當時對體內瞭解不足的確是事實。

[38] 杜正勝，〈形體、精氣與魂魄——中國傳統對「人」認識的形成〉，《新史學》，

中不同醫療人員所司之業務範圍各不相同可知，身體知識的瞭解已開始深入，對疾病與身體的關係逐漸有「由外而內」的考量，也代表生命現象多元性的指標已逐漸被時人留意。

栗山茂久曾比較維薩里 (Andreae Vesalii) 所繪肌肉解剖圖和滑壽《十四經發揮》中的經脈圖，認為「觀察入微的中國醫生令人費解地忽視了人體中最顯著的一項特質，對肌肉一無所知」[39]，並指出這是因為觀察方式的不同所導致，還說「針灸人像看似神秘的主要原因是對解剖學之主張的全然漠視」[40]。筆者認為這個觀點是值得商榷的。對歷經身體認識「由外而內」過程的中國醫師來說，或許探索身體的角度與歐洲醫學發展有所不同，但是絕不可能忽略目視可得的皮膚肌肉結構，直接進入經脈臟腑的層次。**因此本書欲探討的第一個問題意識是：屬於身體感之一的「痛」，其詮釋方式的內容是否與整體身體認知 (whole body thinking) 的深度有同步的演變歷程？以及這段歷程中時人主觀感受與經驗表述對「痛」的理解與界定所產生的影響。**

《靈樞・天年》記載：

> 岐伯曰：血氣已和，營衛已通，五臟已成，神氣舍心，魂魄畢具，乃成為人。黃帝曰：人之壽夭各不同，或夭壽，或卒死，或病久，願聞其道。岐伯曰：五臟堅固，血脈和調，肌肉解利，皮膚緻密，營衛之行，不失其常，呼吸微徐，氣以度行，六腑化穀，津液布揚，各如其常，故能長久[41]。

2.3: 4。

[39] 栗山茂久，《身體的語言——從中西文化看身體之謎》（臺北：究竟出版社，2001），119–120。

[40] 栗山茂久，《身體的語言——從中西文化看身體之謎》，165。

本段文字描述要產生具有完整生命現象的「正常人」所應具備的條件，必須包含形神的發育成長及功能運作都依正常的規律及型態進行，順此則盡其天年，逆之則不能終壽而死。《莊子・知北遊》解釋了氣與形相互轉化的觀念：

> 人之生，氣之聚也，聚則為生，散則為死。若死生為徒，吾又何患！故萬物一也，是其所美者為神奇，其所惡者為臭腐；臭腐復化為神奇，神奇復化為臭腐。故曰：「通天下一氣耳」，聖人故貴一[42]。

「一」所代表的，正是秩序、和諧和效率[43]，也是莊子認為生命現象應具備的特徵。生與死的界線在於氣聚與氣散，因為氣有不斷反覆進行集合與分散的過程，天地間的變化得以永不止息，人身生長壯老死的過程也得以不間斷。但是氣的異常變化也可能導致疾病產生，所以在《左傳》中醫和對晉侯說：「天有六氣，降生五味，發為五色，徵為五聲，淫生六疾」[44]；《呂氏春秋・盡數》也提出：「天生陰陽寒暑燥溼，四時之化，萬物之變，莫不為利，莫不為害。聖人察陰陽之宜，辨萬物之利以便生，故精神安乎形，而年壽得長焉」[45]。人要能減少病痛、盡其天年，就必須瞭解天地之氣與人身之氣的運作型態，並與自

[41] 河北醫學院（校釋），《靈樞經校釋》，下冊（北京：人民衛生出版社，1998），122。

[42] 王先謙，《莊子集解》（北京：中華書局，2004），186。

[43] 李訓詳，〈戰國時代「壹」的觀念〉，《新史學》，4.3（臺北，1993.09）: 1–17。

[44] 李學勤（主編），《春秋左傳正義》（臺北：台灣古籍出版有限公司，2001），1341。

[45] 呂不韋（著），陳奇猷（校釋），《呂氏春秋新校釋》（上海：上海古籍出版社，2002），138。

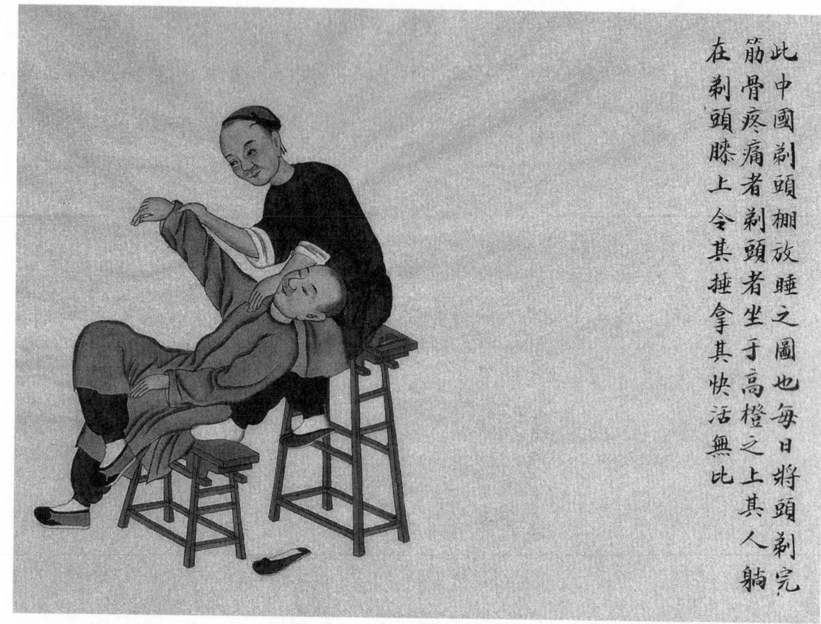

圖 1–2　剃頭棚放睡捶拿圖

疼痛症狀平凡而常見，但在醫學上卻是複雜的議題，絲毫不容忽視。(Wellcome Trust 提供)

然規律相應，否則體內就會產生「血氣虛，脈不通，真邪相攻，亂而相引」的異常變化導致中壽而盡。時人認為生命實體與現象皆具有「即時變動而循環不休」的特質，這種意識深深影響往後中醫學的發展。

戰國中期以氣做為生命基本元素的概念應已完全確立，但欲以涵蓋一切現象仍屬不足，「血」的概念彌補了這個空缺。《靈樞・決氣》提到「血」的定義：

> 中焦受氣，取汁變化而赤，是謂血[46]。

[46] 河北醫學院（校釋），《靈樞經校釋》，上冊（北京：人民衛生出版社，1998），499。

《靈樞・營衛生會》更進一步說明血的產生過程乃是飲食水穀經由腸胃消化分解後，其精華透過肺的氣化作用而變為紅色的血，以供身體使用[47]。但因為營衛之氣也是經由水穀精華而來，故當時醫家認為氣血具有相同的來源而僅有名稱與形態的不同。氣與血的存在與互動關係增加解釋生命現象的理由，也發展了疾病形成的多因性。但正如僅以「不通則痛」無法完整說明痛證的原因一樣，身體各種無聲的異常語言，如：痛、痹、厥等，同樣不能一概以「氣血活動的異常」來含糊解釋，這是探討身體感與生命觀點時無可避免的課題。因此**本書的第二個問題意識是：當時如何理解「痛」的成因？「痛」和其他異常身體感的差異性何在？不同種類的「痛」與皮毛、肌肉、骨骼、藏府等身體結構及氣血的關連性如何？**

尋求有效解決各種「痛」的現象，不僅是患者既卑微又無奈的期待，也是醫者臨床上最大的挑戰。《素問・異法方宜論》指出：

> 聖人雜合以治，各得其所宜，故治所以異而病皆愈者，得病之情，知治之大體也[48]。

深入瞭解病情與症狀間的關係，再根據各種診斷收集資料綜合判斷以做出治療，這是《內經》成書以降典型的診治方式。治療的媒介則包含砭石、毒藥、灸焫及微針，具備有內、外治的方式及個體差異性的考量。但若將時代往前回溯，《素問・移精變氣論》提到：

> 黃帝問曰：余聞古之治病，惟其移精變氣，可祝由而已。今世

[47] 河北醫學院（校釋），《靈樞經校釋》，上冊，359。

[48] 山東中醫學院、河北醫學院（校釋），《黃帝內經素問校釋》，173。

治病，毒藥治其內，針石治其外，或愈或不愈，何也？[49]

在《內經》成書時代之前，部分醫家認為病痛的產生是來自人身「精、氣」的異常分布與轉化，因此藉由對世間各種物質（木、火、土、金、水）與天地氣交變化（四時八風六合）的認識及觀察其與人互動後產生的生命徵象來判斷病因，治療則採取「移精變氣」的方式；即透過「祝由」等方法使精氣重新變化分布，恢復正常。由於時代與環境在變，生命觀點與身體條件亦不斷改變，導致治療的方式更加多樣而複雜，但這樣的演變其實並不為《素問・移精變氣論》的作者所欣賞，眾人不愛其身與醫者學藝不精才是迫使移精祝由不能已、治療方法複雜但療效反而不彰的主要原因[50]。

以多元的觀點探索中醫學形成初期的內涵及「痛」的特殊性之後，醫家仍必須回到現實的臨床上。回顧殷人以占卜為據，將死生交付祖先鬼神，到周朝醫學發展與分科；再經秦漢百家爭鳴，到魏晉逐漸重整醫學、邁向一元化的過程；病痛治療方式的演變有其淵源與架構。這是**本書試圖處理的第三個意識：「痛」的治療方式是如何演變發展的？各種療法又是基於何種概念而產生？彼此間是否存在任何關係？古今東西方對「痛」的療癒觀點又有何差異？**

生命、疾病與疼痛間的相互作用是多元的，複雜的流變有其歷史脈絡。本書追溯的過程希冀提供一個回顧的窗口，以利架構起後來系統化與理論化的醫學輪廓。以上問題意識，目的在以「痛」為主軸及媒介，釐清先秦兩漢間生命課題的「現象」、「原因」與「解決之道」。

[49] 山東中醫學院、河北醫學院（校釋），《黃帝內經素問校釋》，174–175。

[50] 中醫學強調醫者與病家都必須全心專注於病痛中，深入研究與認真接受治療，並經由病痛療癒的過程使得雙方身心得到成長與自我認同，這是中醫的醫學倫理。

《漢書・藝文志・方技略》指出：

> 經方者，本草石之寒溫，量疾病之深淺，假藥味之滋，因氣感之宜，辨五苦六辛，致水火之齊，以通閉解結，反之於平[51]。

中醫認為疾病的發生乃因身體內外產生各種「閉、結、不平衡」所導致，要解決問題必須從根本病源瞭解起，配合相應的療法，方能循變化以解其「結」。《靈樞・根結》亦云：

> 奇邪離經，不可勝數，不知根結，五臟六腑，折關敗樞，開闔而走，陰陽大失，不可復取[52]。

「根」即本、初、始也，意指經氣始出之部位；「結」乃終也，為經氣終結之所在。本段文字闡述針灸治療前必須先掌握經脈流注之路徑，才能瞭解其中氣血異常時產生的相關病理現象並加以處理，達到「通閉解結，反之於平」的目的。兩條引文雖表達病理與生理不同的觀念，但對維繫身心平衡的想法是一致的；對於痛症來說，這些觀點同樣一體適用。因此，本書內容將集中在中醫萌芽的重要時期，重新審視其根本內涵，並試圖得到解答。

「結」，既可能是疾病發生的原因與部位，也可能是症狀與病理現象；是患者希冀身心療癒之所在，也是醫者畢生追尋突破的臨床難題。將其拆解以還原先秦兩漢間對生命困惑的探索與努力，正是寫作本書的初衷。

---

[51] 顧實，《漢書藝文志講疏》（臺北：廣文書局，1970），249。

[52] 河北醫學院（校釋），《靈樞經校釋》，上冊，119。

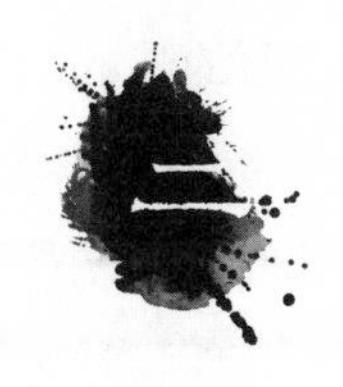

二 醫學源流與痛的詮釋

「感受」是源自於生命因自身變化或與環境互動所產生的本能，並以此累積經驗成為思考依據、行為模式及因應策略，而「自我救治」正是其中之一。《靈樞・九宮八風》提到：「謹候虛風而避之，故聖人日避虛邪之道，如避矢石然，邪弗能害，食歲穀以全其真，避虛邪以安其正」[1]。人們從季節更替、氣候變化、飲食起居、活動遷移等生活經驗中逐漸塑起了醫學的雛形，因「本能」的累積轉變成「經驗」，經過長期交流融合而逐漸成為大多數人的「類似意識」，這是醫學豐富化過程中不斷重複的現象。因此廖育群在討論「醫學起源」時曾說：

> 種種本能的救治行為，卻是主客觀一致，有減輕疾病痛苦、維護機體健康之明確意識，與高度發達的當代醫學的目的是相同的，行為是持續不斷的，只是在方法上日漸改善與創新[2]。

筆者對該觀點是認同的。

---

[1] 河北醫學院（校釋），《靈樞經校釋》，下冊（北京：人民衛生出版社，1998），384。

[2] 廖育群，《岐黃醫道》（瀋陽：遼寧教育出版社，1997），7。

醫學人類學的研究認為當疾病或傷害產生時，人體可能同時感受到「痛」。福斯特 (Foster) 曾說：「伴隨著疼痛和不舒服的疾痛，是人類最能預料到的一種身體狀態」[3]。這表示疾病與「痛」的發生之間，的確存在著十分緊密的關係。「痛」是與生俱來、獨特而不需學習的，每個人感受疼痛的程度與面對的態度，都與生理、心理及社會層面有關。疼痛發生的原因及包含的意義，絕不僅止於神經細胞及荷爾蒙變化的現代機轉。然而，這樣的推測並無助於解決問題。在感覺強烈不適的當下，人們探求「痛」的內涵成為一種迫切的需要，為了瞭解「痛」與身體間不可目視得知的關係，認識身體成為必備的知識基礎，對「痛」的感受、理解與描述也組成了醫學體系的重要內容之一。「痛」的意識在醫學發展的步調中融合了社會文化的觀點，影響了人們面對的態度與認識的深度。

本章首兩節將以殷商至東漢末年間醫學知識「體系化」的階段作為分水嶺，討論時人對身體及生命意識的瞭解過程，並探索「痛」的相關概念是否有同步的演化。第三節則分析在不同時期、性別、文化，及身體結構等因素下，人們對「痛」衍生現象的認知及給予的定位。

一、隱晦未現的時代

㈠甲骨文裡的醫學資料

目前時代最早且數量較多的古代中國文字資料應該是殷墟出土的

[3] George M. Foster、Barbara G. Anderson（著），陳華、黃新美（譯），《醫學人類學》（臺北：桂冠圖書股份有限公司，1998），50。

甲骨文，即商王室占卜的契刻文字檔案[4]。正如胡厚宣所說：「春秋以前關於醫學之資料極為稀少，……甲骨文之發現，……則其於中國古代醫學發達史之研究上，或不無一得之助也」[5]，因此探討殷商時期的生命觀點勢必由此出發。

從夏朝開始，人們普遍認為宇宙間有至高無上的「神」，並藉「王」為首腦的「巫、祝」代傳其旨意。殷人更將「神」稱為「帝」或「上帝」，主宰自然、社會的一切事物。《尚書・召誥》提到：「有夏服天命，惟有歷年。有殷受天命，惟有歷年」[6]，描述的正是當時君王「敬德受天、服行天命」得以統治四方的歷史。夏人除了認為「上帝」就是自己的祖先，在日常生活中面臨重大決策未知禍福時，也會透過占卜向上帝及祖妣請求指示與保佑。當時這種假託「神旨與巫術」的宗教世界觀不僅形成獨有的社會氛圍，更令統治者有恃無恐、方便駕馭人民。重要的是，這種意識的強化並未因社會階層不同而有所差異；統治者在面對生命疑惑時，同樣身陷無知與恐慌的自我催眠之中，必須求助至高無上的祖先。

殷人面對生老病死之大事，同樣透過占卜協助。卜辭裡雖無醫學專論，但有關身體、生死、疾病與醫療的資料散見其中。當時對身體結構的認識已相當具體，但偏於目視可得及可觸及的器官組織，至於生理功能的認識，殷人注意到目能視、耳能聽、鼻能嗅、口能飲食、手能操作等特性；精神變化則對夢的情境加以占卜，以斷吉凶。從當

---

[4] 竺家寧，《中國的語言和文字》（臺北：臺灣書店，1998），50。

[5] 胡厚宣，〈殷人疾病考〉，收入：胡厚宣，《甲骨學商史論叢初集》（臺北：大通書局，1972），418。

[6] 李學勤（主編），《尚書正義・周書》（臺北：台灣古籍出版有限公司，2001），471。

時較為簡單的知識推論，對身體相關概念的認知與後來戰國以降的醫學知識並不同。杜正勝說：「殷周時代述及人身，多只關注體表部位，和秦漢以降一提起人便聯想到人體內部結構的五臟六腑不同」[7]，頗能點出本時期人體觀念的特色。

早期用來表示「疾病」的概念主要有兩個字：「疒」和「疾」。《說文》提到：

> 疒，倚也，人有疾痛也，象倚箸之形。凡疒之屬皆從疒[8]。

卜辭常見「疒」字，甲骨文作「」，代表人生病躺在床上，部分字形有加上一到四個點不等，指的是病人發汗、出血或疾病的嚴重程度；基本上該字及其衍生變化已涵蓋當時所有「疾病」的概念。「疾」甲骨文作「」，多被認為「象矢著人腋下傷人之狀」，與「疒」可以通用，表示「疾病」[9]；但部分學者認為「」並非「疾」字，意義也應侷限在「外傷、創傷」一類的含意，並非泛指疾病[10]。

甲骨文對疾病的紀錄有一些特定模式，包含罹病之種類、症狀、原因、治療及預後等內容。例如卜辭中「有疒（疾）」指的是「有病、罹患疾病」但不確定部位或疾病種類之意；而雖知患部但無法精確指出者，通常以「×不安」表示，例如「母王腹不安」；至於病症或病因

[7] 杜正勝，《從眉壽到長生》（臺北：三民書局股份有限公司，2005），85–86。

[8] 許慎（著），段玉裁（注），《圈點段注說文解字》，7 篇下（臺北：萬卷樓圖書股份有限公司，2002，明嘉慶本），26。

[9] 高春媛、陶廣正，《文物考古與中醫學》（福州：福建科學技術出版社，1986），47。

[10] 李良松，《甲骨文化與中醫學》（福州：福建科學技術出版社，1994），21–22；李孝定，《讀說文記》（臺北：中央研究院歷史語言研究所，1992），194–195。

明確、部位清楚者，則以「有疒×、×有疒、疒×」等方式精確紀錄[11]。

對於疾病的觀察，殷人主要集中於病程變化的描述，症狀及身體內外異常表現並無所見。這些記錄同樣有特定的字詞表示：如「疒民（疾萌）」意指發病之始。「辥（孽）」是不祥之兆、病情加重。「起」指病有起色，重病有小愈。「克」指疾病得到控制，治療有效病情有轉機。「蚩」是災禍，若做為動詞有降禍、橫禍之意[12]。

這些紀錄細膩的區分了臨床變化，推論殷人對不同疾病狀況的鑑別應該已經有不少經驗。簡言之，當時關於疾病的知識以外傷及容易觀察感受的疾病為主，對於病因病機、症狀與個人感受的描述較少記載。少數甲骨文同時載有其他的療法[13]，但僅零星可見，可能是因為與占卜分屬不同系統而少見於卜辭中，因此較難確認這些療法的使用方式及其發達程度[14]。

于省吾曾對「殷」字（）做解釋，認為該字乃「象人內腑有疾病，用按摩器以治之」，並認為《說文》謂：「作樂之盛稱殷」應改為「疾病之盛稱殷」，典籍中經常訓「殷」為「痛」或「憂」，均由此義引申而來[15]。胡厚宣父子續考經書及字書，除了認為于氏意見可從之外，更進一步認為「殷」字（）「象一人身腹有病，一人用手持針刺病之形。因針刺作痛，故殷有痛義」[16]。不過兩家說法均集中在歌

[11] 王禮賢，〈殷商疾病卜辭——中國醫學史上的醫案雛型〉，《醫古文知識》，2（上海，1997.02）: 44–46。

[12] 李良松，《甲骨文化與中醫學》，22–26。

[13] 李良松，《甲骨文化與中醫學》，59–67；詹鄞鑫，〈卜辭殷代醫藥衛生考〉，《中華醫史雜誌》，16.1（北京，1986.01）: 15–23。

[14] 李宗焜，〈從甲骨文看商代的疾病與醫療〉，《中央研究院歷史語言研究所集刊》，72.2（臺北，2001.06）: 379、381。

[15] 于省吾，《甲骨文字釋林》，一版四刷（北京：中華書局，1999），321–323。

頌中國醫學發展的「早期與進步」，僅能視為後人對文字之延伸解釋。換句話說，即使絕對可以認為時人必然有「痛」的感受，但以現有材料而言，目前只能做出「在當時『痛』的專字並未見在」的結論。

卜辭中疾病的描述對於「痛」的記載其實並無所見[17]，推論「痛」在當時僅被認為是疾病伴隨的症狀之一，因此並未單獨記錄。時人關注的是這些病痛的預後與背後隱含的意義，症狀及病程是缺乏詳細描述的。雖然殷人對於身體與疾病的變化已有詳細的觀察，但使用的文字數量較少，文字的歸納性及涵蓋性較強，也可能是「痛」在當時未立專字的原因，後人很難對於這些記載做出精確的解讀。總的來說，現有甲骨文中所見與疾病相關的記錄多出現在殷代早期，武丁一朝之後幾乎無所見，即使近年出土的新甲骨文資料仍只能強化同樣的論點而無重大突破[18]。

㈡巫醫消長與病因進化

西周時期對身體內部結構仍缺乏詳細知識[19]，現存的片段資料尚不足以形成整體觀念，醫學發展大抵並無鮮明特色；不過稍晚的春秋時期，卻開始出現發展上的突破。《古今圖書集成醫部全錄》記載了活躍於春秋時期的醫師——巫彭、醫緩、醫和、醫竘、范蠡等人[20]，其

---

[16] 胡厚宣、胡振宇，《殷商史》，一版二刷（上海：上海人民出版社，2004），308–309。

[17] 甲骨文中並未出現「痛」字。不過曾多次出現「骨凡有疾」，李孝定認為「凡」字應釋為「同」，讀為「痛」，是「骨痛」之義。轉引自：李宗焜，〈從甲骨文看商代的疾病與醫療〉，《中央研究院歷史語言研究所集刊》，72.2: 379。

[18] 中國社會科學院考古研究所（編著），《殷墟花園莊東地甲骨》（昆明：雲南人民出版社，2003）；李宗焜，〈花東卜辭的病與死〉，“從醫療看中國史學術研討會”（臺北，中央研究院歷史語言研究所，2005.12.13）。

[19] 杜正勝，《從眉壽到長生》，88–92。

中有較詳細記載者，當屬醫緩及醫和兩人；至於扁鵲因活動時代較廣，可能跨越至戰國時期，將於下節再行討論。

據《左傳》所載，晉景公因夢厲鬼召桑田巫解夢，經占卜後結果來日無多，後因病求助於秦，秦派醫緩逕赴診治。醫緩未到之前，景公夢見兩鬼對話，一鬼曰：「彼良醫也，懼傷我，焉逃之?」另一鬼答：「居肓之上，膏之下，若我何?」之後醫緩為景公診斷，竟也做出相同診斷：「疾不可為也，在肓之上，膏之下，攻之不可，達之不及，藥不治焉，不可為也」[21]。醫緩因診斷與景公夢境吻合而被讚為良醫，並獲厚禮，最後雖拒絕醫治卻能全身而退；桑田巫占出其死期，卻不見信於景公，而於景公如廁淹死前遭殺身之禍。值得留意的是當時雖仍將病因訴諸鬼神，醫緩卻已能判斷特定病位、並決斷死生，醫與巫的專業開始出現分工的端倪；面對未知力量的態度，已經因時代的不同有所變化了。《禮記・表記》亦載有這段過程的差異：「夏道尊命，事鬼敬神而遠之。殷人尊神，率民以事神。周人尊禮尚施，事鬼敬神而遠之」[22]。

時代稍晚的另一位秦國名醫醫和，同樣受邀至晉國為國君診治。他診斷出晉平公因「女色蠱惑」而得了不治之症，除了告知平公該病預後之外，並告誡其太過之害與節制禮儀的重要性：

先王之樂，所以節百事也，故有五節，遲速本末以相及，中聲

[20] 陳夢雷（等著），《古今圖書集成醫部全錄》，第 12 冊（北京：人民衛生出版社，2000），75–78。

[21] 李學勤（主編），《春秋左傳正義》（臺北：台灣古籍出版有限公司，2001），852–853。

[22] 李學勤（主編），《禮記正義》（臺北：台灣古籍出版有限公司，2001），1732–1734。

> 以降，五降之後，不容彈矣。於是有煩手淫聲，慆堙心耳，乃忘平和，君子弗聽也。物亦如之，至於煩，乃舍也已，無以生疾。君子之近琴瑟，以儀節也，非以慆心也[23]。

醫和以往昔賢王明節制、尊禮儀相較於現今平公的淫逆惑亂，強調「不節不時」將導致君主喪志、良臣將死，國家失去上天庇佑，走到無力挽回的地步。殷商至春秋時期因政權的合理性在於「得天命」，若君王無法「敬慎厥德」，必會禍延城邦[24]。以古之聖賢對照今朝君主之弊的類似語法與意識，同樣可見於戰國以後的醫書，重點在於以古諷今而凸顯身心平衡對健康的重要性與失衡的嚴重性。如《素問・移精變氣論》提到：

> 往古人居禽獸之間，動作以避寒，陰居以避暑，內無眷慕之累，外無伸官之形，此恬憺之世，邪不能深入也。故毒藥不能治其內，針石不能治其外，故可移精祝由而已。當今之世不然，憂患緣其內，苦形傷其外，又失四時之從，逆寒暑之宜，賊風數至，虛邪朝夕，內至五藏骨髓，外傷空竅肌膚，所以小病必甚，大病必死，故祝由不能已也[25]。

醫家認為勞逸適度，形神便不易為邪所傷，即使遭邪所干，也不至於

---

[23] 李學勤（主編），《春秋左傳正義》，1340–1341。

[24] 甘懷真，〈秦漢的「天下」政體——以郊祀禮改革為中心〉，《新史學》，16.4（臺北，2005.12）：13–56。

[25] 山東中醫學院、河北醫學院（校釋），《黃帝內經素問校釋》（北京：人民衛生出版社，1995），175。

深入嚴重。但若過度操勞導致身心受損，又不知避四時環境變化，則罹病必然會加劇，威脅生命。

時代較晚的《素問・移精變氣論》闡述的包含了後世所謂「內因、外因、不內外因」三類病源，考慮的是廣泛與人身關連的因素及身體的相應變化。若回頭看醫和所說：

> 天有六氣，降生五味，發為五色，徵為五聲，淫生六疾。六氣曰陰、陽、風、雨、晦、明也，分為四時，序為五節。過則為菑：陰淫寒疾，陽淫熱疾，風淫末疾，雨淫腹疾，晦淫惑疾，明淫心疾[26]。

表達的是相同的概念。春秋時代生命知識的特徵是以天人相應、六氣五味等觀念描構環境與身體的互動關係，自然界的特性能再現於人體，並有常變之別；雖然病因尚無明確的內外之分，但對天地與人體間雖曖昧不明但緊密結合的關係深信不疑。

醫和醫案的貢獻在於以下觀點的突破：第一，鬼神、飲食起居及近女色等論點已能區分，並已知皆能為病，醫者診斷的視野有所進展。同一時代，鄭子產提出：「出入、飲食、哀樂之事」皆可致病的觀點[27]，也旁證了鬼神致病的想法已開始沒落；直至戰國時代，罹病求助於巫甚至已被認為是不智的作法[28]。其次，病因理論不再侷限於鬼神無名，「氣」的意識逐漸從天地變化之象轉為描述病因病機的概括性概念。

---

[26] 李學勤（主編），《春秋左傳正義》，1341–1342。

[27] 李學勤（主編），《春秋左傳正義》，1336。

[28] 呂不韋（著），陳奇猷（校釋），《呂氏春秋新校釋》（上海：上海古籍出版社，2002），979。

此時「氣」的特性與種類主要以外來之陰、陽、風、雨、晦、明為代表，必須受之有節、用之有限，因為「過則為菑」。至於「氣」的概念進一步分化，及人身諸「氣」的派生、乃至於成為中醫理論的核心，則是稍晚戰國時期的故事[29]。第三，對症狀及病位的描述仍不詳細。正如石田秀實列舉當時的三種疾病分類方式：1.寒病與熱病；2.四肢疾病與腹部疾病；3.心的惑亂與過勞一般[30]，除了依病患表現的寒熱症狀區分病因的特性，也以特定的字涵蓋性質相似及區域相近的身體部位，如「末」為四肢，「腹」指橫膈以下大腹腔而言，這是延續甲骨文時期的表達方式；至於思慮及房勞所傷，則屬於「心」的勞損及惑亂[31]。

在內臟認知未臻詳細的春秋時代，「心」是自殷商以來唯一被較清楚認識的內臟[32]，也是中國各家學術思想發展過程中必定會探討的對象[33]。據《史記・殷本紀》記載，紂王怒殺叔父比干之前曾說：「吾聞聖人心有七竅，信有諸乎?」依現代解剖學觀點，紂王之說是有根據的。若將心臟周圍的分枝血管切除，心臟本體 (trunk) 內外恰有七個孔竅。分別為：上腔靜脈 (superior vena cava) 孔、下腔靜脈 (inferior vena cava) 孔、肺動脈 (pulmonary artery) 孔、肺靜脈 (pulmonary vein) 孔、主動脈 (aorta) 孔、左右房室 (left and right atrium-ventricle) 孔[34]。在《晏子春秋》中，齊景公也談

29 劉長林，〈說「氣」〉，收入：楊儒賓（主編），《中國古代思想中的氣論與身體觀》（臺北：巨流圖書公司，2009），109–117。

30 石田秀實，《中國醫學思想史》（東京：東京大學出版社，1993），27。

31 李學勤（主編），《春秋左傳正義》，1342–1343。

32 杜正勝，《從眉壽到長生》，85–88。

33 牟宗三，《中國哲學的特質》（臺北：臺灣學生書局，1990）；蔡璧名，《身體與自然》（臺北：國立臺灣大學出版委員會，1997），91–160。

34 張瑞麟、張勇，〈略論《難經》人體解剖學的成就與貢獻〉，《中醫文獻雜誌》，1（上海，2001.01）: 1–3。但有學者認為「七孔」雖為解剖構造，具體部位仍

到：「寡人之有五子，猶心之有四支，心有四支，故心得佚焉」[35]，「心之四支」孫星衍云：「外傳作『肢』」。嚴建民認為此即指由心臟所出之四條大血管：左鎖骨下動脈 (left subclavian artery)、左頸總動脈 (left common carotid artery)、無名動脈的頭臂幹 (brachiocephalic trunk) 及上腔靜脈 (superior vena cava)[36]。因此推論當時對於心的認識可能來自於實體解剖，最初的來源應是人以外的禽獸，為提供祭禮過程中所需要[37]，往後則陸續加入了人體（俘虜、囚犯）的知識[38]，而有關「心」的描述也以心臟及連屬組織的實像與功能為主，戰國中期之後其他臟腑的命名與認識亦可能經歷同樣的過程逐漸成熟[39]。

古今皆然，「心」除了有生理解剖上的含意之外，也有心理狀態的譬喻。杜正勝曾對「心」的概念做過考證，認為從春秋之前到春秋前中期，「『心』的意義依然延續殷商西周以來的說法，偏於心思、精神或情緒的狀態」[40]。由於「心」對於人如此的特殊，其主管精神與肉

尚待商榷。參：張挺（等著），〈「心」的中西醫學比較研究〉，《上海中醫藥大學學報》，16.2（上海，2002.02）: 10–13。

[35] 王更生（註譯），《晏子春秋今註今譯》（臺北：臺灣商務印書館，1987），51。

[36] 嚴建民，〈中國人體解剖史探源〉，《湖南中醫學院學報》，18.4（長沙，1998.04）: 61–62。

[37]《禮記・郊特牲》中有以血、肺、肝、心等做為祭品的記載。參：李學勤（主編），《禮記正義》，892–964。

[38] 范行準，《中國醫學史略》（北京：中醫古籍出版社，1986），8–9；杜正勝，《從眉壽到長生》，90–91；張俊龍、李如輝，〈中醫解剖方法考及其他〉，《中醫藥研究》，6（太原，1996.06）: 5–6；司呈泉，〈中國古代的人體解剖與外科手術〉，《前進論壇》，10（北京，1998.10）: 35–36。

[39] 傅延齡（等著），〈論臟腑概念及其命名〉，《北京中醫藥大學學報》，23.3（北京，2000.03）: 1–4；煙建華，〈《內經》五臟概念研究〉，《中醫藥學刊》，23.3（遼寧，2005.03）: 395–399、406。

體的觀念及位階顯然不可動搖。值得關注的是，「痛」的文字記載最早也出現於與「心」有關的故事。

魯成公十三年四月，由於秦國違背了和晉國訂立的盟約，於是晉侯派呂相出使秦國，欲斷絕雙方的盟友關係。當時秦國不但背棄盟約，並與鄭、楚等國結盟；但事實上，楚人亦厭惡秦國在政治立場上的反覆無常，於是轉告晉國，要共同懲罰三心二意的秦國。其他諸侯知道這件事後，也都一致譴責秦國，因此晉國下最後通牒，要秦國做出戰爭或和平共處的決定。同年五月協調不成，晉與各諸侯國聯軍於麻隧打敗秦國[41]。《左傳・成公十三年》記載了這段歷史，並以「痛心疾首」形容當時諸侯們對秦國缺乏道義之高度不悅與反感。而《呂氏春秋・禁塞》中，興主仁士也皆以「痛心、悲哀」等文字描述對歷代荒亂無道、不守仁義君主的唾棄[42]。由此可知當時「痛心」一詞並非指實質心臟之病理症狀，而是表達對特定負面人事物產生心理上的厭惡與感嘆。然而，心理層面的負面承擔仍可能引發疾病，甚至導致死亡。魯襄公三年春天，楚共王命子重攻吳，但因戰敗反遭吳國反撲攻下楚國重要城池，子重也因國人責難與自身憂恚，不久「遂遇心疾而卒」[43]。

本時期「痛」的紀錄仍晦暗未明，但部分「痛心」、「心疾」的記載除了表達了一部分生命現象與「痛」的連結，其實也影響了後世「鞠躬盡瘁、死而後已」及「積勞成疾」等文化思想的成形，源頭則清晰指向醫和及更早的時代。韓非子曾對人心不當慾望導致身體產生疾病

[40] 杜正勝，〈形體、精氣與魂魄——中國傳統對「人」認識的形成〉，《新史學》，2.3（臺北，1991.09）: 7。

[41] 李學勤（主編），《春秋左傳正義》，868–874。

[42] 呂不韋（著），陳奇猷（校釋），《呂氏春秋新校釋》，406–407。

[43] 李學勤（主編），《春秋左傳正義》，944–945。

做出精闢的推論：

> 故欲利甚於憂，憂則疾生，疾生而智慧衰，智慧衰則失度量，失度量則妄舉動，妄舉動則禍害至，禍害至而疾嬰內，疾嬰內則痛禍薄外，痛禍薄外則苦痛雜於腸胃之間，苦痛雜於腸胃之間則傷人也憯，憯則退而自咎，退而自咎也生於欲利，故曰：「咎莫憯於欲利」[44]。

人心追求所利，導致智慧與理性喪失，失去權衡輕重的能力，因此做出各種不當的舉動，進而傷害身體，產生病痛；這是一套由「心的不知足」所演繹出身體結構連鎖傷害的過程。因此《素問・靈蘭秘典論》提及「主明則下安，以此養生則壽，歿世不殆，以為天下則大昌」的論點不但十分重要[45]，也旁證了這套思想的形成。

㈢醫藥制度、理論與技術的改良

《周禮》記載了西周的各種國家制度與禮法，呈現出「理想國」的輪廓，本節最後將從《周禮》設計的醫療制度切入，探討時人對醫學發展的概念與規劃，及當時的醫療水準。

《周禮・天官冢宰》設計的醫事制度內含五種職官，各有人員編制與其主管業務，並於年終加以考核，以期制度執行之成效與完整性[46]。學者認為這套制度提出的分科、醫政制度及考核方法是一大創

[44] 邵增樺（註譯），《韓非子今註今譯》（臺北：臺灣商務印書館，1983），922。

[45] 山東中醫學院、河北醫學院（校釋），《黃帝內經素問校釋》，125。

[46] 五種職官之人員編制與主管業務分別為：「醫師」掌醫之政令，聚毒藥以共醫事。凡邦之有疾病者、疕瘍者造焉，則使醫分而治之。「食醫」掌和王之六食、

舉，具有史學上的特殊意義[47]，也證明當時對生命及醫療的重視與瞭解程度已經增加。同時代的《六韜》也記載，軍中主將旁應設有方士三人，「主百藥，以治金瘡，以痊萬病」[48]，加上《逸周書・王會》記載周成王執政時，在成周大會的會場邊設立病坊，以收容生病的諸侯[49]；以及《管子・入國》所載春秋時期：「凡國都皆有掌養疾聾盲瘖啞」的史實[50]，從西周到春秋前中期醫藥知識技術與醫政制度的逐漸開展是可以確定的，而且已具備一定的規模與成熟度。

根據《周禮・天官冢宰》的紀錄看出，生理與疾病儼然清楚區分，且內容有擴大化。「食醫」具備氣象、物類與飲食調劑的知識，可運用四季環境特性，指導「膳夫」搭配調和日常飲食，並對其宜忌與身體的關係提出準則。這類知識與「疾醫」、「瘍醫」診治及調劑的方式具有相似性，後來演變成系統性的理論，如《素問・藏氣法時論》即指出「合人形以法四時五行而治」，並以五味調治五藏[51]。《靈樞・五味》和《靈樞・五味論》中，更詳細提出五味對於五藏的不同作用，五穀、

六飲、六膳、百羞、百醬、八珍之齊，並依四時搭配。「疾醫」掌養萬民之疾病。以五味、五穀、五藥養其病，以五氣、五聲、五色眡其死生。兩之以九竅之變，參之以九藏之動。凡民之有疾病者，分而治之。死終，則各書其所以，而入於醫師。「瘍醫」掌腫瘍、潰瘍、金瘍、折瘍之祝藥劀殺之齊，凡療瘍，以五毒攻之，以五氣養之，以五藥療之，以五味節之。凡藥，以酸養骨，以辛養筋，以鹹養脉，以苦養氣，以甘養肉，以滑養竅。「獸醫」掌療獸病，療獸瘍。參：李學勤（主編），《周禮注疏・天官冢宰》（臺北：台灣古籍出版有限公司，2001），127–139。

[47] 北京中醫學院，《中國醫學史講義》（香港：醫藥衛生出版社，1968），16。

[48] 徐培根（註譯），《太公六韜今註今譯》（臺北：臺灣商務印書館，1976），221。

[49] 朱右増，《逸周書集訓校釋》（臺北：臺灣商務印書館，1971），114。

[50] 李勉（註譯），《管子今註今譯》（臺北：臺灣商務印書館，1988），870–871。

[51] 山東中醫學院、河北醫學院（校釋），《黃帝內經素問校釋》，311–328。

五果、五畜、五菜之宜忌及五味太過傷五藏之所由[52]。請見表 2–1：

表 2–1

來　源	肝	心	脾	肺	腎
〈藏氣法時論〉	◎苦急，急食甘以緩之 ◎宜食甘，粳米牛肉棗葵皆甘	◎苦緩，急食酸以收之 ◎宜食酸，小豆犬肉李韭皆酸	◎脾苦濕，急食苦以燥之 ◎宜食鹹，大豆豕肉栗藿皆鹹	◎苦氣上逆，急食苦以泄之 ◎宜食苦，麥羊肉杏薤皆苦	◎苦燥，急食辛以潤之 ◎宜食辛，黃黍雞肉桃蔥皆辛
〈五味〉 ◆五禁：五藏虛證不宜用所不勝之味	◆肝病禁辛 ★肝病者，宜食麻犬肉李韭 ☆肝色青，宜食甘，杭米飯、牛肉、棗、葵皆甘	◆心病禁鹹 ★心病者，宜食麥羊肉杏薤 ☆心色赤，宜食酸，犬肉、麻、李、韭皆酸	◆脾病禁酸 ★脾病者，宜食粳米飯，牛肉棗葵 ☆脾黃色，宜食鹹，大豆、豬肉、粟、藿皆鹹	◆肺病禁苦 ★肺病者，宜食黃黍雞肉桃蔥 ☆肺白色，宜食苦，麥、羊肉、杏、薤皆苦（臨床經驗得知肺虛其實禁苦，但肺氣上逆之實證宜以苦味瀉之）	◆腎病禁甘 ★腎病者，宜食大豆黃卷豬肉粟藿 ☆腎色黑，宜食辛，黃黍、雞肉、桃、蔥皆辛
五味太過之弊					
〈五味論〉	酸走筋，多食之，令人癃	苦走骨，多食之，令人變嘔	甘走肉，多食之，令人挽心	辛走氣，多食之，令人洞心	鹹走血，多食之，令人渴

如表所示，《靈樞・五味》提供的兩種飲食建議運用時機其實並不完全相同，一種（★標示）是單純五藏與五味相應，依嗜欲特性各歸所喜。另一種（☆標示）與《素問・藏氣法時論》內容相同，以五藏疾病各有不同特性，依病理變化在飲食上各有所宜，避免犯其所苦。因此有關

[52] 河北醫學院（校釋），《靈樞經校釋》，下冊，134–141、189–198。

飲食與疾病的關連性，在當時已具有相當的完整性。

導因於四時「癘疾」的非外傷性病痛稱為「疾病」，由「疾醫」負責療治與將養。李建民引鄭玄注認為四時不同「癘疾」之名稱具有陰陽術數之色彩，與人身之氣皆是有序而不可逆的過程[53]。「五行」學說在戰國末年趨於成熟，到漢代達到鼎盛，並逐漸滲入儒、墨、兵、道等各家學說[54]，因此鄭玄的觀點並不令人意外。當時對於病因的認定不再侷限於鬼神降禍的思維，並以「外因起病」為主流，輕者為「疾」、重者為「病」，相較於殷商是一大突破。更重要的是，本階段的醫學已開始重視診斷，醫者亦具備相關能力，能以病患五氣、五聲、五色的外顯現象判斷預後，並熟知如何辨別身體孔竅與內臟間的變化，這表示醫者已能從外顯現象及自身感官經驗中，進一步思考身體「內外」的互動變化在病程中的意義。

至於「瘍醫」的業務範圍大抵是所謂的「外傷」——即病位病灶目視可得的疾病。舉凡腫脹、積聚、潰瘍、金創、折傷等的外科處置、敷藥包紮、及藥物與飲食作息的治療，皆為「瘍醫」必備的能力。依常理推斷，在前述傷害造成的同時，「痛」應該是相伴發生的現象，若再加上清創、放血等處置，「痛」的程度更是自不待言。換句話說，「瘍醫」治療外傷的同時，「痛」亦是一大挑戰，然而醫家是如何克服這個難題呢？

若以中庶子質問扁鵲之言，上古大醫俞跗具備「割皮解肌，訣脈結筋，搦髓腦，揲荒爪幕，湔浣腸胃，漱滌五臟，練精易形」的功夫

53 李建民，《死生之域——周秦漢脈學之源流》（臺北：中央研究院歷史語言研究所，2001），130–132。

54 孫廣德，《先秦兩漢陰陽五行說的政治思想》（臺北：嘉新水泥公司文化基金會，1969），1。

做為旁證[55]，當時醫師進行外科相關的治療時恐怕需要藉助「止痛、麻醉」才得以完成。有趣的是，《說苑》重複引用這段歷史時，扁鵲的回答竟然是自己並不具備如俞跗的「外科」功夫。《列子・湯問》也記載扁鵲讓魯公扈、趙齊嬰二人飲毒酒後「剖胸探心，易而置之」，並於術後投以神藥[56]。《三國志》裡華佗處理「結積在內、針藥不能及，必須刳割」之病，採用「飲麻沸散，須臾如醉死無所知，因破取。病若在腸中，便斷腸湔洗，縫腹膏摩，四五日差，不痛，人亦不自寤，一月之間，即平復矣」的方式，其實與扁鵲有異曲同工之妙。將兩段史料疊合發現，「術前給與麻醉藥物，術後局部塗以神方」的方式似乎成為外科治療的標準處置步驟，甚至到相距一千年後的元朝，危亦林論及外傷處理時，仍主張「跌撲損傷，骨肉疼痛，整頓不得，先用麻藥服，待其不識痛處，方可下手」[57]。若以後世各朝的相關記載回溯外科治療的進展，處理「痛」的方式是以麻醉止痛為主流，歷經二、三千年並無太大變動。至於時醫如何能掌握藥物麻醉與致死劑量間的些微差異，則值得進一步深探。

從殷商至春秋時期，醫學與生命觀點的發展看似雜亂無章、資料也十分有限，但確有其脈絡可循。杜正勝曾指出：

> 春秋戰國之際中國也許亦經歷「哲學突破」。然而由於春秋及其前的資料，今日不但數量少，性質上也有極大的侷限性，遂亦易產生一旦進入戰國，知識便是百花盛放的錯覺[58]。

[55] 馬持盈（注），《史記今注》（臺北：臺灣商務印書館，1979），2792。

[56] 嚴捷、嚴北溟（註譯），《列子譯注》（臺北：文津出版社，1987），125–126。

[57] 危亦林，《世醫得效方》（北京：中國中醫藥出版社，1996），295。

[58] 杜正勝，〈形體、精氣與魂魄——中國傳統對「人」認識的形成〉，《新史學》，

筆者認為醫學進展的內容其實並不如想像中的貧乏，但須經由大量的資料整理使其浮現。以「痛」而言，最早並無以該字專門形容特定身心不適感的用法，隨後文獻中開始出現以「痛」表達心理與情緒上的負面感受；至於在身體意識逐漸豐富的過程中，「痛」字也同時被用來表達產生於肉體的不適感。在醫學進展與文字使用的過渡時期所隱含「因心神情感運作不當連帶造成身體病痛」的新病因理論得以萌芽，身體內外的認識與聯繫逐漸產生，精神形體間的互動觀點逐漸成形，文字的使用亦隨生命觀點有同步的細膩化與擴大化趨勢。至於「痛」感的存在起源，目前為止並無法以文獻史料加以考證論斷，因為該感覺從古至今即無時無刻隱藏於身心中，伺機發作。

二、痛的身體化與醫學的系統化發展

戰國時代是歷史上相當特殊的時期，由春秋的列強爭霸轉為國與國間的互相兼併整合；統治者為了國家的富強而在經濟、文化、政治等方面積極變革，以求取兼併過程中的優勢。春秋以來學術文化統一於王官的舊格局也因逐漸下放民間而產生「十家九流」的盛況，醫學在這種氛圍中，同樣產生了不少變化，新的知識體系與生命觀影響了往後數千年的發展[59]。正如李伯聰說：「如果不研究戰國、秦漢時期的不同學派及不同學派的爭鳴，那麼，中醫發展中的許多重大問題都是不可能搞清楚的」[60]。據考證，1973 年出土的馬王堆醫書抄錄年代約

2.3: 8。

[59] 楊寬，《戰國史》（臺北：臺灣商務印書館，2005），9–14。

[60] 李伯聰，〈中醫學歷史和發展的幾個問題〉，收入：李伯聰，《科學傳統與文化

在戰國末期至西漢文帝之間（約西元前四世紀至前三世紀間），著作時間則更早，由於內容豐富，是中醫學相當重要的史料文獻[61]。其內容反映了自戰國以來醫學發展的實況，可視為連結殷商、西周及東漢以降中醫學的橋樑。本節將以這批文獻作為主要對象，並參酌西元前三世紀之後陸續完成的中醫典籍，探討戰國以來的醫學發展特色與時人對「痛」的觀點，並旁窺醫學在秦漢至魏晉間的延伸發展。

馬王堆醫書共有十四種，馬繼興及李零曾分別加以分類[62]，筆者依文獻內容的主要特性區分為表 2–2 所列的五大類，包括「生理」、「疾病與病理」、「胎產」、「診斷」、「疾病預防與治療」。其中「疾病預防與治療」的範圍涵蓋了「療法」、「養生、預防醫學」、「房中」及「禁咒祝由」等內容。

表 2–2

	生理	疾病與病理	胎產	診斷	疾病預防與治療			
					療法	養生、預防醫學	房中	禁咒祝由
《足臂經》註 1	▲	▲			▲			
《陰陽經》註 2	▲	▲			▲			
《脈法》		▲		▲	▲			

——中國近代科學落後的原因》（西安：陝西科學技術出版社，1983），289。

[61] 馬繼興，《馬王堆古醫書考釋》（長沙：湖南科學技術出版社，1992），1–44；駢宇騫、段書安，《本世紀以來出土簡帛概述》（臺北：萬卷樓圖書股份有限公司，1999），32–42。

[62] 馬繼興，〈馬王堆出土的古醫書〉，《中華醫史雜誌》，10.1（北京，1980.01）：41–42。但在《馬王堆古醫書考釋》一書中，馬氏對該批文獻的學術價值重新做了分類。參：馬繼興，《馬王堆古醫書考釋》，23–44；李零，《簡帛古書與學術源流》（北京：三聯書店，2004），413–418。

《陰陽脈死候》	▲	▲		▲				
《五十二病方》		▲			▲			▲
《養生方》		▲			▲		▲	
《雜療方》		▲	▲		▲		▲	
《胎產書》	▲		▲				▲	
《却穀食氣》						▲		
《導引圖》		▲				▲		
《十問》					▲	▲	▲	
《合陰陽》						▲	▲	
《雜禁方》							▲	▲
《天下至道談》						▲	▲	
備註	註1:《足臂經》為《足臂十一脈灸經》之簡稱 註2:《陰陽經》為《陰陽十一脈灸經》之簡稱							

從表中可看出當時的醫學知識雖有別於後世,但涵蓋範圍已相當廣泛。本節將探討「生理」、「疾病與病理」、「胎產」及「房中」四類發展的過程。「診斷」技術與「療法」的演變,「養生、預防醫學」及「禁咒祝由」的相關內容則請分別閱讀第三、四章。

㈠生理類

1.脈的知識發展沿革

戰國以降人身結構的理解已有蓬勃發展,尤其在「脈」的認識與解析相當具有特色,身體觀也因此有重大突破。「脈」是晚周以來的新詞[63],目前認為《足臂經》及《陰陽經》是最早與「脈」相關的醫學文獻[64],現有相關研究成果集中於史料成書年代、「脈」的命名考證、

[63] 李建民,《死生之域——周秦漢脈學之源流》,56。

[64] 中醫研究院醫史文獻研究室,〈從三種古經脈文獻看經絡學說的形成和發展〉,收入:馬王堆漢墓帛書整理小組(編),《五十二病方》(北京:文物出版社,

排列次序、循行方向與規律、身體部位及內臟與「脈」的聯繫關係、病候、及與其他醫學文本資料之比較等議題[65]。本節將從新的角度切入，回溯時人對「脈」的認識及其與身體的關係。

《左傳・僖公十五年》記載了一則晉秦交戰的故事：

> 今乘異產以從戎事，及懼而變，將與人易。亂氣狡憤，陰血周作，張脉僨興，外彊中乾。進退不可，周旋不能，君必悔之[66]。

慶鄭勸晉惠公應挑選本國馬匹應戰，以防交戰混亂時馬匹因驚慌喪失體力而無法駕馭。這應是目前最早提到「脈」的紀錄，描述馬匹在狂亂煩躁下血液加速周身運行，導致血管膨脹而青筋暴露的現象。無庸置疑的，當時描述的「脈」是目視可得的表淺血管，脈中充滿的是具流動性的「陰血」，「脈」提供了血液流動全身的通路，其初始概念是血管。《足臂經》與《陰陽經》承襲了這個概念，對於「脈」的描述有一共通點：不論其流行過程經過哪些部位，起始處幾乎皆位於肢體末端[67]，也多終止於腕踝。《足臂經》中脈的起源多曰「出」，《陰陽經》

1979)，141。

[65] 相關內容可參：周一謀、蕭佐桃，《馬王堆醫書考注》（臺北：樂群文化事業有限公司，1989），1–41；中醫研究院醫史文獻研究室，〈從三種古經脈文獻看經絡學說的形成和發展〉，收入：馬王堆漢墓帛書整理小組（編），《五十二病方》，141–178；林昭庚、鄢良，《針灸醫學史》（北京：中國中醫藥出版社，1995），26–31；趙京生，《針灸經典理論闡釋》（上海：上海中醫藥大學出版社，2001），1–10；李建民，《死生之域——周秦漢脈學之源流》，109–111。

[66] 李學勤（主編），《春秋左傳正義》，430。

[67] 兩部文獻中，僅《陰陽十一脈灸經》的肩脈手太陽「起於耳後」，胃脈足太陰「被胃」。參：馬繼興，《馬王堆古醫書考釋》，239、246。

則曰「繫」、「起」，皆指產生血管搏動之「開端」位置，且主體皆是可觸及的搏動處，「脈」的起迄與循行觀念此時已大抵形成。

值得注意的是，抄錄在《陰陽經》甲本尾部的《陰陽脈死候》，內容闡述三陰三陽脈反映的死候與理論，但全篇未提「血脈」的觀念，而用「天氣」、「地氣」來描述「脈」的內涵與特性[68]。同時出土的另一篇文獻《脈法》對「脈」則同時含有氣與血的概念。同一幅帛書對同一對象卻有兩種不同的理解方式，合理推斷「脈」的觀念在當時不是單一的，也無法強硬加以區分。山田慶兒便說：

> 脈，原本是指血脈的概念。……所謂經脈概念的形成，無疑是與血脈的類比起著作用。在馬王堆醫書中，無論是血脈，還是後來的經脈，均稱之為脈，兩者在何處被嚴格區分亦甚可懷疑[69]。

又說：

> 血脈與經脈究竟被區別到什麼地步，仍是可疑的。不論是作為概念，或是作為實際的經路，兩者都是或者一致，或者分離，或者交錯[70]。

[68] 《陰陽脈死候》提到：「凡三陽，天氣也。其病唯折骨、裂膚，一死」，指的是三陽脈死候；「凡三陰，地氣也。死脈也，陰病而亂，則不過十日而死。三陰腐臟爛腸而主殺」，指的是三陰脈死候。參：馬繼興，《馬王堆古醫書考釋》，304–307。以「天氣、地氣」描述「脈」的內涵與特性則與《素問・至真要大論》描述人身之氣所屬的觀點雷同。

[69] 山田慶兒（著），廖育群、李建民（編譯），《中國古代醫學的形成》（臺北：東大圖書股份有限公司，2003），8。

根據這樣的想法推論，「脈」的概念已逐漸成形了，容納其中的「氣、血」充斥於人身，並影響各種生理功能。《足臂經》與《陰陽經》的內容牽涉了往後「經脈」的概念[71]，但血脈在整篇文獻中卻仍占有不容忽視的地位。當時看似處於「脈」觀念轉變的過渡時期，「血」脈與「氣」脈經常混用，但其實這樣的概念在往後卻不再劇烈變動，逐漸成為《內經》、《難經》等書沿用的主張[72]。端看《素問‧血氣形志篇》言三陰三陽脈之氣血多少不同為「天之常數」[73]，及《難經‧二十三難》所言「經脈者，行血氣，通陰陽，以榮於身者也」[74]，脈的特性與功能至此已十分清楚。

相關概念的臨床運用不止一次見於《史記‧扁鵲倉公列傳》。扁鵲為昏迷五日的趙簡子診斷，認為其「血脈治」，身體並無異常變化，故不需大驚小怪；過了兩天半，趙簡子果然甦醒過來。至於虢太子「尸厥」一案則較為複雜，扁鵲指出虢太子之病機乃「陽入陰中，是以陽脈下遂，陰脈上爭，會氣閉而不通，陰上而陽內行，下內鼓而不起，上外絕而不為使，上有絕陽之絡，下有破陰之紐，破陰絕陽，色廢脈亂，故形靜如死狀」。因為陽氣循經脈下陷入陰分，使居於下的陰氣上爭，兩氣交會造成閉塞不通，繼而陰氣上逆而陽氣內行，使陽氣被隔

---

70 山田慶兒（著），廖育群、李建民（編譯），《中國古代醫學的形成》，133。

71 黃龍祥與張維波皆認為，《足臂經》與《陰陽經》所記述的都是經脈。參：黃龍祥，《中國針灸學術史大綱》（北京：華夏出版社，2001），497；張維波，〈古代經絡概念與現代經絡研究〉，《中國中醫基礎醫學雜誌》，9.12（北京，2003.12）: 44–47。

72 李東成、秦繼明，〈《內經》脈字含意分析〉，《黑龍江中醫藥》，6（哈爾濱，1994.06）: 44。

73 山東中醫學院、河北醫學院（校釋），《黃帝內經素問校釋》，337。

74 王惟一（注），《黃帝八十一難經》（大阪：オリエント出版社，1992），113。

絕，陰氣亦不得下，絡脈「破（迫）陰絕陽」後才造成如死狀的「尸厥」。第三案扁鵲望診齊桓侯，對於疾病在身體變化的四個進程，「血脈」亦居其中之一[75]。因此在扁鵲的觀念裡，「脈」的概念同樣包含「血脈」與「經脈」、並主控了身體氣血的各種變化。若依李建民對古脈分域的考證，扁鵲的活動範圍明顯距離《足臂經》、《陰陽經》、《脈書》一系出土地區有相當遠的距離[76]，在交通資訊並不發達的時代，不同地域卻有類似的身體觀，顯然醫學知識的起源與演化並不受限於一時一地。

同一時期「脈」的數量有不同的版本，包含綿陽木人模型的十經、《足臂經》與《陰陽經》的十一經[77]，今本《內經》則十一經及十二經同時並載[78]。學者認為「脈」的名稱數量與陰陽術數的配對有關，藉以解釋人身應於天地的規律[79]。如《足臂經》、《陰陽經》時期並不意味著當時僅發現十一條脈，而是與「天六地五」的概念有關[80]。此外，「脈」的排列順序似乎也同樣受術數觀點影響[81]。筆者亦認為這些

[75] 李書田，《古代醫家列傳釋譯》（瀋陽：遼寧大學出版社，2003），1–11。

[76] 李建民，《死生之域——周秦漢脈學之源流》，73–76。

[77] 馬繼興，〈雙包山西漢墓出土經脈漆木人形的研究〉，《新史學》，8.2（臺北，1997.06）: 1–57；嚴建民，〈秦漢時期人體經脈調節理論形成新論〉，《湖南中醫學院學報》，21.3（長沙，2001.03）: 61–63；李海峰，〈從馬王堆醫帛書到《靈樞・經脈》看經絡學說的起源和發展〉，《中醫文獻雜誌》，4（上海，2002.04）: 31–32。

[78] 《靈樞・本輸》提及十二經但實際上有手少陰而無手厥陰；《靈樞・陰陽繫日月》同樣也是缺手厥陰經。

[79] 刑玉瑞，〈經絡學說的建構與古代神秘數字〉，《江西中醫學院學報》，18.1（南昌，2006.01）: 24–25；李建民，〈明堂與陰陽——以《五十二病方》「灸其泰陰泰陽」為例〉，收入：李建民，《生命史學——從醫療看中國歷史》（臺北：三民書局股份有限公司，2005），382–383。

[80] 李建民，《死生之域——周秦漢脈學之源流》，207。

內容是醫家為方便應用與推算「脈」的相關知識而建構的術數模式，其實際內涵應該比現有的資料更多。無論如何，戰國以降「脈」的體系發展明顯呈現過渡時期的多源性，直到《靈樞・經脈》完成才大致底定，過程中被認定為「雜說」及無法經由術數加以模組化的各論，則可能在「經典」編纂的過程中被迫走入歷史；尚存於今本經典中的內容，則可能是合於術數、便於推算記憶及具有臨床代表性的主要內容。

「脈」中氣血走向的差異可作為其知識多源性的最好例證。《靈樞・經脈》是目前公認在先秦兩漢間經脈理論最完整而成熟的作品，但對照兩部出土灸經來看，關於循行的描述不少與《靈樞・經脈》有異，似乎源自不同流派。《足臂經》中所有的脈皆為向心性，由四肢末端走向軀幹及頭面；《陰陽經》中除「肩脈」及「足太陰脈」是離心性，其餘九脈亦為向心性，與《靈樞・經脈》篇中相鄰兩脈走向相反是不同的。若把相關循行內容製表比較，即能清晰呈現規律化的演進過程，如表 2–3 所示：

表 2–3

	足		手（臂）	
	陰　脈	陽　脈	陰　脈	陽　脈
《足臂經》	足踝→股腹	踝（胻）→頭面	手→胸脇	手→頭
《陰陽經》	足踝→股腹 （太陰脈：腹→踝）	足踝→股、頭	手→胸（心中）	手→頭 （肩脈：頭→手）
《靈樞・經脈》	足→胸	頭→足	胸→手	手→頭

《靈樞・經脈》中足陽脈與手陰脈循行和兩部灸經相反，可能是為了達成循行的連續性與規律，同時也得以合理的說明兩脈之間以支脈連結的理論，形成完整的封閉系統。這種模式除了方便解釋全身氣血因經脈「陰陽相貫、如環無端」得以遍行全身之外，也經過長期臨床驗

81 李建民，《死生之域——周秦漢脈學之源流》，206–216。

證而得以保留[82]，並深入醫家心中成為定則。正如張景岳所言：「故十二經以肺經為首，循序相傳，盡於足厥陰肝經而又傳於肺，終而復始，視為一周」[83]，正是醫家對《靈樞・經脈》完成以降相關循行觀念幾千年來穩定不變的明證。

事實上，《內經》對脈的氣血循行方向、數量及名稱還有幾種模式[84]，見表 2–4：

表 2–4

篇章名	「脈」之氣血循行方向、數量及名稱描述
《素問》	
〈陰陽離合論〉	描述足三陰三陽經之起、結，似兩十一脈灸經之寫法
〈陰陽別論〉	一陰至三陰、一陽至三陽諸脈之病，描述的是血脈
〈診要經終論〉	載有「十二經脈」一詞[註1]
〈熱論〉	載有三陰（太、少、厥）三陽（巨、少、明）六經脈名稱及「十二經脈」一詞
〈刺熱篇〉	足三陰三陽，手二陰二陽經（缺手厥陰少陽二經）
〈瘧論〉	衛氣循行一日一夜大會於風府
〈刺瘧篇〉	足三陰三陽，手太陰、少陰及陽明三經
〈刺腰痛篇〉	除足三陽、二陰脈（少、厥）外，另有解脈、同陰之脈、陽維之脈、衡絡之脈、會陰之脈、直陽之脈、飛陽之脈、昌陽之脈、散脈、肉裏之脈。共十五脈
〈厥論〉	三陰（太、少、厥）三陽（巨、少、明）六經脈系統

[82] 侯書偉（等著），〈《靈樞》十二經脈分布規律探討〉，《湖北中醫學院學報》，3.3（武漢，2001.03）: 5–7；文洪、王曉英，〈捻轉補瀉法與經脈循行方向的關係〉，《針灸臨床雜誌》，21.5（哈爾濱，2005.05）: 3；董寶強（等著），〈略論十二經脈氣血盛衰對針灸臨床的指導作用〉，《中華中醫藥雜誌》，21.3（北京，2006.03）: 163–165。

[83] 郭教禮（主編），《類經評注》（西安：陝西科學技術出版社，1996），216。

[84] 表中各篇章內容參：山東中醫學院、河北醫學院（校釋），《黃帝內經素問校釋》；河北醫學院（校釋），《靈樞經校釋》，上、下冊（北京：人民衛生出版社，1998）。

〈脉解〉	內容似《靈樞・經脈》，但為三陰三陽六經脈系統
〈皮部論〉	載有「十二經脈」一詞，但仍僅有三陰三陽之描述
〈氣府論〉	論及手足三陽、任、督、衝、足少陰厥陰、手少陰及陰陽蹻
〈繆刺論〉	論及足三陰三陽、手陽明少陽、太陰少陰及足陽蹻
《靈樞》	
〈本輸〉	載「十二經脈」之名，卻僅有十一經，缺手厥陰經，脈的流向為向心，如《難經・六十八難》之五俞穴描述
〈根結〉	手足三陽及足三陰經，皆為向心
〈終始〉	類似綜合性的經脈文獻，記有「十二經脈」一詞，僅有十一經，缺手厥陰經，且僅用足經處理疾病
〈經脈〉	完整「十二經脈」系統，手足各三陰三陽經，循行一半向心、一半離心，並經由支脈連接成大循環[註2]
〈經別〉	載「十二經脈」之名，手足三陽三陰，循行為向心
〈經水〉	載「十二經脈」之名，外合十二經水，內屬五臟六腑
〈經筋〉	與十二經脈相屬的「筋」，非「脈」，描述循行皆向心
〈五十營〉	營氣流行於脈中的距離與速度
〈營氣〉	營氣在十二經脈與任、督二脈運行之次，為一循環，頭尾相接
〈脈度〉	手足三陰三陽經及蹻脈，採向心方向描述其長度
〈寒熱病〉	足三陽二陰（缺厥陰），手太陰、陽明，臂太陰、陽明
〈癲狂病〉	手太陽、陽明、太陰、少陰，足三陽二陰（缺厥陰）
〈陰陽繫日月〉	足三陰三陽，手三陽二陰經（缺厥陰）
〈衛氣〉	手足三陰三陽經，本標氣穴的描述為向心
〈順逆〉	說明「氣有逆順，脈有盛衰」，應天地變化及人身虛實而不同
〈邪客〉	載「十二經脈」之名，脈之曲折出入為向心描述
〈衛氣行〉	衛氣循行日走手足三陽，夜走五藏
〈歲露論〉	衛氣循行一日一夜大會於風府
備　註	註 1：篇章中僅載有「十二經脈」一詞者，尚有《素問》中的〈調經論〉，及《靈樞》中的〈周痺〉、〈海論〉、〈五亂〉、〈陰陽清濁〉等 註 2：篇章中描述經脈循行環周不休者，尚有《素問・舉痛論》，及《靈樞》中的〈營衛生會〉、〈動輸〉等

表中呈現幾個重要訊息。第一，以「脈」的內容來看，證實了《內經》

是不同時間、作者的綜合作品。第二，經脈系統在整合過程中，的確經過不少「異見」的衝擊，術數化的配對逐漸成為主流時，實際的經脈內容仍在同步摸索建立。觀點、理論、相關療法的差別性很大，這些知識的變化與中醫學變化的過程是同步的。第三，經脈中流動的氣血種類不只一種，且並非以相同的方向與速度流動；當時的描述多半以「向心性」順序為多，各脈的氣血特性也非一致[85]，這種觀點其實構成了探索人體時重要的基礎理論，近年來也已獲得學者們的認同與證實[86]。總結來說，「脈」的概念從戰國已降逐漸複雜，涵蓋的意義與功能眾多，成為中醫學生理基礎中最重要的一部分，也是本時期醫家理解人身最重要的憑藉之一。縱使學者對於「脈」或「經脈」概念的建立過程有不同的看法[87]，但到東漢時期，「經脈」與「血脈」在醫學文本裡已經被視為不同的結構[88]。

---

[85] 參：《素問・血氣形志篇》。山東中醫學院、河北醫學院（校釋），《黃帝內經素問校釋》，337。

[86] 栗山茂久，《身體的語言——從中西文化看身體之謎》（臺北：究竟出版社，2001），52–53；王唯工，《氣的樂章》（臺北：大塊文化出版股份有限公司，2002），75–124。

[87] 相關資料參：卓廉士，〈從《帛書》考經絡之起源〉，《四川中醫》，21.10（成都，2003.10）: 24–25；劉澄中、張永賢，《經脈醫學與針灸科學》（臺北：知音出版社，2005），15–16；猪飼祥夫，〈馬王堆醫書と江陵張家山脈書に至る經絡の認識について〉，《日本傳統針灸學會雜誌》，32.1（京都，2005.01）: 18–20；邱功，〈旅英學者馬伯英教授學術報告會紀要〉，《中華醫史雜誌》，36.1（北京，2006.01）: 61–62。

[88] 《漢書・藝文志》：「醫經者，原人血脈、經落（絡）、骨髓、陰陽、表裡，以起百病之本、死生之分，而用度針石湯火所施，調百藥齊和之所宜」，參：班固，《漢書》（臺北：臺灣商務印書館，1996），452。

2.結構的命名與認識

除了脈以外，本階段另一個醫學進展的重點是人身內外結構的命名與認識，包含部位、組織與臟腑。正如山田慶兒所說：「使《太素》的〈經脈〉篇最明顯地有別於《陰陽經》和《足臂經》的，是解剖學知識的飛躍的增加」[89]。透過實際的觸摸與觀察，身體的認識變得更多元。

張家山漢簡《脈書》的內容與馬王堆醫書《陰陽經》、《陰陽脈死候》及《脈法》近乎雷同，有關身體部位的名稱，明顯多於殷商時期的記錄。為了描述「脈」的分布路線與相關症狀，必須詳細指出身體的部位，以便連結彼此之關係。例如描述各脈經過膝關節的相對位置即有不少新詞，如表 2–5 所示：

表 2–5

《足臂經》	《陰陽經》
足泰陽脈：出於郄（膕窩）	足鉅陽之脈：出郄中
足少陽脈：上貫膝外廉	足陽明之脈：穿臏
足陽明脈：上貫膝中	足少陰之脈：出郄中央
足少陰脈：入郄	
足泰陰脈：上膝內廉	

這種身體描述的「繁複化」過程，使醫學內容變得複雜、擴大，並促成精細化。與《靈樞・經脈》相關的〈經別〉、〈經筋〉等篇章沿襲了這些內容，描述支脈及肌肉的分布走向；若結合〈骨度〉、〈皮部〉等內外解剖的紀錄，本時期具備「架構」性質的身體觀就能成形。因此筆者認為「脈」與其他身體部位結構知識的增加，其實是「互助」的；透過表面觀察、實體解剖、或是數學運算[90]，經由「脈」的探索，不

[89] 山田慶兒，〈《黃帝內經》的形成〉，收入：任應秋、劉長林（編），《內經研究論叢》（武漢：湖北人民出版社，1982），112。

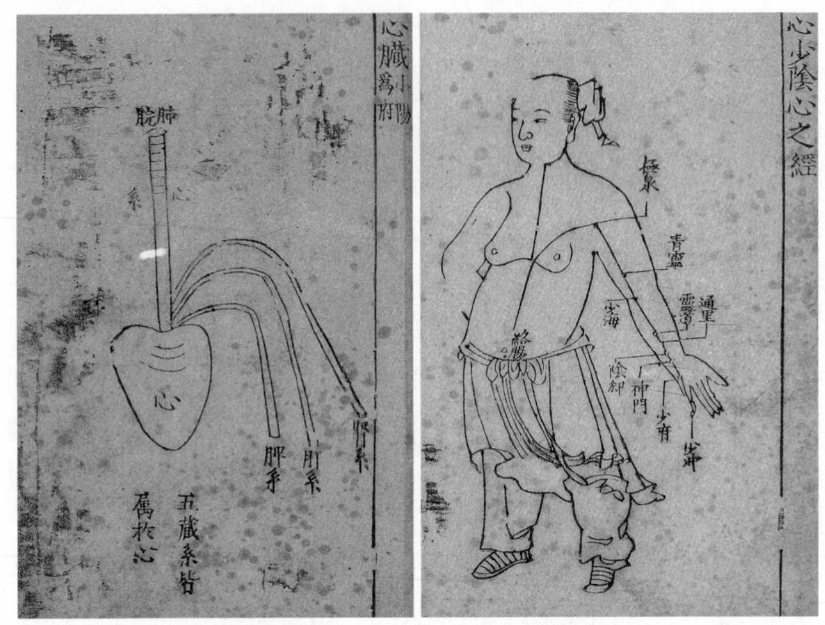

圖 2–1　心臟與手少陰心經圖
脈相關知識的成熟與系統化不但使身體部位的劃分以功能性為取向，亦連繫了內臟與相關的身體結構。脈上的穴位也在透過觸摸與臨床診治驗證後，陸續被定位與命名。（出處：高武，《針灸聚英》；Wellcome Trust 提供）

斷衍生新的解剖需求與新名稱；經各部位的解剖實作、目視與丈量，也同時豐富了「脈」的相關知識。

3. 內臟意識的發展

內臟的認識是中醫學突破的另一關鍵。詳讀《陰陽經》和《足臂經》可發現，當時「脈」與內臟其實並無明顯的關連性，兩灸經與內臟的直接相關僅止於脈行心、肝、胃的相關位置，且皆為陰脈[91]。而

---

[90] 李建民，〈王莽與王孫慶——記公元一世紀的人體刳剝實驗〉，收入：李建民（編），《生命與醫療》（北京：中國大百科出版社，2005），39–43。

[91] 或許受到「陽主表」、「陰主裏」的陰陽觀念影響，使得當時在觀念上陽經的循行僅分布於體表，而不會與內臟產生連結。

《陰陽脈死候》、《脈書》及《五十二病方》等文獻也單獨提到腸、胃脘、肺、腎、脬等器官，與「脈」無涉。本時期脈與內臟知識的演進並非完全重疊，甚至是各自獨立、並行發展。

內臟數量的版本在戰國時期也不一致。《莊子・齊物論》提到「六藏」，同書〈駢拇〉、〈在宥〉兩篇有「五藏」記載[92]；《周禮・疾醫》則認為人身有「九藏」[93]，《素問》也有九藏、十一藏、十二藏等不同紀錄[94]，甚至在《素問・五藏別論》，黃帝提出以下疑問：

> 余聞方士，或以腦髓為臟，或以腸胃為臟，或以為腑，敢問更相反，皆自謂是，不知其道，願聞其說[95]。

足見當時有關內臟的認識，應有多元化的看法與分類，同時並無「藏」、「府」之別，僅以字義類似的「藏」或「府」統指數量不等的內臟，視為是收藏與儲存體內重要物質的場所[96]。

五藏、六府之名，最早同時出現於《十問》，其中提到「虛而五藏」、「而實六府」等句，描述透過服食地氣之法能使五藏空虛，體內寬廣通暢；善於調整呼吸則可令六府充實堅強。依養生的觀點，常態下「藏」不得實，「府」不得虛，反之則病；《素問・五藏生成篇》對於「藏」、

[92] 王先謙，《莊子集解》（北京：中華書局，2004），12、77、91、92。

[93] 李學勤（主編），《周禮注疏・天官冢宰》，134–135。

[94] 「九藏、十一藏」見於〈六節藏象論〉，「十二藏」見於〈靈蘭秘典論〉。

[95] 山東中醫學院、河北醫學院（校釋），《黃帝內經素問校釋》，163。

[96] 郝保華、王益平，〈對臟腑五、六之數的探討和思考〉，《陝西中醫學院學報》，23.3（咸陽，2000.03）：1–3；郝保華，〈對臟象學說中臟、腑含意的新考釋〉，《陝西中醫學院學報》，23.1（咸陽，2000.01）：3–5；王力，《王力古漢語字典》（北京：中華書局，2003），274、1114–1115。

「府」的區別提到「五藏滿而不能實」及「六府實而不能滿」的觀點，正與《十問》所言不謀而合。《十問》凸顯出當時除了內臟形質的探索之外，時人的觀察已擴及生理功能的表現，內臟的運作方式逐漸吸引大部分的注意力成為主流意識，是為「藏象」理論之濫觴[97]。《靈樞·本藏》正是上述發展較成熟後的綜合性作品，該篇指出：「五臟者，所以藏精神血氣魂魄者也；六腑者，所以化水穀而行津液者也」，並列舉五藏六府名稱與相合關係的形成；兼且針對五藏大小、高下、堅脆、端正、偏傾之不同，提出相關的生理病理徵候；憑藉「視其外應，以知其內藏」的知識基礎，使五藏六府的特質能經由身體外候推斷[98]。

不同文獻中對身體組成結構的看法其實有些出入,《史記·扁鵲倉公列傳》中扁鵲望診齊桓侯論疾之傳變，清楚呈現「腠理」→「血脈」→「腸胃」→「骨髓」的病程。《素問·刺要論》云：「病有在毫毛腠理者，有在皮膚者，有在肌肉者，有在脈者，有在筋者，有在骨者，有在髓者」[99]；《靈樞·根結》以「骨節、肉、皮、血、氣、脈、經絡」的差異作為診斷與治療的標的[100]；《脈書》謂人身有「骨、筋、血、脈、肉、氣」[101]；《胎產書》描述從妊娠四月起，陸續成「血、氣、筋、骨、膚革、毫毛」[102]；綜觀《內經》則多視「皮、脈、肉、筋、骨」為身

97 「藏」指內臟，「象」是現象。藏象學說是描述體內各臟腑的功能特性及其所牽涉的生理、病理變化與相互關係的學說，即包括各實質內臟和因其生理病理變化而表現於外的各種徵象。

98 藏府的相關性、功能表現、外候、陰陽相屬等內容，可連讀《針灸甲乙經·卷1》,〈五藏六府陰陽表裏〉、〈五藏五官〉、〈五藏大小六府應候〉三篇，其義自明。

99 山東中醫學院、河北醫學院（校釋），《黃帝內經素問校釋》，655。

100 河北醫學院（校釋），《靈樞經校釋》，上冊，133–139。

101 江陵張家山漢簡整理小組，〈江陵張家山漢簡《脈書》釋文〉，《文物》，7（北京，1989.07）: 74。

體主要的五大結構，並與五藏相合[103]。即使引文中對各種結構的描述名稱有所不同，但古代中國人認識身體的途徑的確是由外而內、逐漸深入的。身體的認知複雜性與日俱增，醫家必須不斷建立系統化而便利操作的資料群組，以簡御繁，舉一反三。

本階段中醫學的生理知識發展大致上是以「脈」、「身體結構」及「內臟」為三大主軸，以最初不相連屬的狀態同時進展的，並藉由「經脈聯繫結構與藏府、藏府影響結構與經脈」的理論產生交集，成為緊密的共同運作體。《呂氏春秋・達鬱》的一段文字正可作為筆者論點的最佳闡釋：

> 凡人三百六十節，九竅五藏六府。肌膚欲其比也，血脈欲其通也，筋骨欲其固也，心志欲其和也，精氣欲其行也，若此則病無所居而惡無由生矣[104]。

令人玩味的是，最初不斷深入探索、由外而內的實質身體觀在經歷一連串的變化後，反而演變出由內而外的藏象與經脈知識。實體解剖的探索逐漸在中醫學發展的潮流中失去優勢；不論是因技術與知識的瓶頸、或是醫家逐漸喪失解剖的驅動力、乃至於社會文化觀點的轉變，生理學「實體內臟」與「現象功能」的發展天平實際上已逐漸產生傾斜。

㈡病理與疾病類

延續殷商占卜、春秋六氣論及《周禮・疾醫》的時令致病思想，

---

[102] 馬繼興，《馬王堆古醫書考釋》，791–801。

[103] 《靈樞・五色》云：「肝合筋，心合脈，肺合皮，脾合肉，腎合骨也」。

[104] 呂不韋（著），陳奇猷（校釋），《呂氏春秋新校釋》，1382。

戰國時期對病理病機的認識持續擴大與深入。戰國中後期之後，對疾病與病理的認識更具有影響往後醫學發展的重要時代特徵。如前所述，《足臂經》與《陰陽經》對「脈」與內臟的關連甚少著墨，雖然與血管及其搏動部位有關，但並無「脈搏動力來自心臟」的觀念，同時「脈」的動力來源在當時有多種不同的看法[105]。值得關注的是，「痛」在本時期的文獻中被視為相當重要的現象，在脈的循行聯繫、病理症狀與所屬的病候觀念上都具有重要地位。以足太陽脈為例，《足臂經》原文：

> 足泰陽脈：出外踝婁中，上貫腨，出於郄。支之下肿。其直者，貫臀，挾脊，出項，上於頭。支顏下，之耳。其直者，貫目內眥，之鼻。其病：病足小趾廢，腨痛，郄攣，脽痛，產痔，腰痛，挾脊痛，□痛，項痛，首痛，顏寒，產聾，目痛，鼽衄，數癲疾。諸病此物者，皆灸太陽脈[106]。

《陰陽經》原文：

> 足鉅陽之脈繫於踵、外踝婁中，出郄中，上穿臀，出厭中，挾脊，出於項、上頭角，下顏，挾頞，繫目內廉。是動則病衝頭痛，目似痛，項似拔，脊痛，腰似折，髀不可以運，膕如結，腨如裂，此為踝厥，是鉅陽之脈主治。其所產病頭痛，耳聾，項痛，枕強，瘧，背痛，腰痛，尻痛，痔，郄痛，腨痛，足小指痹，為十二病[107]。

[105] 李建民，《死生之域——周秦漢脈學之源流》，175–178。

[106] 馬繼興，《馬王堆古醫書考釋》，173、179。

[107] 馬繼興，《馬王堆古醫書考釋》，218、221、224。

顯然兩段文章內容與格式皆有雷同之處，在建立「脈」的概念時，所屬之症狀群也逐漸歸納出來，發生部位與脈的循行互相呼應，並甚少與內臟及他脈聯繫；正如前文所提，初期脈知識是各自獨立發展的。《靈樞・本輸》提到：「凡刺之道，必通十二經絡之所終始」；《靈樞・終始》也說：「必先通十二經脈之所生病，而後可得傳於終始矣」。強調瞭解臟腑陰陽、經脈病候，經脈的氣血運作與起止自然能現形，這是經脈循行最初起源的觀念，而非以「穴位連線」構成。

《足臂經》沿循行描述了十一脈病，病候多位於表淺處且無分類，以「發生部位」加上「症狀名」的形式表示，並以「痛」作為主要症狀。《足臂經》計有七十八種主病病候，各種「痛」即占了三十五種，但文獻並未揭示諸症狀與脈的內在連結及病理機轉。《陰陽經》除了以類似的筆法鋪陳脈的循行，對於脈的症狀群有較多的紀錄，病候種類也已做出區別，在該文所載一百四十七種主病病候中，各種「痛」亦占了四十二種。

《陰陽經》將脈的病候分為「是動則病」與「其所產病」兩類。黃龍祥認為以腕踝部的脈診所得作為該脈之病候即為「是動則病」一類，「其所產病」則指經脈異常時可能出現的各種沿經脈循行部位的病變[108]。李建民也指出「是動則病」即某脈動有變產生的相應疾病群，「其所產病」則是對同一條脈疾病的不同歸納[109]。學者們普遍認為當病候成因基於「脈」產生紊亂及異常脈動時，身體會出現各種相應症候，種類不同的「痛」及其他症狀將身體看似不相干的部位串連起來，形成脈循行的關連性；醫家藉由診脈從中得到訊息，建立病理概念與治療。

[108] 黃龍祥，《中國針灸學術史大綱》，363。

[109] 李建民，《死生之域——周秦漢脈學之源流》，230–232。

時代稍晚，淳于意的醫案中經脈病候除了原有表淺部位之外，異脈動與內臟的病理關係也開始成形：

> 齊郎中令循病，眾醫皆以為蹷入中，而刺之。臣意診之，曰：「涌疝也，令人不得前後溲」。循曰：「不得前後溲三日矣」。臣意飲以火齊湯，一飲得前溲，再飲大溲，三飲而疾愈。病得之內。所以知循病者，切其脈時，右口氣急，脈無五藏氣，右口脈大而數。數者中下熱而涌，左為下，右為上，皆無五藏應，故曰涌疝。中熱，故溺赤也[110]。

倉公察覺令循的病得之於房事，憑藉的是其右寸口脈氣甚急、大而數，並且無五藏氣的正常脈動。在病理上脈數主身體中下部分有積熱勢盛，左右兩邊的脈分別診上下部位而皆無五藏正常平和之氣來應，故推斷為湧疝，小便紅色則是因身體中焦有熱導致。「涌疝」一名未見於今本《內經》，多紀元簡考證「此乃〈骨空論〉所謂衝疝，後世或呼為奔腸疝氣」，陳欽銘贊同其看法，並認為「奔腸疝氣」即腹內臟器隨腹膜脫出於腹壁間隙的疾病[111]。但筆者依臨床經驗認為令循的症狀應類似後世定義的鬱熱、鬱火證，因病勢過盛使五藏正常之氣不得顯現於脈中。研讀劉渡舟所論之「火中」，更可清楚令循罹疾之病理[112]：

1.病　理

七情過極，五志之火內發，或日嗜肥甘，縱情酒色，陰氣先傷，陽氣獨勝。

---

[110] 李書田，《古代醫家列傳釋譯》，13。

[111] 陳欽銘，《廿四史醫者病案今釋》（臺北：啟業書局，1986），31。

[112] 劉渡舟，《傷寒論臨證指要》（北京：學苑出版社，1998），67。

2.症　狀

面色潮紅，頭暈目眩，神煩體燥，難以入寐，血壓升高，卒倒無知，心神昏冒，筋骨不用，小便短赤，大便秘結。脈來洪大，舌質紅絳，苔黃而乾。

「脈」病候名稱亦見於《靈樞・經脈》，文中分為「是動則病」與「是主……所生病」兩類，歷代各有不同見解[113]。《靈樞・經脈》的內容綜合了當時各家學說予以整合而成，基本內容大致以《陰陽經》為底本，並參考了《足臂經》、《靈樞・禁服》等內容，成為較完整的理論體系[114]；其中也有為符合術數觀點而加入的內容，如晚期才出現的手心主（厥陰）經[115]。直到《靈樞・經脈》完成時期脈與內臟的關係已相當密切，十二脈名皆有配屬內臟，並完成聯繫藏府組織全身內外的體系。黃龍祥便指出：

> 經脈與五藏的聯繫的實踐基礎主要反應在經脈病候中的「是動」病中，而此類病候又是直接來自診脈病候，並與相應的「經脈穴」的主治病症相吻合，這部分內容有很高的穩定性，不會輕易地隨著經脈與五藏關係人為地改變而變化[116]。

---

[113] 口鎖堂，〈論「是動病」、「所生病」〉，《甘肅中醫學院學報》，20.2（蘭州，2003.02）: 10–11。

[114] 葉志英，〈《靈樞・經脈篇》對針灸理論的貢獻〉，《針灸臨床雜誌》，18.5（哈爾濱，2002.05）: 2–4；李海峰，〈從馬王堆帛書到《靈樞・經脈》看經絡學說的起源和發展〉，《中醫文獻雜誌》，4: 31–32；趙京生，〈經脈病候的演變〉，《江蘇中醫》，19.10（南京，1998.10）: 9–11。

[115] 十二經脈體系形成過程與術數相關的論點可參下列文獻：趙京生，《針灸經典理論闡釋》，15–17；黃龍祥，《中國針灸學術史大綱》，278–279；李建民，《死生之域——周秦漢脈學之源流》，206–216。

在〈經脈〉篇編者眼中，所謂「所生病」即沿經脈循行線出現的各種病症，而沿經脈循行部位可能出現的病症及相關藏府病變多種多樣，同時「所生病」還必然要隨著經脈循行線的演變而不斷地變化[117]。

《內經》時代寸口診脈法開始盛行，《難經》以降更由於獨取寸口，全身遍診法幾乎不再使用，故「是動則病」的內容受限不再增加，但「其所生病」因經脈與身體間的知識持續增加變化，仍得以不斷擴充。

本階段「脈」的病名及病理發展要點大致有三：1. 脈的分布是人體各部位症狀群的相關區域；2. 異常的脈動是作為各種症狀覺知的根據，其中又以「痛」的症狀為大宗，筆者推論這可能因痛感明確且常見而成為醫家關注的核心；3. 鑑別脈動的種類與特性使病機可以進一步探討，診斷與治療的發展因此而有所本。

張家山漢簡《脈書》另有不以「脈」的觀點探索疾病與病理的記載。該文從頭部至足下，由外而內共有六十餘種不同疾病[118]，除了對不同症狀加以命名之外，也以「症狀—病名」的格式記載。諸疾中各部位的「痛症」有十二種，分別是鼻痛、齒痛、喉中痛、身炙痛、心胠下間痛、腸中痛（出現兩次）、腸痛、腸弱而痛、身痛、頭身痛、四節痛。可見當時「痛」的現象在非脈所屬疾病的描述上同樣占有重要地位。值得注意的是，文中有不少「腸（內臟）」的疾病與症狀，包括「牡瘕」、「血瘕」、「肘（氣瘕）」、「膏瘕」、「醫瘕」、「唐瘕」、「塞中」、「腸辟」、「泄」、「脈」、「痛」及「浚」，因為內臟病理變化而增加的病症擴

[116] 黃龍祥，《中國針灸學術史大綱》，394。

[117] 黃龍祥，《中國針灸學術史大綱》，380。

[118] 連劭名，〈江陵張家山漢簡《脈書》初探〉，《文物》，7（北京，1989.07）: 75。

充了以五官外表為主的疾病範圍。

《五十二病方》年代與《脈書》相去不遠，是目前最古的醫學方書[119]，全篇多以「病名－症狀－療法」為撰寫模式，記錄了大量的疾病名稱。表 2–6 將疾病分類，比較兩份文獻記載的異同：

表 2–6

	《五十二病方》	《脈書》[註1]
外　科	諸傷（刃傷、血出、瘢、金傷、久傷）、狂犬齧人、犬齧人、夕下、毒烏喙、蠣、蛭蝕、蚖、疣者、白處、大帶、螟病、□蠸者、腫橐、腸㿗、牡痔、脈痔、牝痔、朐癢、疽病、胻膫、胻傷、痂、蛇齧、癰、漆、蟲蝕、乾瘙、久疕、蠱、去人馬疣	（頭）幹、禿、鬠。（面）皰。（頤下）癭。（頸）瘻。（腋下）馬。（背）王身。（身）痂、火疢。（乳）醉。（陰囊）血㿗、腸㿗。（肛門）牡痔、牝痔。（胻）膫、潞。（踝下）㾏。（足下）厥。騷。癘
內　科	巢者、癲疾、痃、人病馬不癇、人病□不癇、人病羊不癇、人病蛇不癇、諸食病、癃病、溺□淪者、膏溺	（喉）痺。（皮膚）閉、馬蛸。（胃脘）隔中。（肺）上氣咳。（腸中）牡瘕、血瘕、氣瘕、膏瘕、矢瘕、溏瘕、寒中。（腸）腸澼、泄、脈、塞中。黃疸。膚張。水。風。溫。瘧。瘛。間
兒　科	嬰兒病癇、嬰兒瘈、魃	–
婦　科	嬰兒索痓	（帶下）腧、浚、白瘕。（陰部）暴
五官科	瘑（目疾）	（目）浸、脈浸、赧。（鼻）鼽、瘑食。（耳）聾、澆。（口中）篡。（齒）蟲齲、血齲。（齒齦）浛
其他不詳	□者、諸□病、□□、□爛者	（肩）□。（唇）□。（掌中）□。（身）□。（心胠下）□□𣱵□。（腸）血□、□
備　註	註1：《脈書》各病名前方括號內標示為發生部位或種類	

兩份文獻記載的疾病大多並不相同，《五十二病方》不如《脈書》清楚標示疾病部位，也較少提到疾病症狀，但疾病名稱顯然多於《脈書》

[119] 馬王堆漢墓帛書整理小組（編），《五十二病方》，191。

所載。全文僅部分疾病（牡痔、朐癢、瘙）明確記錄會產生「痛」的現象，其他有關「痛」的部分，則出現於處方主治範圍，分別治療諸傷、𤺋、犬齧、癃、□爛者（潰瘍）、痂等所引起的痛症。顯然在《五十二病方》中，「痛」的紀錄集中在外科與外傷一類的疾病，患部可能兼有出血、發炎、化膿腫脹的現象，使痛覺的感受更加強烈。

消除痛症除了使用方劑外另有方法。《導引圖》中有四種治療痛症的圖像，分別為 1.痛目； 2.腹痛； 3.引膝痛； 4.引髀痛[120]，但因年代久遠而殘破不完整，現以張家山漢簡《引書》之操作說明對照如下：

> 引目痛，左目痛，右手指厭內脈，左手指撫顫而力引之，三而已；右如左。一曰：兩手之指厭兩目內脈而上揗之，至項，十而已。一曰：起臥，而危坐，摩兩手，令指熱，以揗兩目，十而已。
>
> 引腹痛，懸纍板，令人高去地尺，足踐其上，手控其纍，後足，前應力引之，三而已。因去伏，足距壁，固著小腹及股膝於席，兩手據，揆上，稍舉頭及膺而力引腹，極，因徐直之；已，又復之，三而已。因力舉尻，極，三而已。
>
> 引膝痛，右膝痛，左手據權，內揮右足，千而已；左膝痛，右手據權，而力揮左足，千而已。左手勾左足趾，後引之，十而已；又以左手據權，右手引右足趾，十而已。
>
> 股□□□痛，引之，端坐，伸左足，撟右臂，力引之；其在右，伸右足，撟左臂，而力引之，十而已[121]。

[120] 馬繼興，《馬王堆古醫書考釋》，851、853、854、862；樊賢進，〈馬王堆《導引圖》部分功法淺析〉，《安徽中醫臨床雜誌》，14.5（合肥，2002.05）: 345–346。

[121] 高大倫，《張家山漢簡引書研究》（成都：巴蜀書社，1995），158、147、127、

諸導引法乃透過徒手或器材協助以運動患部、或經其他部位運動後刺激患部以解除痛症，推測《導引圖》應該也表達同樣含意。但為何藉由活動身體就能達到止痛效果?其適用範圍和藥物又有何不同?《引書》文末解釋了導引的目的，指出「人之所以得病者，必於暑濕風寒雨露，腠理啟合食飲不和，起居不能與寒暑相應，故得病焉」，所以必須藉由導引避免罹疾。透過「治八經之引，吹呴呼吸天地之精氣，伸腹直腰，力伸手足，軵踵曲指，去起寬亶，偃治巨引，以與相求也」的活動過程[122]，使身體如同風箱，不斷重複「虛而不屈，動而愈出」的運作，各部分因此得以與自然相適應而維持健康，導引術儼然成為時人身體內外之氣相互溝通與平衡的媒介。《脈書》云：

> 夫流水不腐，戶樞不蠹，以其動。動則實四肢而虛五臟，五臟虛則玉體利矣。夫乘車食肉者，春秋必㳄，不㳄則脈爛而肉死。脈盈而洫之，虛而實之，靜則待之[123]。

《呂氏春秋・盡數》也認為：「形不動則精不流，精不流則氣鬱」[124]。在導引過程中，身體的精氣不斷運轉全身，維繫組織器官的功能正常表現，正如流動的水不會腐臭、經常使用的門栓不會遭蟲蛀一樣；當機制發生異常時，病理現象即可能引發痛症。《引書》中處理「痛」及「五官科」疾病的導引動作相當多，但不見外傷、皮膚病及婦科疾病，與《脈書》、《五十二病方》的差異甚大，推測導引術的運用範圍應是

128。

[122] 高大倫，《張家山漢簡引書研究》，167。

[123] 江陵張家山漢簡整理小組，〈江陵張家山漢簡《脈書》釋文〉，《文物》，7: 74。

[124] 呂不韋（著），陳奇猷（校釋），《呂氏春秋新校釋》，139。

傾向於《素問・異法方宜論》所說:「其民食雜而不勞,故其病多痿厥寒熱」一類的疾病吧。至於《諸病源候論》大量引述導引法處理各種疾病,則是後世對導引應用擴大化的成果[125]。

《脈書》的一段文字再次說明了「痛」是本時期醫家關注的重要議題,也提及「痛」的病理機轉:

> 夫骨者柱也,筋者束也,血者濡也,脈者瀆也,肉者附也,氣者呴也,故骨痛如斲,筋痛如束。血痛如浞,脈痛如流,肉痛如浮,氣動則擾。夫六痛者皆存於身而莫之知治,故君子肥而失其度,是胃筋骨不勝其任。其氣乃多,其血乃淫,氣血腐爛,百節皆沉,款廿末,反而走心。不此豫治,且聞哭音[126]。

學者將本段文字定名〈六痛〉,說明「骨、筋、血、脈、肉、氣」六種結構的功能,並指出平素膏粱厚味、四體不勤之人會使筋骨的負擔增加,氣血過剩造成腐爛的現象,也使關節沉重活動不暢,長期處於這種異常狀態,會使氣血悖離原來的方向轉而向心運行,屆時則有生命危險。《素問・氣穴論》也指出氣血的運行空間為肉分之間,當「邪溢氣壅,脈熱肉敗,榮衛不行」時,「必將為膿,內銷骨髓,外破大膕,留於節腠,必將為敗」[127]。這是與《導引圖》、《引書》沿相同脈絡發展出的病理意識:體內「氣」與「血」若未能維持平衡狀態時便會出現症狀,一連串的異常變化可能以各種不同型態的「痛」表現,藉由鑑別這些特徵便可以區別疾病發生的部位。

[125] 丁光迪,《諸病源候論養生方導引法研究》(北京:人民衛生出版社,1996)。
[126] 江陵張家山漢簡整理小組,〈江陵張家山漢簡《脈書》釋文〉,《文物》,7: 74。
[127] 山東中醫學院、河北醫學院(校釋),《黃帝內經素問校釋》,715。

本時期「脈」病與非「脈」病種類已相當多，同時「痛」的現象被認為是各種疾病重要的症狀之一，對應的療法也很豐富；論及病理則以體內氣、血、精等互動關係為主要內容，病因則已明顯有內因為病的思維。筆者認為這是《內經》成書前理論完整化的必經過程，不同派別的醫家關注的重點不同、各有擅場，但面臨疾病時的推理同樣僅能依當時有限而雷同的觀察與理解闡釋，並試圖連結。這樣的過程是戰國末年以後醫學知識得以逐漸擴充並形成完整體系的重要推手。

㈢胎產與房中類

本時期醫學發展的另一支脈是「房中」。周朝以來「房中」的意義與女性有關，當時主要是指女子、婦人或皇室後宮[128]；由於婦人不出戶外，房中是主要的活動範圍，故以此代稱。「房中」是當時女性的代名詞，也隱含對女性日常活動與社會定位的規範意義[129]。晚周秦漢，「房中」的意義有擴大化的趨勢，關於婦人生養的技術與知識亦納入其中，包含胎產、求子與優生的觀念，及與性行為有關的生理、技巧、保健與養生的技術；與「醫經」、「經方」、「神仙」並列為四大方技，成為生命之學的一環，「房中」逐漸成為「性」、「生殖」相關知識技術的代名詞。

根據出土的早期文物推測先民把性和生殖視為神聖重要的過程，與種族的繁衍強盛息息相關[130]；隨著先民瞭解性交與生殖間密不可分

---

[128] 《漢書・禮樂志》提到「有房中祠樂，高祖唐山夫人所作也」；《儀禮・燕禮》注也指出「房中之樂」即「後夫人之所諷誦，以事其君子」；《禮記・曾子問》：「眾主人、卿、大夫、士，房中，皆哭不踊」，鄭玄注：「房中，婦人」。

[129] 《儀禮》中多處提到婦人在各種禮節執行中所負責的工作，多半在「房中」操作，即使出房中，也在儀式完成後即退於房內。

的關係後，更強化了這種崇拜。陰陽概念引申到兩性關係時，時人認為男女交合不僅是單純的慾望發洩，更是這兩種力量在人身上的緊密互動。但往後經歷漢代、六朝以降的文化變遷，「房中」失去其「生生之具」的核心精神，逐漸流於狎樂的奇淫技巧與猥褻之術，不登大雅之堂。

過度性行為導致生命力衰退及罹患疾病的觀念在春秋時期早已成型。本章第一節曾指出國君妄作女色為病在當時各國屢見不鮮，有識之士多疾呼應當節制。《呂氏春秋・情欲》提到：「天生人而使有貪有欲，欲有情，情有節，聖人修節以止欲，故不過行其情也」，陳奇猷認為此乃「言節制情欲，情慾之動，必自貴生出發，然後生可常而身可安」[131]。但「節制」應該是過猶不及，而不是一味的禁慾。《漢書・藝文志・方技略》對「房中」如此定義：

> 房中者，性情之極，至道之際，是以聖人製外樂以禁內情，而為節文。傳曰：先王之樂，所以節百事也。樂而有節，則和平壽考。及迷者弗顧，以生疾而隕性命[132]。

對情慾與性行為的適當控制，是維持生命力正常運作與避免疾病的重要方法之一，這種意識在出土文獻中也有清楚的脈絡可尋，甚至發展出一系列相關的技術與醫藥應用。

在兩漢時期有不少房中的相關著作，《漢書・藝文志・方技略》收錄共有八家、一百八十六卷，至今皆佚，有名無實。事實上，直到唐

[130] 李零，《中國方術正考》（北京：中華書局，2006），343–344。

[131] 呂不韋（著），陳奇猷（校釋），《呂氏春秋新校釋》，87。

[132] 班固，《漢書》，453。

代結束之前，房中術的著作分類變化較少，仍不脫方技、房中、醫家、醫方及醫術等範圍[133]，但可惜的是在五代之後多數亡佚；宋朝之後，房中著作幾乎完全被摒除在醫籍的範疇之外[134]。直到清末，葉德輝將日本《醫心方》的「房內」部分加以編輯，漢唐間的房中思想與文本才得以重現[135]；而高羅佩(R. H. van Gulik, 1910–1967)探討了中國各朝代性行為的相關意識與房中文本，使性文化的研究開始有跡可尋[136]。至於晚周至秦漢間房中術最初的面貌與發展，目前應從馬王堆醫書的房中知識加以探討。

馬王堆醫書與房中有關的著作占有半數之多，分別為《雜療方》、《養生方》、《雜禁方》、《合陰陽》、《十問》、《天下至道談》及《胎產書》，其中《合陰陽》、《天下至道談》、《十問》全文皆專談房中。《合陰陽》即陰陽交合之義，全篇旨在闡述性行為的過程，說明男女交合的原則和方法。《天下至道談》則以「房中有如宇宙間最高深道理」的意識作為書名，部分內容與《合陰陽》雷同，描述性行為的技巧與過程，特別的是該書深入討論藏於體內的精力對於養生的重要性，主張在交合過程透過藏精勿瀉的手段，隨時以「精贏必舍，精缺必補，補捨之時，精缺為之」的標準衡量人身「積精」的必要性。更提出「七損八益」的觀點[137]，強調性行為應以合理而有節的方式從事，如表 2–7 所示：

[133] 岡西為人，《宋以前醫籍考》（臺北：進學出版社，1969），1396–1402。

[134] 劉時覺，《宋元明清醫籍年表》（北京：人民衛生出版社，2005）。

[135] 這段相關歷史參：李零，《中國方術正考》，307–311。

[136] 高羅佩，《秘戲圖考》(*Erotic Colour Prints of the Ming Period*)（佛山：廣東人民出版社，2005）；高羅佩，《中國古代房內考》(*Sexual Life in Ancient China*)（臺北：桂冠圖書股份有限公司，1991）。

[137] 馬繼興，《馬王堆古醫書考釋》，1030。

表 2–7

「八益」種類	釋　文
治氣	旦起起坐，直脊，開尻，翕州，抑下之，曰治氣
致沫	飲食，垂尻，直脊，翕州，通氣焉，曰致沫
知時	先戲兩樂，交欲為之，曰知時
畜氣	為而耎脊，翕州，抑下之，曰蓄氣
和沫	為而勿亟、勿數，出入和治。曰和沫
積氣	出臥，令人起之，怒釋之，曰積氣
待盈	幾已，內脊，毋動，翕氣，抑下之，靜身須之，曰待盈
定傾	已而洒之，怒而捨之，曰定傾。此謂八益
「七損」種類	釋　文
閉	為之而疾痛，曰內閉
泄	為之出汗，曰外泄
竭	為之不已，曰竭
勿	臻欲之，而不能，曰勿
煩	為之喘息中亂，曰煩
絕	弗欲，強之，曰絕
費	為之盡疾，曰費

研讀「八益」釋文可知，此乃導引術之一環，操作者透過體位與動作的調整以致其氣，使體內精氣柔和持久，同時圓滿完成交合，男女雙方皆因此得以調和陰陽。若交合過程違背規律，產生劇烈疼痛或大汗不止等異常現象，則會導致精氣內閉外瀉，過度、草率及勉強的交合亦會損傷精力，甚至陰陽斷絕，此乃「七損」所應避免。

「七損八益」的概念也見於醫學典籍中。《素問・陰陽應象大論》裡岐伯認為聖人之治身乃「知七損八益」以調陰陽，積存精氣使之有餘得以「耳目聰明，身體輕強，老者復壯，壯者益治」，同時治病的觀點亦分陰陽，依病勢、病位、病性的不同各自對待：

> 形不足者，溫之以氣；精不足者，補之以味。其高者，因而越之；其下者，引而竭之；中滿者，瀉之於內。其有邪者，漬形以為汗。其在皮者，汗而發之。其慓悍者，按而收之。其實者，散而瀉之。審其陰陽，以別柔剛，陽病治陰，陰病治陽，定其血氣，各守其鄉。血實宜決之，氣虛宜掣引之[138]。

這與前述「精贏必舍，精缺必補，補捨之時，精缺為之」的房中養生觀點如出一轍。時人以為人身與自然相應，體內變化與天地同步，因此「房中」一系的內容事實上隱含有調節人身小宇宙能量的思維，並與「醫經」互相呼應。《十問》通篇透過問答形式闡述以行氣、呼吸、服食等方法達到陰陽交接時固精的目的，部分內容與《天下至道談》類似。書中耇老回答帝盤庚房中養生一事指出：

> 其事一虛一實，治之有節：一曰垂肢，直脊，撓尻。二曰疏股，陰動，縮州。三曰合睫，毋聽，吸氣以充腦。四曰含其五味，飲夫泉英。五曰群精皆上，吸其大明。至五而止，精神日怡[139]。

除了強調交接有節之外，更有以積精、藏精方式補益腦部的想法。《醫心方》引《仙經》內容，詳細說明其操作方法：

> 還精補腦之道，交接精大動欲出者，急以左手中央兩指卻抑陰囊後大孔前，壯事抑之，長吐氣，並啄齒數十過，勿閉氣也。便施其精，精亦不得出，但從玉莖復還，上入腦中也。此法仙

[138] 山東中醫學院、河北醫學院（校釋），《黃帝內經素問校釋》，94。

[139] 馬繼興，《馬王堆古醫書考釋》，936。

人口口相授，皆飲血為盟，不得妄傳，身受其殃[140]。

男子交合過程除了藉由技巧閉精不發之外，更透過體位、呼吸、行氣與手法將精氣聚集，沿督脈上送至腦[141]，試圖透過「養陽」的方式使得養生與提高性技巧的目的能夠良性循環、並行不悖。

上述觀點依現代醫學理解或有歧異，在道家養生之人看來也褒貶不一[142]，但其根本想法乃以對性行為過程中生命力可能流失的恐懼與疑惑為基礎，在生命活動皆應以「最少的能量消耗、最有效率的方式運作」為前提下，精氣必須能以正確的方式積蓄，壽命才能延長，男女交合同樣不能違背該原則；一旦精氣得以自守，透過房中術的操作亦能治病療傷、養生延壽。《素問‧上古天真論》認為：「以酒為漿，以妄為常，醉以入房，以欲竭其精，以耗散其真，不知持滿，不時御神，務快其心，逆於生樂，起居無節，故半百而衰也」[143]。未能節制生活，精神不得以全真，必然會產生早衰的現象，因此善於養生之「真人」正是掌握了「七損八益」的要領。同時追求身體精氣的「充實」與精神層面的「虛空」才是養生求真的最高境界。

然而，生命力不足的身體不但無法在房中過程受惠，反而可能因不當的交合讓更多精氣流失，必須透過醫療補救。房中術的性醫療紀

---

[140] 丹波康賴（編撰），沈澍農（校注），《醫心方校釋》（北京：學苑出版社，2001），1734。

[141] 李建民，〈督脈與中國早期養生實踐——奇經八脈的新研究之二〉，“宗教與醫療學術研討會”（臺北：中央研究院歷史語言研究所，2004.11.16），15–24。

[142] 馬瑞茳，〈「還精補腦說辨誤」之辨誤〉，《氣功》，17.1（杭州，1996.01）：9–12；時衍松，〈傳統房中養生術管窺〉，《現代養生》，12（北戴河，1996.12）：35–36；張玄宗，〈正確認識還精補腦〉，《氣功》，19.6（杭州，1998.06）：246–248。

[143] 山東中醫學院、河北醫學院（校釋），《黃帝內經素問校釋》，2。

錄可見於《養生方》與《雜療方》，治療項目廣泛，劑型涵蓋甚廣。遺憾的是，對於「痛」的相關記載並無著墨，傳世文獻也僅著眼因交接不當所產生之「嫁痛」、「初交傷痛」、「陰陽過」、「傷於丈夫」等一類的紀錄[144]，仍屬於「七損」之一。

整體「房中」內容大致未脫離冀求「養生與提高性技巧並行不悖」的想法。但時人並沒有忽略過程中產生的歡愉感，部分技術與治療甚至是為了強化「快樂感」而生[145]。性行為乃人之大欲，即使從禮教的觀點來看亦無法迴避與禁止，人們試圖在房中愉悅的同時達到生命力的消耗與儲存得以「平衡」的折衷想法是可以理解的。雖然有學者認為房中文獻詮釋的是修道法門、導引術等內容，並非性交術[146]；但希冀藉由該意識達到養生修練，提升身心的初衷並無相左。事實上，《呂氏春秋》、《春秋繁露》等著作中亦有房中思維，皆強調「和天地陰陽節律以保其精」、「節制情慾、過之損人」的道理；《千金要方》、《醫心方》也收錄大篇幅房中保健及醫療知識。因此單純將當時的「房中術」解讀為縱慾的性技巧不僅十分膚淺，在思想史的論證上也不夠全面。先人強調性行為應該適度以保存精力，並呼籲房中活動應與天地陰陽運作契合，同時發展相關技巧的努力必須視為中醫學發展過程中的重要部分。

「胎產」篇幅不多，但亦屬房中術的主要議題，大抵等同於現代

[144] 《醫心方・卷 28 ・少女痛》收錄因性行為產生痛的各種療法。參：丹波康賴（編撰），沈澍農（校注），《醫心方校釋》，1758–1760。

[145] 林富士，〈略論早期道教與房中術的關係〉，《中央研究院歷史語言研究所集刊》，72.2（臺北，2001.06）: 233–300。

[146] 林明華，《五千年前埃及、中國的「天下至道書」》（臺北：點石出版社，2000），9。

醫學的「優生學」(Eugenics)；內容涉及男女婚配的適當性、受孕宜忌、妊娠保健及產後處理。秦漢之後「胎產」逐漸從房中脫離，成為婦科與兒科各自發展[147]，和前述內容不同的是面臨妊娠及生育時，男女交合所關注的是相關的時辰、方位、場合等因素，因為胎產前後或子嗣命運吉凶皆與其息息相關。

春秋戰國時期已有「優生」概念。《左傳》記載：「男女同姓，其生不蕃」即描述近親結婚的風險[148]。《禮記・月令》也提到：「季冬行春令，則胎夭多傷，國多固疾，命之曰逆」[149]，指出天地節氣異常變化對胎兒有負面影響。上述觀點暗示不當的人事作為與大自然運氣節律的「出軌」皆可能為新生兒埋下日後的種種禍因。《列子・力命》記載季梁得疾，請了三位醫師診治，其中一位俞氏解釋病情曰：「汝始則胎氣不足，乳湩有餘，病非一朝一夕之故，其所由來漸矣，弗可已也」[150]。人出生時先天生命力的不足得以影響往後的健康狀況、甚至在成年後仍引發疾病。

《胎產書》是現存最早的中醫婦產科專著，主要論述妊娠生活飲食宜忌、傳統胚胎學、埋胞與嬰兒之關係以及懷男女胎之法。《列女傳・卷 1》記載周文王之母大任，性格「端一誠莊，惟德之行」，當她懷有文王時，言行舉止節而有禮，「目不視惡色，耳不聽淫聲，口不出敖言，能以胎教」，使得文王成為一代聖明君主[151]。大任深諳「人生而肖萬物

---

[147] 李建民，《方術醫學歷史》(臺北：南天書局，2000)，122。

[148] 李學勤（主編），《春秋左傳正義》，472。

[149] 李學勤（主編），《禮記正義》，659。

[150] 蕭登福，《列子古注今釋》(臺北：文津出版社，1990)，559。

[151] 劉向（撰），茅坤（補），《增補全像評林古今列女傳》(臺北：廣文書局，1981)，12–13。

者，皆其母感於物，故形音肖之」之意，故能掌握胎教重點，以「良好品行」感應胎兒。《千金方》更詳述相同觀點：

> 故妊娠三月，欲得觀犀象猛獸、珠玉寶物，欲得見賢人君子、盛德大師，觀禮樂、鐘鼓、俎豆、軍旅陳設，焚燒名香，口誦詩書、古今箴誡，居處簡靜，割不正不食，席不正不坐，彈琴瑟，調心神，和情性，節嗜欲，庶事清淨，生子皆良，長壽忠孝，仁義聰慧，無疾。斯蓋文王胎教者也[152]。

「胎教」就是「養胎之法」，透過妊娠時期刻意營造的良性教育、接觸美麗優雅的事物、起居與精神的穩定平衡，目的即冀求產下品質優良的新生命。《胎產書》綜合了孕婦生活飲食宜忌與胚胎發展，對十月懷胎的過程做了詳細的紀錄，同一時期的《淮南子》也列舉了胎兒發育的過程，但兩者的觀點不盡相同[153]，詳見表 2–8：

表 2–8

	《胎產書》			《淮南子・精神訓》
	胚胎特性	飲食生活宜忌	階段名稱	
一月	流形	食飲必精，酸羹必熟，毋食辛腥	哉貞	膏
二月	始膏	毋食辛臊，居處必靜	始藏	胅
三月	始脂。果隋肖效。當是之時，未有定儀，見物而化	君公大人，毋使侏儒，不觀沐猴，不食蔥薑，不食兔羹		胎

[152] 孫思邈（著），高文柱（主編），《藥王千金方》（北京：華夏出版社，2004），35。

[153] 馬繼興，《馬王堆古醫書考釋》，781–802；高誘（注），《淮南子》（臺北：廣文書局，1972），28。

四月	而水授之，乃始成血	其食稻、麥、鱔魚、□□，以清血而明目		肌
五月	而火授之，乃始成氣	晏起□沐，厚衣居堂，朝吸天光，避寒殃，其食稻、麥，其羹牛、羊，和以茱萸，毋食□，以養氣		筋
六月	而金授之，乃始成筋	勞□□□，出游於野，數觀走犬馬，必食□□也，未□□□	變腠□筋，□□□□	骨
七月	而木授之，乃始成骨	居燥處，毋使定止，□□□□□□□□□□□□□飲食避寒，□□□□□□□□□□美齒		成
八月	而土授之，乃始成膚革	□□□□□□□□□	是謂密腠理	動
九月	而石授之，乃始成毫毛	……伺之		躁
十月	十月氣陳□□，以為……			生

《胎產書》明顯受五行概念影響，涉及五行之氣對胚胎發展的感應關係，《淮南子》則僅紀錄胚胎的結構變化，與兩著作類似的論述直到隋唐醫書仍沿襲其架構，且內容有擴大的趨勢[154]。而《脈經》提出的十二經脈養胎論，是胎兒變化的另一套論述，以「不同時段由母體不同經脈負責養胎」為概念[155]，偏重孕期母體生理、病理變化與胎兒間的關係。《脈經》指出了一個重要觀點：「懷娠者不可灸刺其經，必墮胎」，意指懷胎各時段母體與胎兒間有其偏重的互動變化，依靠的是不同「脈」對新生命的養護；由於各脈特性不同，妊娠每一階段皆不可干擾其專主發展之生命能量，胎兒生長方能完整，不至於流產。隋

[154] 《諸病源候論》、《千金要方》、《醫心方》皆對妊娠期間胎兒外型的變化多有說明。

[155] 王叔和，《脈經》（臺北：大孚書局有限公司，1999），176。

代《產經》綜合上述觀念，並可見《胎產書》的相關內容，「胎教」概念之源流顯然有所本。整理如表 2–9[156]：

表 2–9

	胚胎特性	飲食生活宜忌	階段名稱與特徵	經脈養胎與宜忌
一月	始形	飲食必精熟酸美，無御大夫，毋食辛腥	是謂始載貞	足厥陰脈。肝主筋，亦不宜為力事，寢必安靜，吾令恐畏
二月	始膏	毋食辛臊，居處靜處	是謂始藏	足少陽脈。內屬於膽，當護，慎勿驚之
三月	始脂。當此之時，未有定儀，見物而化	應見王公大人、后妃、公主、好人，不欲見僂者、侏儒、醜惡瘦人、猿猴，無食苗薑兔肉	–	手心主脈。內屬於心，心無悲哀，無思慮驚動之
四月	始受水精，以盛血脈	其食稻粳、其羹魚雁	是謂盛氣血，以通耳目而行經絡也	手少陽脈。內屬三焦，靜安形體，和順心志，節飲食之
五月	始受火精，以盛氣血	晏起，沐浴浣衣，身居堂，必厚其裳，朝吸天光，以避寒殃，其食稻麥，其羹牛羊，和茱萸，調以五味	是謂養氣，以定五藏者也	足太陰脈。內屬於胃，無大飢，無甚飽，無食乾燥，無自灸熱、大勞倦之
六月	始受金精，以成筋骨	勞身無處，出游於野，數觀走犬、走馬，宜食鷙鳥猛獸之肉	是謂變腠理細筋，以養其爪，以堅背膂也	足陽明脈。內屬於胃，調和五味，食甘。甘和無大飽
七月	始受本（木）精，以成骨髓	勞躬搖肢，無使身安，動作屈申，自比於猿。居必燥之，飲食避寒，必食稻粳、肥肉以密腠理	是謂養骨而堅齒也	手太陰脈。內屬於肺，無大言，無號哭，無薄衣，無洗浴，無寒飲之

156 《產經》已亡佚，但《醫心方》卷 20 至 24 專論婦人，不少內容引《產經》所出，部分資料得以保留。正文表格內容參：丹波康賴（編撰），沈澍農（校注），《醫心方校釋》，1333–1343。

八月	始受土精，以成膚革	和心靜息，無使氣極	是謂密腠理而光澤顏色也	手陽明脈。內屬於大腸，無食燥物，無忍大起
九月	始受石精，以成皮毛。六府百節莫不畢備	飲醴食甘，緩帶自持而待之	是為養毛髮，多才力也	足少陰脈。內屬於腎，無處濕冷，無著炙衣
十月	俱以成子	時順天生，吸地之氣，得天之靈，而臨生時乃能啼聲、遂天氣	是始生也	足太陽脈。內屬於膀胱，無處濕地，無食大熱物

不同文本具有一致的觀點：「妊娠各階段皆有明顯差異，這些差異性掌握著胚胎演化成胎兒的力量」。孕婦的飲食、生活、心理狀況、乃至於罹病治療等宜忌皆為了符合與協助各階段的演化趨勢。宋朝《婦人良方大全》更論及孕婦針對特定時間、方位皆要避忌沖犯[157]，這些優生規範，部分內容與現代醫學不謀而合[158]。

與傳世醫書不同，出土文獻並未闡述懷孕期間可能產生的痛症及產痛等相關內容，推測可能因該類痛症並不被認為是疾病。至於優生意識則持續至分娩之後：《胎產書》記載孕婦食用白牡狗首既能順產，還能使新生兒容顏美好；分娩後以濕潤清潔的泥土塗滿新生兒身體，再予以洗淨，可令身強健有力；或將產蓐燒成灰混入水中幫嬰兒洗澡，預防皮膚病；產婦飲用半杯洗浴過的水後亦可保平安不罹疾。此外，古有「埋胞」意識，認為胞衣（胎盤）為孕育胎兒之源，產後仍持續影響胎兒的夭壽禍福[159]。《雜療方》載有操作法，將洗淨後的胎盤充分乾燥，以瓦甗完全密封，埋於乾淨而常見日光之處，如此便可使出生之

[157] 陳自明（編），薛立齋（補注），《校注婦人良方》，收入：曹炳章（主編），《中國醫學大成》，第29冊，卷11（上海：上海科學技術出版社，1992），7。

[158] 江佩榮、陳榮洲，〈中醫妊娠胎兒學的研究〉，《中西整合醫學雜誌》，5.1（彰化，2003.12）：63–70。

嬰兒身心健康，少生疾病；某些地點的埋胞與特殊操作方式，甚至可避免罹患特定疾病與發生早夭[160]。

埋胞尚須重視時間與方位。《胎產書》載有「南方禹藏圖」，為規律推算埋胞之參考文獻，以避開禁忌的「死位」，求得胎兒之長壽[161]。另附有「人字圖」，與睡虎地秦簡《日書》甲種「人字圖」同樣是提供嬰兒出生日與所屬季節及其在人體部位的對應，以推測將來的命運[162]。有趣的是，文獻仍保存部分求女驗方的記載，在農業社會相對需要大量男丁的時代，時人對「多男無女」與「多女無男」的家族譜系似乎同樣視為一種遺憾。

天一人一地間的互相感應是構成本時期優生意識的主軸，胎產知識的運用正是為了求得身心健康、形容端正、才德過人、一生榮祿的下一代。《產經》提到：

> 夫生之與死，夭之與壽，正在產乳藏胞。凡在產者，豈可不慎？[163]

正如妊娠全程的小心翼翼，即使脫離母體之後，新生兒仍與天地這個廣大的「子宮」同步感應，新生命的未來與胞衣、宇宙間儼然繫著一條無形的命運鎖鍊。

兩千五百年前的房中知識如今已經崩解四散，但其在醫學形成發

[159] 古人各種埋胞意識的考證見：李建民，〈馬王堆漢墓帛書「禹藏埋胞圖」箋證〉，收入：李建民，《生命史學——從醫療看中國歷史》（臺北：三民書局股份有限公司，2005），243–262。

[160] 馬繼興，《馬王堆古醫書考釋》，805、813。

[161] 馬繼興，《馬王堆古醫書考釋》，819、763–765。

[162] 馬繼興，《馬王堆古醫書考釋》，814–817。

[163] 丹波康賴（編撰），沈澍農（校注），《醫心方校釋》，1411。

展中的確占有重要地位，整體內涵以「宜家」、「廣嗣」、「養生」與「成仙」為主要內容。這是有別於「醫學」（醫經、經方）文本的另一種身體意識。而新生命誕生前受到母體、飲食、生活、環境與氣候等因素感應，分娩後亦受產後遺物存在的時間與空間所影響，並透過刻意的妊娠規範以求得優良子嗣，此乃「同氣相求、萬物與我一體」概念的延續。

本時期的醫學身體觀大致是以「脈」與「藏府」為兩大核心，並與皮肉筋骨等結構相互連結而成就人身的概念。各種知識以平行而互相渲染的過程持續深入發展，由外而內的探索軌跡相當鮮明；對於「痛」的記載，也因此逐漸由心理轉向身體。但此時「痛」的病因病機解釋尚僅集中於「氣」、「血」、「精」等物質與現象在身體中的互動，或夾雜環境氣候變化等外因觀點，粗淺而不深入。「房中」知識則由於強調身體能量與生命力的積存、及對於胎產的優生觀點，擴大了瞭解身體的視野，成為醫學的另一重要分支，但對於臨床上常見的相關痛證除了症狀對應治療的少數記錄之外，並無特殊之處。

總的來說，漢初抄錄的馬王堆醫書反映了戰國以來的部分醫學實況，文本的特色以實用、效驗為主，醫學理論仍在建立當中，處於系統化的初期。至於經驗與知識的交錯與融合則呈現醫學多面向的時代特色，並為《內經》的成書埋下伏筆，同時這也是「痛」朝身體化靠攏與醫學邁向系統化進展並進的時代。

三、勇怯與男女——身體的差異化

一般人多半認為不怕痛、能忍痛是「勇敢」的表現，並對具備這種特質的人物抱有欽佩之情。但先秦時期該特質是否同樣為分辨勇怯的根據之一？勇敢與怯懦的標準為何？能否忍痛背後的身心特質差異是什麼？在當時的醫學如何解釋這些生理現象？此外，男女身心的差異足以導致不同的生理病理變化，兩性對痛的感受反應及可能產生痛的種類也值得釐清。解讀人面對「痛」的「勇、怯」及「男、女」對「痛」的詮釋差異是瞭解身心觀點的另一蹊徑，本節將循上述議題探討醫學上有關「痛」的其他面向。

㈠勇與怯的概念

「痛」的耐受差異某種程度上決定了勇怯的意象，關羽「刮骨療傷」的故事無疑是最佳典範。《三國志・關張馬黃趙傳》記載：

> 羽嘗為流矢所中，貫其左臂，後創雖愈，每至陰雨，骨常疼痛。醫曰：「矢鏃有毒，毒入於骨，當破臂作創，刮骨去毒，然後此患乃除耳」。羽便伸臂令醫劈之。時羽適請諸將飲食相對，臂血流離，盈於盤器，而羽割炙引酒，言笑自若[164]。

引文凸顯了關羽「不怕痛」、能忍常人不能忍之處。試想在承受「破臂刮骨」所產生的痛及大量出血時還能飲酒談笑，讀者能不為其英雄氣概所折服嗎？膾炙人口的史事留給後人無限感性的意象，豪氣干雲、視常人不能承受之痛苦為無物，耐痛與勇敢間的印象連結大概正是如此吧。能忍痛或處之泰然除了是「勇」的表現之外，在時人的想法裡也是疾病療癒的關鍵，韓非子就曾強調這種概念：

---

[164] 陳壽（撰），裴松之（注），《新校三國志注》（臺北：世界書局，1974），941。

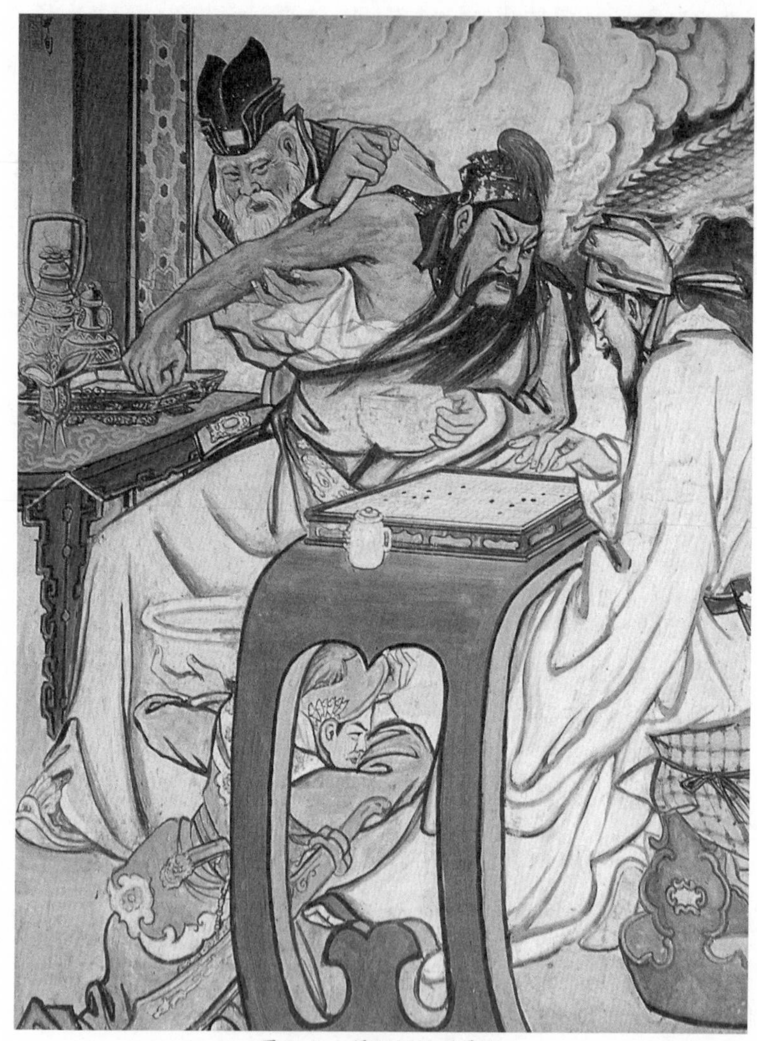

圖 2–2　關羽割臂刮骨圖
信仰、毅力、文化傳統、生活經歷、性別與身心狀態都能對一個人的忍痛程度造成影響。(fote 提供)

> 聞古扁鵲之治其病也，以刀刺骨；聖人之救危國也，以忠拂耳。刺骨，故小痛在體而長利在身；拂耳，故小逆在心而久福在國。故甚病之人利在忍痛，猛毅之君以福拂耳。忍痛，故扁鵲盡巧；拂耳，則子胥不失；壽安之術也。病而不忍痛，則失扁鵲之巧；危而不拂耳，則失聖人之意。如此，長利不遠垂，功名不久立[165]。

不管是個人或是君主，面對身體與國家的疾病都必須能做出決斷，無視短暫的痛楚而堅定做出接受治療的決定。忍耐一時的痛苦，卻能獲得長遠的平安，勇氣的表現其實不只是當下忍痛，無畏坦然面對錯誤的態度與正確高遠的眼光才是「勇」的真實表現。

中箭後表現出勇氣與忍受力的史上第一人並非關羽。魯成公二年發生了「鞌之戰」，齊晉兩軍對陣於鞌，晉國主帥郤克被箭射傷，因傷勢嚴重產生臨陣退縮之意，為其駕車的解張此時卻展現了莫大的勇氣：

> 自始合，而矢貫余手及肘，余折以御，左輪朱殷，豈敢言病？吾子忍之！[166]

解張不但無視於交戰之初即受的箭傷與疼痛，還自行折斷箭桿繼續駕車；即使車輪被血染得殷紅，也不敢延誤大局，更鼓舞郤克為了全軍與國家，必須忍痛作戰；由於晉軍的勇氣，最後齊軍戰敗，潰不成軍。《左傳》在另一篇章提到：「知死不辟，勇也」或可對解張的行為作最好的註解[167]，也可看出在爭霸的年代，政治氛圍及社會觀感皆視戰場

[165] 邵增樺（註譯），《韓非子今註今譯》，1019。

[166] 李學勤（主編），《春秋左傳正義》，797。

[167] 李學勤（主編），《春秋左傳正義》，1599。

上能奮進克敵、不畏苦痛生死的人為勇者。《玉篇》釋勇:「果決也」[168];《說文》:「勇,氣也」,指人身充體之氣,段氏注:「勇者氣也,氣之所至力亦至焉,心之所至氣乃至焉」[169]。古人定義「勇」的表現,顯然不僅著眼於外在行為表現而回溯其根源,也就是心理層面的運作。正如告子所言:「夫志,氣之帥也;氣,體之充也。夫志至焉,氣次焉。故曰持其志,無暴其氣」[170]。「勇」是透過心志的強化過程,進而整合人身之氣,最後影響形而下的肉體無懼於困境,甚至忍受異常程度的「痛」;換言之,具備「勇」的特質足以克服身心的諸多障礙。《三國志・關張馬黃趙傳》江表傳曰:「羽好左氏傳,諷誦略皆上口」[171],關羽熟讀《左傳》,或許也曾誦讀解張勇敢顧全大局的記載,效法古人德行亦為一代名將之所嚮往。

《禮記・聘義》提到依禮而行並不容易,故能確實執行者謂之有行,有行之謂有義,有義之人便具有勇敢的特質:

> 故所貴於勇敢者,貴其敢行禮義也。故勇敢強有力者,天下無事則用之於禮義,天下有事則用之於戰勝。用之於戰勝則無敵,用之於禮義則順治。外無敵,內順治,此之謂盛德[172]。

「勇」對國君及將領而言,除了是個人在禮教修養上的必備品德,也

---

[168] 顧野王,《大廣益會玉篇》(北京:中華書局,2004,影張氏澤存堂本),37。

[169] 許慎(著),段玉裁(注),《圈點段注說文解字》,13 篇下(臺北:萬卷樓圖書股份有限公司,2002,明嘉慶本),707。

[170] 趙岐(注),李學勤(主編),《孟子注疏》(臺北:台灣古籍出版有限公司,2002),90。

[171] 陳壽(撰),裴松之(注),《新校三國志注》,942。

[172] 李學勤(主編),《禮記正義》,1946。

是維持和平繁榮的重要能力。因此《荀子》認為士君子之勇乃是「義之所在，不傾於權，罔顧其利，舉國而與之不為改視，重死持義而不橈」[173]，這也正是有別於「狗彘之勇」、「賈盜之勇」與「小人之勇」的珍貴之處。

東周時期善於領軍征戰的將領往往受到景仰，「勇」成為政治上受重視的特質之一，也是武人必備之才幹[174]。《逸周書・寶典》有「九德」之說，強調君主應具備九種德行，其中一項為「兼武」，指武德應徹底執行法律規範，但也必須同時懷有仁慈容忍之心。同一篇章亦提出「十姧」，即應遠離具有十種惡行之人，其中「死勇干武」，即粗暴強硬、呆板不知權宜的愚勇反而會影響真正的武德表現[175]。真正的「勇敢」並不是衝動魯莽無所不為，而是具備智慧與遵守規範的行為。當具有能力卻不能自我節制時，就會帶來災難，尚勇之人必須瞭解這一點。

因此身體的強壯、武藝的高超、對痛楚的耐受、不畏生死的氣魄等條件都僅是「勇」的外顯表現，只有具備內在的「勇」時這些特質才有意義。以武止戰、以勇助怯、以「真勇」遏止「愚勇」才是勇者真正追求的目標。

在軍事上，「勇」與「怯」的意義是相對的。《孫子兵法》記載兩軍作戰時「怯生於勇」、「勇怯，勢也」[176]，意指勇怯是依程度上比較而來，是因將領作戰與組織編制的差異而決定勝負。主帥必須具備智慧，在各方面優於敵方之「勇」，才能獲得全勝。因此孫武指出「軍爭之法」乃是：

---

[173] 王忠林，《新譯荀子讀本》（臺北：三民書局股份有限公司，1972），84。

[174] 魏汝霖，《中國歷代名將及其用兵思想》（臺北：中央文物供應社，1981），1–37。

[175] 朱右增，《逸周書集訓校釋》，41–42。

[176] 田昌五，《孫子兵法全譯》（濟南：齊魯書社，2002），21。

> 故三軍可奪氣，將軍可奪心。是故朝氣銳，晝氣惰，暮氣歸。故善用兵者，避其銳氣，擊其惰歸，此治氣者也。以治待亂，以靜待譁，此治心者也。以近待遠，以佚待勞，以飽待饑，此治力者也。無邀正正之旗，勿擊堂堂之陳，此治變者也[177]。

從個人修為到統領國家與軍隊，「勇」的特質充滿哲理與智慧，其基礎建立於西周以來的禮教思想。而相對弱勢的「怯」則被視為導致身心罹疾、君主無法造福社會國家及將領治軍作戰失敗的根源。

對於勇怯與痛的關係，醫學與政治禮教間有截然不同的解讀。《靈樞・論痛》曾探討人身耐痛與否的問題，少俞認為其差異來自身體結構的不同[178]，如表 2–10 所示：

表 2–10

症狀種類	身體差異
耐　痛	人之骨強，筋弱，肉緩，皮膚厚者，耐痛，其於針石之痛，火焫亦然。黑色而美骨者，耐火焫
不耐痛	堅肉薄皮者，不耐針石之痛，於火焫亦然
病易已	其身多熱者易已
病難已	多寒者難已
勝　毒	胃厚、色黑、大骨及肥者，皆勝毒
不勝毒	其瘦而薄胃者，皆不勝毒

《靈樞・壽夭剛柔》也提到：「形有緩急，氣有盛衰，骨有大小，肉有堅脆，皮有厚薄其以立壽夭」[179]。個人對於症狀與疼痛的耐受度、疾病痊癒時間及治療劑量皆受到身體結構不同的影響，健康而氣血充足者對上述現象的反應明顯優於身體較差者。換言之，同一疾病在身體

177 田昌五，《孫子兵法全譯》，34。

178 河北醫學院（校釋），《靈樞經校釋》，下冊，120–122。

179 河北醫學院（校釋），《靈樞經校釋》，上冊，140、145。

的內在反應與外顯症狀是因人而異的，治療的方式也必須因異制宜。《素問・異法方宜論》便分析居住環境、生活條件、氣候、飲食的差異也能造就不同的生理狀況；至於年齡、社會與心理等後天因素同樣有影響身體特質的能力。依先秦的醫學觀點，各種先後天的變因能塑造不同的個體特性，也影響生理發展與運作，並在各種外顯特徵上有所差異，甚至影響疾病發生的類型，這些因素日積月累影響所造成的身體差異與傾向綜合形成了人人不同的「體質」(constitution)。

㈡勇怯與體質

現代醫家對中醫體質學中的「體質」定義與概念各不相同，但皆認為體質特徵的形成是諸多因素共同作用的結果；對於體質的多因性與獨特性、疾病的特殊易感性，及與疾病傳變的趨勢有密切關係的認知，也已形成共識[180]。「體質」一詞最晚在明朝已正式見於中醫文本[181]，但其觀念發展得相當早，歷代醫家及經典名著亦多有涉獵[182]。現代研究中醫體質學的學者認為，傳統體質理論的發展大致上是分成四個歷史階段發展的：1.秦漢時期(《內經》時期)；2.東漢至隋唐(《傷寒雜病論》至《諸病源候論》時期)；3.明清時期；4.現代[183]，因此要論及體質概念之

---

[180] 中醫體質相關研究可參：匡調元，《中醫病理研究》(上海：上海科學技術出版社，1980)；王琦，《中醫體質學》(北京：中國醫藥科技出版社，1995)；何裕民，《新編中醫基礎理論》(北京：北京醫科大學中國協和醫科大學聯合出版社，1996)。

[181] 張介賓，《景岳全書》(北京：中國中醫藥出版社，1996)，154。

[182] 王東坡，〈論歷代著名醫家對中醫體質理論的貢獻〉，《北京中醫藥大學學報》，29.2 (北京，2006.02)：83–84。

[183] 中醫體質分類相關研究可參：匡調元，《人體體質學——中醫學個性化診療原理》(上海：上海科學技術出版社，2003)；匡調元，《人體新系猜想——匡調

起源，仍必須回溯《內經》。

《內經》的體質觀點具有多種類型，依王琦的歸納有「五行歸屬方法」、「陰陽含量劃分法」、「體態與機能特徵分類法」及「心理行為特徵法」等，學者們的研究結果大致與王氏相吻合[184]。《內經》的「體質」分類法是以人的外型、體態、行事態度、個性氣質、心理模式與好發疾病等特性來形塑一個人的身心條件，由於涵蓋範圍很廣，因此不少學者以現代學科分類方式看待上述內容時，認為不應將體質與氣質、形質、素質、人格……等觀念混淆，也不宜把體質生理與病理合為一談，並試圖以現代理論研究作解釋[185]，但筆者認為以當時背景探討《內經》描述人身多元的觀點時，時人理解身體所能展現的狀態及傳達的訊息是綜合性的，並與現代的分類方式不同，不宜過度以現代觀點看待，反而應將各篇章零散而相關的描述合併閱讀，才得以呈現完整的概念。換言之，「每一具有生命的身體，其獨立而特有的各種身心性質及外顯現象」才較符合當時中醫學「廣義」的體質意義。《內經》對於「體質」的綜合性描述其實非常貼近臨床的觀察實踐，透過分辨體質的差異以診治病患是《內經》所強調與重視的臨床技能，能全面性掌握病患的內外身心條件，是辨別病情、治癒疾病的關鍵。

元醫論》（上海：上海中醫藥大學出版社，2004）；靳琦，《王琦辨體—辨病—辨證診療模式，中醫體質理論的臨床應用》（北京：中國中醫藥出版社，2006）。

[184] 周素娥、彭俊峰，〈《內經》體質學說探源〉，《廣西中醫藥》，17.5（廣州，1994.10）: 36–38；孫理軍、張登本，〈中醫體質的基本內涵〉，《天津中醫學院學報》，21.3（天津，2002.03）: 6–8；馬武昆，〈中醫體質學說初探〉，《河北中醫》，27.6（石家莊，2005.06）: 464–466；錢會南，〈《內經》體質理論特色分析〉，《中醫藥學刊》，24.7（瀋陽，2006.07）: 1201–1202。

[185] 王琦，《中醫體質學》，6–10；龔海洋（等著），〈中醫體質與證源流考辨〉，《中醫藥學刊》，22.2（瀋陽，2004.02）: 300–301。

《素問・疏五過論》指出：

> 聖人之治病也，必知天地陰陽，四時經紀，五臟六腑，雌雄表裏，刺灸砭石，毒藥所主，從容人事，以明經道，貴賤貧富，各異品理，問年少長，勇怯之理，審於分部，知病本始，八正九候，診必副矣[186]。

先秦醫者在施行治療之前，體質的差異性必須被慎重考慮，否則反可能造成傷害。《素問・三部九候論》討論診法時也說：「必先度其形之肥瘦，以調其氣之虛實」[187]，面對患者生理條件的差異，必須隨時斟酌變動治療。同時，體質差異也可能影響身體罹患不同病邪，如《靈樞・五變》以樹木譬喻人身，說明感受何種邪氣及相關的病理現象，其實相當程度決定於體質[188]，內在體質條件不但是病理現象的誘因，也成為後世「疾病易感性」、「同氣相求」及「伏氣致病」等觀點的依據。

回到勇怯與痛的議題，再一次審視勇怯與忍痛之間的關係。《素問・經脈別論》提到：「診病之道，觀人勇怯骨肉皮膚，能知其情，以為診法也」[189]。勇與怯被醫家視為診斷項目，也是體質特性之一；透過辨別一個人勇與怯的表現，有助釐清臨床上的盲點。《靈樞・論痛》指出能忍受痛的人具備有獨特的生理條件：「骨強，筋弱，肉緩，皮膚厚者」較能耐痛，若是「黑色而美骨者」，則更能耐接觸火焫之熱與痛；結構強健的身體對於疼痛的耐受度的確比一般標準高。無獨有偶的，

[186] 山東中醫學院、河北醫學院（校釋），《黃帝內經素問校釋》，1258。

[187] 山東中醫學院、河北醫學院（校釋），《黃帝內經素問校釋》，292。

[188] 河北醫學院（校釋），《靈樞經校釋》，下冊，37–48。

[189] 山東中醫學院、河北醫學院（校釋），《黃帝內經素問校釋》，303。

《靈樞・論勇》提到「黑色而皮厚肉堅，固不傷於四時之風」，也具有同樣的概念。在當時的眼界裡，這種身體結構與體質被歸類為具備生理上「勇」的特徵，這可從《素問・經脉別論》的論述獲得證實：

> 黃帝問曰：人之居處動靜勇怯，脈亦為之變乎？岐伯對曰：凡人之驚恐恚勞動靜，皆為變也。是以夜行則喘出於腎，淫氣病肺。有所墮恐，喘出於肝，淫氣害脾。有所驚恐，喘出於肺，淫氣傷心。度水跌仆，喘出於腎與骨，當是之時，勇者氣行則已，怯者則著而為病也[190]。

勇與怯的背後，功能與結構具有本質上的差異，身體內部能量運行順暢的「勇者」，即使罹患疾病，也比「怯者」容易復原[191]。

進一步思考，忍痛能力與勇怯程度是否成正比？理論上，似乎越勇敢的人越不怕痛，但《靈樞・論勇》以不同角度說明了勇怯與忍痛間的關係，強調能忍痛與否並非完全以性格的勇敢與怯懦來決定，因為勇士與怯士皆有忍痛與不忍痛的可能。若比對能否忍痛的特性和氣質性格的勇怯，便能釐清當中差異，如表 2–11 所示：

表 2–11

	忍　痛	不忍痛
勇　士	見難不恐，遇痛不動	見難則前，見痛則止
怯　士	聞難則恐，遇痛不動	見難與痛，目轉面盼，恐不能言，失氣驚悸，顏色變化，乍死乍生

面對困難能否坦然無懼屬於勇與怯的差別，遭遇疼痛能忍耐不動搖則具忍痛的能耐。性格與氣質的勇敢並不見得能使一個人增強忍痛的能

[190] 山東中醫學院、河北醫學院（校釋），《黃帝內經素問校釋》，303。
[191] 龔士澄，《跛鱉齋醫草》（合肥：安徽科學技術出版社，1988），268。

力，遇到危難時，勇士與怯士也有兩極化的反應；故忍痛力與勇怯程度並不全然相關。因此少俞說：

> 夫忍痛與不忍痛者，皮膚之薄厚，肌肉之堅脆，緩急之分也，非勇怯之謂也[192]。

雖然勇怯與耐痛間並非直接相關，但勇士與怯士在結構與臟腑功能的表現上，仍有明顯不同。《靈樞‧論勇》指出，勇士的生理特徵為「目深以固，長衡直揚，三焦理橫，其心端直，其肝大以堅，其膽滿以傍，怒則氣盛而胸張，肝舉而膽橫，眥裂而目揚，毛起而面蒼」；怯士則相對為「目大而不減，陰陽相失，其焦理縱，䯏骬短而小，肝系緩，其膽不滿而縱，腸胃挺，脇下空，雖方大怒，氣不能滿其胸，肝肺雖舉，氣衰復下，故不能久怒」[193]。不同稟性、體態與生理特質影響心理功能的外顯表現，勇與怯、耐痛與否的關係正是受到這些條件所控制，身心特徵實為相互影響之一體兩面。

「勇、怯」的觀念在醫學上具有生理與心理的雙重性，並能互相影響。臟氣有強弱之分，性格有勇怯之異，唯有生理上組織器官的正常健康與心理上性格精神的穩定平衡，人身才能正常運作。遙想關羽「刮骨療傷」的豪情與解張的「知死不辟」，不夠勇敢或可能加深疼痛感，但他們所具備的勇敢性情，想必部分亦得自於健壯的身體吧！

㈢傳統的性別醫學觀

性別間的身心差異所衍生的生理病理現象，是人生自始至終無法

[192] 河北醫學院（校釋），《靈樞經校釋》，下冊，104。

[193] 河北醫學院（校釋），《靈樞經校釋》，下冊，106。

改變的事實，男女不同的生理結構與心理特質可能引起不同種類的疾病與疼痛，或影響忍受疼痛的能力。中醫學的性別觀點差異何在?《素問・上古天真論》以「七」、「八」二數及其倍數做為男女一生「長、壯、老」的發展里程碑，貫穿其中主宰的是「腎氣」與「天癸」。隨著兩者的充盛與衰減，身體功能也呈現同步的消長，直到男子六十四歲、女子四十九歲之後，生命精氣逐漸衰竭殆盡為止，見表 2–12：

表 2–12

	女子數七	男子數八
一	女子七歲腎氣盛，齒更髮長	丈夫八歲腎氣實，髮長齒更
二	二七而天癸至，任脈通，太衝脈盛，月事以時下，故有子	二八腎氣盛，天癸至，精氣溢瀉，陰陽和，故能有子
三	三七腎氣平均，故真牙生而長極	三八腎氣平均，筋骨勁強，故真牙生而長極
四	四七筋骨堅，髮長極，身體盛壯	四八筋骨隆盛，肌肉滿壯
五	五七陽明脈衰，面始焦，髮始墮	五八腎氣衰，髮墮齒槁
六	六七三陽脈衰於上，面皆焦，髮始白	六八陽氣衰竭於上，面焦，髮鬢頒白
七	七七任脈虛，太衝脈衰少，天癸竭，地道不通，故形壞而無子也	七八肝氣衰，筋不能動，天癸竭，精少，腎臟衰，形體皆極
八	–	八八則髮去。腎者主水，受五臟六腑之精而藏之，故五臟盛，乃能瀉。今五臟皆衰，筋骨解墮，天癸盡矣，故髮鬢白，身體重，行步不正，而無子耳

依本篇來看，男女自少至老生理演化的趨勢差別不大，甚至近乎雷同。《素問・六節藏象論》也提出「腎」的特性：「腎者，主蟄，封藏之本，精之處也」[194]。「腎氣」是「精神之舍，性命之根」[195]，當腎氣旺盛後，身體各部分的成長便活躍起來，隨著「天癸」產生、性徵出現，身體

[194] 山東中醫學院、河北醫學院（校釋），《黃帝內經素問校釋》，143。

[195] 華佗，《華佗中藏經》（臺北：自由出版社，1998），25。

即具備了生殖能力。有趣的是，《內經》各篇章在說明醫學理論時，很少強調性別上的區分；對於「男、女」的詮釋，多半在敘述一組相對、動態且互補的現象，或說明生理病理的表現及診斷治療之準則，並將「男、女」特性視為「陰、陽」觀點的延續。這種獨特性並非將男女身體的特質視為全然相異或極端相對，反而認為整體功能是同源的，差別在於同源特質在體內的比重或作用有所不同，使男女身體具備特定的不同功能。《類經》指出：「萬事萬變既皆本於陰陽，而病機、藥性、脈息、論治則最切於此，故凡治病者必求於本，或本於陰，或本於陽，求得其本，然後可以施治」[196]，正可說明這個觀念。《內經》中尚有不少相關概念的描述，可參表 2–13：

表 2–13

《素問》	
〈陰陽應象大論〉	陰陽者，血氣之男女也
〈玉版論要〉	女子右為逆，左為從；男子左為逆，右為從
〈大奇論〉	胃脈沉鼓濇，胃外鼓大，心脈小堅急，皆鬲偏枯，男子發左，女子發右
〈骨空論〉	任脈為病，男子內結七疝，女于帶下瘕聚
〈繆刺論〉	邪客於足厥陰之絡，令人卒疝暴痛，刺足大指爪甲上，與肉交者各一痏，男子立已，女子有頃已
〈疏五過論〉	凡診者，必知終始，有知餘緒，切脈問名，當合男女
《靈樞》	
〈終始〉	男內女外，堅拒勿出，謹守勿內，是謂得氣
〈脈度〉	黃帝曰：蹻脈有陰陽，何脈當其數？岐伯曰：男子數其陽，女子數其陰
〈五色〉	此五臟六腑肢節之部也，各有部分。有部分，用陰和陽，用陽和陰，當明部分，萬舉萬當。能別左右，是謂大道；男女異位，故曰陰陽
〈官能〉	不知所苦，兩蹻之下，男陰女陽，良工所禁，鍼論畢矣

[196] 郭教禮（主編），《類經評注》，347。

費俠莉 (Charlotte Furth) 以「黃帝的身體」一詞作為一種隱喻，用來解釋《內經》所闡述的醫學概念時便提到同樣的論點：

> 從某一方面來說，男性和女性的身體是相同的，或者是同質的，性差別只是身體相對的和有彈性的差別而已[197]。

費俠莉使用了「中性」這個詞彙來顯示經典對於大部分身體現象描述的特色，並認為性別差異主要在於「層次」，也就是「陰、陽」間的關係。在談論不同層次的問題時，「陰、陽」所代表的特徵與物質能互相轉換，且一旦涉及的層級改變，即會因立場不同而改變「陰」或「陽」的特性[198]。這是中醫理論發展的重要思維，也是現代醫學無法理解的觀點；在經典中，「男、女」所表達的經常不見得是「男子」與「女子」。

相同的結構或病因病機，在男女體卻可能具有不同的功能位階、並引發不同的疾病與症狀，包含「痛」的差異性。《脈經》云：「凡診脈，當視其人大小長短，及性氣緩急。脈之遲速大小長短，皆如其人形性者則吉；反之者則為逆也」[199]；《難經・十九難》亦指出：「故男脈在關上，女脈在關下，是以男子尺脈恆弱，女子尺脈恆盛，是其常也。反者，男得女脈，女得男脈也。……男得女脈為不足，病在內，……女得男脈為太過，病在四肢」[200]。陰陽互動的關係，表現於生理的細微歧異中，這也再次說明了「男女、陰陽」屬性順逆所展現的生命現象才是醫家所重視的。

---

[197] 費俠莉，《繁盛之陰》（南京：江蘇人民出版社，2006），44。

[198] 費俠莉，《繁盛之陰》，41–43。

[199] 王叔和，《脈經》，5。

[200] 王惟一（注），《黃帝八十一難經》，99–100。

以性別間的肉體差異而言，男子先天相對具有較陽剛壯盛的條件，但這僅是自然的體質趨勢；若加上心理、時代、文化層面的條件影響，使男子身心具有較多「女性（陰性）」的特質時，其忍痛能力可能遠不如女子。在醫學上討論性別對忍痛力的影響時，身心的陰陽偏性亦居於同樣重要的決定地位，外型窈窕柔弱的女性可能比虎背熊腰的男子更能忍受身心的痛楚。

《內經》對於疾病的看法多半也是「中性」的，即男子女子罹患的疾病與病因病機大部分是一樣的。但男女體在遺傳、生理功能、型態結構上的確具有部分差異，因此導致各自具有某些疾病的易感性，且擁有專屬的疾病；其間最大的不同是從男女性徵與生殖功能所衍生出來的。《千金方・治病略例》指出：

> 男子者，眾陽所歸，常居於燥，陽氣游動，強力施泄，便成勞損，損傷之病，亦以眾矣。若比之女人，則十倍易治。凡女子十四以上，則有月事，月事來日，得風冷濕熱。四時之病相協者，皆自說之，不爾，與治誤相觸動，更增困也[201]。

當女性月經來潮時，原先「兩性一致」的身體就產生差異了，就醫時必須說明，避免誤治。換句話說，女子月事期間是男女身體差異最明顯的時刻之一，疾病的變化與對治法也因此可能異於平日。男性雖無月經，但在父系社會中男性負責工作勞動，且在房事上多半居於主動，因此由勞損造成各種傷害的機會遠大於女性，但這些疾病並無如女疾般具有時間上的特殊性。

本時期牽涉性別疾病的文獻內容多源自兩性生殖系統，這也說明

[201] 孫思邈（著），高文柱（主編），《藥王千金方》，17。

了在沒有男女性專科醫學的當時，生殖系統所衍生的生理病理現象成為「實質性別觀」的主要依據[202]。時人已經瞭解男女性在繁衍生命過程中身體的角色與功能有所不同，但皆與腎有關。《難經・三十六難》提到：

> 藏各有一耳，腎獨有兩者，何也？然：腎兩者，非皆腎也，其左者為腎，右者為命門，命門者，諸神精之所舍，原氣之所繫也，故男子以藏精，女子以繫胞，故知腎有一也[203]。

兩性都具備與腎相通、主宰生命的命門，在男子以藏精為主，女子則與胞宮功能有關。《素問・靈蘭秘典論》云：「腎者，作強之官，伎巧出焉」[204]；《素問・金匱真言論》指出：「北方黑色，入通於腎，開竅於二陰，藏精於腎」[205]。除了用力勞動及操作精細動作的技巧是透過腎功能主導之外，男女外生殖器為腎竅之所在，生殖泌尿排泄功能強弱與否也外顯於此。在一致性高的身體觀中，性別間的不同論述乃集中於以腎為中心而衍生出的不同生殖泌尿功能。

武威漢代醫簡曾記錄男子之「七疾」，皆為生殖系統的疾病[206]。在《史記》倉公二十六則醫案中，男子因生殖系統（房事）異常衍生的病

[202] 有趣的是，西方醫學似乎也有雷同的觀念，以「生殖器」加以區分兩性是直至十八世紀以來才產生的新觀念。參：祝平一，〈評介 Thomas Laqueur, *Making Sex*〉，《新史學》，7.4（臺北，1996.12）: 223–231。

[203] 王惟一（注），《黃帝八十一難經》，146。

[204] 山東中醫學院、河北醫學院（校釋），《黃帝內經素問校釋》，124。

[205] 山東中醫學院、河北醫學院（校釋），《黃帝內經素問校釋》，58。

[206] 張延昌（主編），《武威漢代醫簡注解》（北京：中醫古籍出版社，2006），35、95–96。

症有六則，女子有二則，女子因月經與胎產為病者各一則，共占所有醫案的三分之一強[207]。醫案主角雖多為王公貴族官吏或其奴婢，但這些疾病具有普遍性，仍可合理推斷平民百姓也有雷同困擾。分析疾病結構，男子生殖系統疾病多由過度或不當之性行為所引發，與前文《左傳》、《國語》及馬王堆醫書的房中著作內容有雷同描述。這除了與男性的天生體質傾向、社會地位及生活方式有關之外，男子對生殖之精過度喪失所帶來生命力衰退的疑慮及憂心，也為男性專屬疾病的類型劃出了清楚的界限[208]。女子雖亦能為房勞所傷，但其專屬「經、帶、胎、產」所衍生的疾病只怕更為繁雜。以下將偏重探討女性特有的疾病與相關痛症。

㈣專屬婦人的病痛

《內經》雖已記載「經、帶、胎、產、雜病」等知識，但清楚定義疾病及論治的內容其實並不多。從《漢書・藝文志》所載僅經方十一家包含《婦人嬰兒方》看來，追溯當時女性醫學的進展應該要從「經方」類的著作中搜尋。在馬王堆文獻中，婦女疾病載於「房中」文本，且焦點集中於男女交合與相關疾病，主要以「病名（症狀）—治法（方藥、導引、祝由等）」的模式紀錄；「經方」醫籍延續了這種「對治」的特徵，並擴大理論連結，婦人醫學逐漸由「房中」轉移到「經方」。宋本《金匱要略》載有婦人病三篇，並詳細定義：

---

[207] 李書田，《古代醫家列傳釋譯》，12–42。

[208]《內經》對於男性特有之疾病，大概僅有遺精、陽痿、睪丸疼痛、不育、疝氣、淋證……等近二十種，之後的醫學專書也僅稍微帶過，且集中於性功能及生殖泌尿等問題。

婦人之病，因虛積冷結氣，為諸經水斷絕，至有歷年血寒，積結胞門。寒傷經絡，凝堅在上，嘔吐涎唾，久成肺癰，形體損分。在中盤結，繞臍寒疝；或兩脇疼痛，與藏相連。或結熱中，痛在關元；脈數無瘡，肌若魚鱗。時著男子，非止女身。在下未多，經候不勻；令陰掣痛，少腹惡寒。或引腰脊，下根氣街；氣衝急痛，膝脛疼煩。奄忽眩冒，狀如厥癲；或有憂慘，悲傷多嗔。此皆帶下，非有鬼神；久則羸瘦，脈虛多寒。三十六病，千變萬端；審脈陰陽，虛實緊弦。行其鍼藥，治危得安；其雖同病，脈各異源。子當辨記，勿謂不然[209]。

引文被視為婦女諸病之綱領，並認為「其病之所以異於男子者，以其有月經也」[210]。因虛損、積冷、結氣而令人致病者男女皆然，但若病邪傷害人體下半部，在女身則可能產生月經不調、陰部痛、少腹寒、痛引腰脊、臍下氣衝急痛、膝脛疼煩及眩冒、癲狂、憂傷等異於男子的症狀。桂林古本《傷寒雜病論》的描述則更為簡要：

婦人之病，因虛積冷結，為諸經水斷絕，血結胞門，或繞臍疼痛，狀如寒疝，或痛在關元，肌若魚鱗，或陰中掣痛，少腹惡寒，或引腰脊，或下氣街，此皆帶下。萬病一言，察其寒、熱、虛、實、緊、弦，行其針藥，各探其源，子當辨記，勿謂不然[211]。

---

[209] 楊向輝，《金匱要略注釋》（臺北：正中書局，1986），268。

[210] 吳謙，《訂正金匱要略注》，收入：吳謙（編），《醫宗金鑑》（北京：中國中醫藥出版社，1995），300。

[211] 張仲景，《傷寒雜病論》（臺北：中醫整合研究小組，1986，桂林古本），305。

古本不論述男女雷同的病因病機與症狀，縮小範圍更精準定義婦女雜病。「帶下」一詞最早見於《素問・骨空論》，指的是婦女因任脈為病所產生的一系列疾病；這些病症多半發生在帶脈以下的位置，且以「虛、積、冷、結」為病因，以月經不利產生「血」的病變為主要病機，臨診時必須詳細區別類似症狀間的差異，才能做出確診。這段記錄呈現了中醫學治病務求本源、不為外象迷惑的核心精神。

仲景將婦女病分為三大類：除了「妊娠」與「產後」，其他疾病統稱為「雜病」。《金匱要略》妊娠部分載有嘔吐、腹痛、下血、小便難、水腫等孕婦常見症狀，其中又以腹痛、下血最為主要。產後則因亡血傷津、氣血俱虛、瘀血內阻而形成一連串病證，包括亡血傷津為主的「痙」、「鬱冒」、「大便難」，及虛與瘀造成的腹痛、中風、虛熱嘔煩、下利、惡露等病證。至於雜病則大致有月經諸病、崩漏帶下、腹痛、情志及外陰部等種類，其中又以前三者著墨較多。婦女諸病中，部分病因病機症狀有所雷同，但「妊娠」與「產後」較具特異性，不少病證可能僅見於胎產時期，且多半是婦人本已具有部分病因，在經歷懷胎與產後劇烈的生理變動而發生；或因胎產過程中身體失衡、復感邪氣而引發一連串症狀。至於雜病則種類相對複雜多樣，且不受特定條件的限制。

以雜病為例，月經諸病、崩漏帶下、腹痛三大類疾病的起因多半由於風、寒、水、虛、半產等因素影響，使「血」產生異常而發生病理變化。首先，月經適來或停止時不慎併有傷風傷寒、或感受風寒期間月經來潮，皆容易造成「熱入血室」的病機[212]，而有寒熱往來、下血及精神異常等症狀，必須以針藥瀉其熱，使血室熱去而邪解，血行

[212] 「熱入血室」一詞首見於《傷寒雜病論》，指婦人在外感病邪時恰逢經期之特殊生理狀態，或產後感邪所產生的疾病；因婦女身體情況特殊，故不以尋常外感論之，另立名目討論。

便能重新恢復正常；若病後餘邪未清，則水與血可結於血室，使得小腹隆起而小便困難。

女陰出現的各種異常分泌物是雜病討論的主要焦點，因為這些現象十分明顯，且通常伴有令人不適的兼證，月經異常是最常見的一項。經行不暢、不規律、及經量異常等現象，皆可視為「經水不利」；仲景認為病機主要在於「血瘀」，即血循受到瘀阻導致經水或閉、或一月再至、或時行時止、或止而復行，治法多半直接採「活血化瘀」為正治。但婦人若兼有他疾，則不可一味攻瘀，必須整體參詳，如「溫經湯」條文即述：

> 問曰：「婦人年五十所，病下利數十日不止，暮即發熱，少腹裏急，腹滿，手掌煩熱，脣口乾燥，何也?」師曰：「此病屬帶下。何以故？曾經半產，瘀血在少腹不去。何以知之？其證脣口乾燥，故知之。當之溫經湯主之」[213]。

「下利」一詞歷代或作「腹瀉」解、或作「前陰下血」解，桂林古本則以「下血」取代「下利」；依筆者臨床經驗，少腹瘀血不去者以下血情況居多。當婦人年歲已值「任脈虛，太衝脈衰少，天癸竭，地道不通」的階段，卻突然發生類似月經來潮的症狀，且遷延數十日未止，仲景指出此乃婦人因過去流產或早產造成瘀血留於少腹所致，本應以活血化瘀藥攻之，但「溫經湯」組成乃「膠艾湯」之變方，治療概念不以攻瘀為主，而以溫經散寒的藥物為君，兼用養血活血之品。本方用法乃考慮婦人的生理條件為虛寒、病理現象為瘀，故治療重溫養溫通，藥物則寒熱補行合併使用，待血得養得溫，寒結得散，瘀血行則

[213] 楊向輝，《金匱要略注釋》，269。

病根可去。至於如何選擇直攻其瘀或透過其他機轉化解瘀證，臨床運用的巧妙依據診斷而定。

除了月經之外，陰部異常出血的現象還有「崩漏」。《內經》有「血崩」之說，仲景稱「陷經漏下」。「崩漏」即「崩中」與「漏下」，臨床表現雖一為暴下、一為淋漓，但據《諸病源候論》所載病因病機皆為勞傷氣血、衝任虛損、氣虛氣陷不得制約經脈導致血液非其時而下；若夾有瘀血，則會產生時崩時止、淋漓不斷的雙重表現[214]。至於類似現代醫學所謂「病理性白帶」的「帶下」，《諸病源候論》認為乃「勞損傷及衝任二脈」所致，與「崩漏」的病機是一致的，顏色則依五藏之不同主色隨穢液而下[215]。

若不論少數因情志引發及外陰局部的疾病，上述各種雜病主要的病因病機十分類似，皆與衝任兩脈及經中之血的異常有關，衝脈起於氣街、任脈起於中極之下，皆源起胞中；加上腎氣天癸的運作，因而與女性月經、生殖、內分泌產生密切的聯繫，直到現代中醫婦科學，仍將女性諸多生理病理現象歸於腎氣→天癸→衝任督帶→胞宮一系列的整體運作關係中[216]。由此可看出婦女疾病的核心觀念從《內經》時代延續下來並沒有產生重大改變，其論述早已為女性醫學作了明確的區分，也築起中醫婦科學的基石。

「腹痛」是婦人病中最常見的症狀之一，秦伯未與徐季含曾考證仲景所言「婦人三十六病」，包含「腹痛」者多達十一種[217]。從其附方

[214] 丁光迪（主編），《諸病源候論校注》（北京：人民衛生出版社，1996），1098、1103–1104、1106。

[215] 丁光迪（主編），《諸病源候論校注》，1090–1097、1098–1107。

[216] 羅元愷，《羅元愷論醫集》（北京：人民衛生出版社，1990），17–24。

[217] 秦伯未，《秦伯未醫學名著全書》（北京：中醫古籍出版社，2003），584。

可瞭解這些疼痛皆具有不同原因，也凸顯「痛」在疾病中的多樣性。以下討論各種痛證與對治方，以釐清病因病機之差異。

1.胎脹腹痛：附子湯

此乃婦人素體陽虛寒盛，妊娠時因子臟開（子宮功能差），導致小腹寒冷如扇搧之，並伴隨疼痛，隨著胎兒成長，症狀更加明顯；治以附子湯溫裏散寒，痛亦隨減。

2.胞阻下血：膠艾湯

婦人懷孕時若發生陰部出血伴隨腹痛的症狀，稱為「胞阻」。其病機乃因衝任脈虛，陰血失守所致，處方以養血補虛暖子臟，並以清酒助其藥勢，則能止血消痛。一般無端下血、或半產後下血，審因相同者亦能使用。

3.妊娠腹㽲痛：當歸芍藥散

「㽲」者，解為「疝」、或為「絞」，乃腹中拘急，綿綿作痛之感[218]。懷孕時經常容易造成身體水液滯留，甚至水腫，《諸病源候論》描述「胎間水氣，子滿體腫」即說：「此由脾胃虛弱，腑臟之間有停水，而挾以妊娠故也。妊娠之人，經血壅閉，以養於胎；若挾有水氣，則水血相搏，水漬於胎，兼傷腑臟」[219]。孕婦若見該種痛症，當補血健脾以利水散寒，既能止痛，胎亦得所養。

4.產後腹㽲痛：當歸生薑羊肉湯

本處方亦適用於「寒疝」引起的腹中痛、脇痛裏急。《素問・長刺

[218] 歷代醫家對㽲字意見不一，字書也有不同記載。以聲韻角度看，「絞、疝、攪」三字同古巧切，疝又有「腹中急痛」之意，並以㽲為俗字，因此㽲痛應可視為急痛、絞痛、拘急揪緊之意。參酌《抱朴子・至理》：「當歸、芍藥止絞痛」對照本方組成，治療上述痛症至為合拍。

[219] 丁光迪（主編），《諸病源候論校注》，1189–1190。

節論》指出：「病在少腹，腹痛不得大小便，病名曰疝，得之寒」[220]；《諸病源候論》云：「此由陰氣積於內，寒氣結搏而不散，臟腑虛弱，故風邪冷氣與正氣相擊，則腹痛裡急，故云寒疝腹痛也」[221]。產後血虛氣少，容易引寒入裏或使原有陰寒體質更加明顯，導致形同「寒疝」之病機，故以相同處方補虛散寒養血止痛。當歸、生薑配合血肉有情之羊肉，合乎「形不足者，溫之以氣；精不足者，補之以味」的原則，故亦能治療虛勞不足的病症。

5.產後腹痛煩滿：枳實芍藥散

婦女產後雖會產生氣血俱虛的現象，但亦可能產生氣血鬱滯的病機，使產婦出現胸腹煩滿、腹痛的症狀，因此以枳實破氣結、芍藥和血調腹痛。特殊之處在於枳實須炒黑並佐以麥粥服之，減少藥力強度並以胃氣為本，此乃顧慮產後仍以體虛為主要之生理條件，故以緩治為上，這部分也是現代醫家臨床上經常忽略的一點。

6.產後瘀血腹痛：下瘀血湯

若產後腹痛服枳實芍藥散不效者，乃因臍下有血瘀所致，此時破氣和血之品已力有未逮，必須用破血化瘀之法方能見效。本方藥力強烈，雖先煉蜜為丸取藥力之緩，但仍以酒煎服，產後婦人需慎用。

7.產後少腹堅痛、惡露不盡，便秘煩躁發熱：大承氣湯

新產婦人若少腹堅硬疼痛兼惡露排出未盡者，此亦為瘀血停於胞宮所致，加上有便秘煩躁發熱的「陽明證」，形成熱邪結聚與瘀血停留的現象，即仲景所云：「熱在裏，結在膀胱」；因此用大承氣湯既能除胃中邪熱，又能去下腹瘀血，此乃尤怡所言：「仲景取之者，蓋將一舉而兩得之歟」[222]。

---

[220] 山東中醫學院、河北醫學院（校釋），《黃帝內經素問校釋》，686。

[221] 丁光迪（主編），《諸病源候論校注》，592–593。

8.腹痛手掌煩熱、帶下：溫經湯

前文已提過，產婦虛寒兼有瘀象時，必須溫養溫通血脈，待血得溫養，寒結一散，瘀血行則症狀與病根可去。

9.腹中血氣刺痛：紅藍花酒

紅藍花即紅花，本方以該藥酒煎頓服，《本草綱目》記載紅花主治「產後血運口噤，腹內惡血不盡絞痛，胎死腹中，並酒煮服」[223]，《本經疏證》認為本品異於其他通瘀藥物，其「行」血力量大，治療「風」證頗為合拍，故能治療婦人「六十二種風及腹中血氣刺痛」[224]。本方是以活血化瘀法達到止痛的目的，但因行血力強，氣虛體弱之人需慎用。

10.腹中諸疾痛：當歸芍藥散

依處方結構分析，因血虛兼脾虛而引發的腹痛皆適用本方。尤怡指出：「婦人以血為主，而血以中氣為主，中氣者，土氣也」[225]。日本漢方家森立之認為「本方治血痛，不論產前產後，其效如神」[226]。透過強壯脾胃及補養血虛達到治療各種腹痛的效果正是本方的特色。

11.腹痛：小建中湯

本方同樣適用於因脾胃虛弱而引發的腹痛，和當歸芍藥散不同的是，濕盛並非本方所擅。因此《金匱要略》論「虛勞」所言，出現「裏

---

[222] 尤在涇，《金匱要略心典》，收入：曹炳章（主編），《中國醫學大成》，第 9 冊，卷下（上海：上海科學技術出版社，1992），56

[223] 李時珍，《本草綱目》（北京：人民衛生出版社，2004），966。

[224] 鄒潤安，《本經疏證》（臺北：旋風出版社，1974），190。

[225] 尤在涇，《金匱要略心典》，收入：曹炳章（主編），《中國醫學大成》，第 9 冊，卷下，70。

[226] 原文出自：森立之，《金匱要略考注》，轉引自：郭秀梅、岡田研吉（編），《日本醫家金匱要略註解輯要》（北京：學苑出版社，1999），264。

急、腹中痛」等症狀時，同樣以本方治之。臨床上因內臟虛損引起的腹痛，筆者以此方加減治之多有速效。

由以上分析可知腹痛的病因虛實寒熱氣血水瘀各不相同，若臨診單憑症狀給予固定療法，欲求病癒只怕緣木求魚。鄭欽安有言：「用藥一道，關係生死，原不可以執方，亦不可以執藥，貴在認證之有實據耳」[227]，實為中肯論述。

其他醫學文本裡尚收錄部分婦人篇未提及的痛症。《小品方・治女子眾病諸方》提到婦人有「三十六疾」，分別為十二癥、九痛、七害、五傷及三痼。其中「九痛」為陰中痛傷、陰中淋瀝痛、小便即痛、寒冷痛、經來即腹中痛、氣滿痛、汁出陰中如有蟲嚙痛、脇下分痛、腰胯痛；在「七害」及「五傷」中也分別有竅孔痛不利、中寒熱痛、小腹急堅痛、子門不端引背痛及兩脇支滿痛、心痛引脇等痛症[228]。這些描述有別於婦人三篇，對症狀部位的敘述較具專一性，或可視為醫學細緻化的進展。《諸病源候論》對三十六疾有類似的記述，認為這三十六種疾病「皆由子臟冷熱勞損，而夾帶下，起於陰內。條目混漫，與諸方不同。但仲景義最玄深，非愚淺能解，恐其文雖異，其義理實同也」[229]。換句話說，仲景將各種涵蓋橫膈以下體腔內所產生之痛症全以「腹痛」命名的分類方式，已將婦人諸疾的範圍作了條件上的限制，並呈現其病因病機集中於可區分性別差異的生殖泌尿結構與機轉。繼

[227] 鄭欽安，《醫法圓通》（成都：巴蜀書社，1996），1。

[228] 陳延之（撰），高文鑄（輯注），《小品方》（北京：中國中醫藥出版社，1995），128–129。

[229] 丁光迪（主編），《諸病源候論校注》，1123。《千金要方》對「三十六疾」有與《小品方》較為相近的描述，其中「七害」、「五傷」及「三痼」和《諸病源候論》的內容不同，「與諸方不同」即指此意。

《內經》之後,《金匱要略》對婦人病的論述更進一步界定出性別病理與其特殊的痛症，從以上分析也再次呼應前文對於中醫在性別身體觀上的獨特想法。

婦女擁有胞宮，具備月經、妊娠、產育和哺乳等生理特點，病理上可能產生經、帶、胎、產及雜病，這些都使婦女在氣血、經絡、臟腑的活動上產生異於男性的特徵。但除此之外，直到清朝醫家仍遵守著《內經》以來多數疾病採取「中性」診治的觀點,《醫宗金鑑・婦科心法要訣》便提到:

> 男婦兩科同一治，所異調經崩帶癥；嗣育胎前並產後，前陰乳疾不相同[230]。

對醫家而言，多數疾病與痛症或可作「無性別」的考量，兩性間特有的生理病理差異則需分別審治。但歷朝醫學發展過程中卻因禮教文化與道德規範將男女間劃出鴻溝，使得醫病關係無法單純以醫論治，甚至影響了婦科醫學的進步[231]。念茲在茲的醫家處於這種環境的無奈感受，恐怕是勇者怯者、男人女人都無法體會的「痛」吧。

---

[230] 吳謙,《婦科心法要訣》，收入：吳謙（編),《醫宗金鑑》（北京：中國中醫藥出版社，1995），523。

[231] 受到傳統「男女有別、授受不親」禮教意識的影響，歷代男性醫家為女性病患診治時，雙方經常受到「綱常名教」的社會倫理所制約，使得醫者無法全心診治，病家亦心懷障礙。參：張志斌,《古代中醫婦產科疾病史》（北京：中醫古籍出版社，2000），324–326。

四、小　結

疾病與人類發展的歷史是同步的，而「痛」是疾病的首席代言人。「痛」的臨床表現十分複雜，其感受不僅因人而異，也不易完全描述清楚。「有口難言」的身體感透過醫家不斷臨床驗證及與病患的互動逐漸形成輪廓，雙方的體驗與對話使「痛」的層層面紗逐漸被掀開，病患的身體感及與醫者的探索，使人們逐漸理解在身體深邃處發生的故事。

本章主要談論的是**中醫學的歷史**，以「痛」做為媒介回溯其內涵的演變，試圖從詮釋「痛」的過程填補過去中醫學觀念的部分斷層、並重新釐清其思想的流變軌跡。

在未有醫學文獻的早期，人們對於疾病與「痛」的現象早已司空見慣[232]，當時對於重大傷病或許無力回天，但仍有其生存之道，本能與經驗的累積應是這段時期醫療的主要依據[233]。夏商兩代「巫醫」擅場，對「不知其所以然」的生命現象以同樣未知的宇宙力量作為溝通平臺，人身與自然界變化具有共同的特徵，也受相同力量的掌控。西周以降，對於天道、人事的見解逐漸多元，陰陽家與五行家各依其思想解釋萬事萬物，並與身體現象結合；稍晚諸子百家興起，加上天文、曆法及物候知識的增加，皆與醫學的內涵同時進步，並共用相關知識。這種「知識堆疊」與「交集」的模式是本時期醫學進展快速、且足以奠定基礎的重要原因之一。

---

[232] 嚴建民，《遠古中國醫學史》（北京：中醫古籍出版社，2006），14–25。

[233] 黃龠、王旭東，《醫史與文明》（北京：中國中醫藥出版社，1993），2–5。

透過回溯發現，在醫學系統化之前雖然「痛」是臨床常見的症狀，但並非主角。時人描述各種「痛」的現象、或將這些現象與當時的醫學知識連結，但整體的發展仍針對探索身體結構與功能的表現。不論是外傷或內臟疾病，「痛」被關注的原因除了能引起明顯的不適感之外，最主要是因為同時出現了生命力減退及功能障礙的現象。將生命力的強弱視為決定健康長壽與否的條件，一直是《內經》成書前後的時代醫學發展最重要的觀點之一。

隨著醫學內涵的多元化，理論逐漸取代經驗成為主流，「痛」的意識及理解與醫學的複雜化有同步的發展，逐漸跳脫屈居於附屬症狀的角色，戰國末年以後醫家對於「痛」已有更多、更新的認知。下一章起，本書將詳述在這段過程中發展出的醫學新風貌。

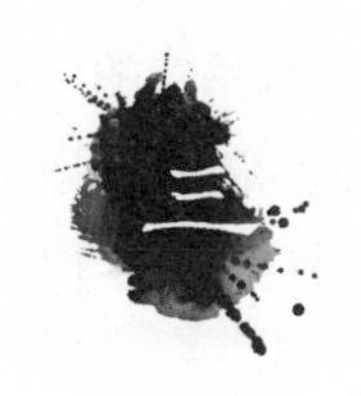

「痛」的解析

——兼論系統化之後的中醫學內涵

戰國時期是各種思想蓬勃發展的階段，尤其在天文地理、氣象曆法、數理哲學等長足進步的同時，中醫學不僅深受上述知識影響，亦大量累積醫療經驗，呈現出複雜化的發展趨勢，也促使戰國末年至東漢前期的醫學發展儼然有別以往的面貌。其中，陰陽與五行觀念的結合與廣泛應用，更是中醫學得以理論化與系統化的重要原因。

戰國末年齊人騶衍提出「陰陽五行」學說，將兩種原本不同的思想合而為一。《史記・孟子荀卿列傳》提到騶衍為了鼓吹君王能勤政愛民，因此透過廣泛觀察，結合自然、地理、歷史、天文等物候形成一套學說，主張統治者應在適當的時間做正確的事，以確保人類社會與自然環境的和諧平衡[1]。該學說除了強調特定的史觀之外，也以天文、曆法、自然科學知識為基礎將天道運行和天命轉移一貫化，並擴大時人對於環境與地理知識的視野。簡單的說，「法天」、「尚德」、「人本」與「君主責任」是騶衍「陰陽五行說」的中心觀點。

「陰陽五行說」在中國歷史上涉及的觀念與影響層面非常廣泛，學者甚至認為「中國學術之核心在此，中國五千餘年之文化精神亦在

[1] 司馬遷，《史記》(北京：中華書局，2006)，455、456。

此」[2]。陰陽五行家嘗試解析宇宙組成的各部分、並強調其間的聯繫性與整體性，同時認定當中的運作模式是系統而有秩序的；各種現象均來自五行盛衰與陰陽消長，因此透過一種既定的圖式與概念，可以解讀自然界與人類社會的變化。醫家也吸取了這種思想，以雷同的意識表達生命現象。

醫家透過陰陽五行的符號表達物質的不同狀態與構性，並以其互動說明實體與功能的關係。《素問・陰陽應象大論》提到：

> 陰陽者，天地之道也，萬物之綱紀，變化之父母，生殺之本始，神明之府也，治病必求於本。故積陽為天，積陰為地。陰靜陽躁，陽生陰長，陽殺陰藏。陽化氣，陰成形[3]。

陰陽是天地間固有的兩種相反現象（力量），主宰萬物生長化滅的過程；人身各種生理現象也須依靠陰陽的正常運作，故疾病發生時應以判斷陰陽有無異常作為診治的最高準則。至於五運（五行之氣）與天地的關係，除了表達宇宙間各種力量的特性趨勢之外，亦涵蓋政治上及自然界類似的現象。「陰陽五行」的知識強調和諧與平衡是透過各種物質與力量互動而成，「形氣相感」得以化生人身，已知及未知的身體知識都可用這套想法加以驗證推論。能知天地五行之常與變，就能知人身常與變。

戰國末年之後，醫家大量利用陰陽五行的知識做為平臺，快速擴展了醫學的內涵。不但原先獨立發展的各種生理病理知識逐漸聯繫起

---

[2] 張言，《中國醫學體系》（臺北：自由出版社，1959），6。

[3] 山東中醫學院、河北醫學院（校釋），《黃帝內經素問校釋》（北京：人民衛生出版社，1995），62–63。

來，身體表裡內外的關係也有了合理化的詮釋，其中最能夠代表本時期醫學發展的著作即是《內經》。本章將以該書為主軸，分四個面向藉「痛」的議題探討逐漸體系化的中醫知識，並一窺時醫對痛症的看法。包含：一、身體各種結構的分類及「痛」發生在結構中的現象與意義。二、時人所認定表現「生命力」的物質與能量基礎——氣、血、水、神，在「痛」的發生上各扮演何種角色？三、除了「痛」以外，《內經》還記錄了若干特殊的身體感，這些感覺與「痛」有何異同？四、從「痛」的探索過程回溯診斷方式的發展與病因、病機的建立。

特別要說明的是，為了避免讀者混淆，本章將以「臟」、「腑」表示實質器官，從而區別尚含有「功能與現象」涵意的「藏」、「府」二字。此外，因為「月」字偏旁的「臟」「腑」二字較晚出現，上述的區分使用亦欲呈現文字與歷史的同步轉變，及其細膩度的增加。

一、探索「六痛」——形體結構與痛的關係

探索身體的過程中，觀察、測量、分類與命名是必經的步驟。中醫關於實際解剖的內容，大概可分為「人形」、「骨度」與「臟腑」三大類；所謂「人形、骨度」是如同現代醫學之「表面解剖學」(surface anatomy)，利用體表型態特徵與標記，透過眼睛觀察及表面觸診以定位表淺層結構[4]，「臟腑」則是實際切開人體，對體內組織器官的形體與功能作描述。《靈樞・經水》的敘述可為這段過程作見證：

[4] Gerard J. Tortora（著），林齊宣（編譯），《解剖學原理與實用》（臺北：合記圖書出版社，1990），711。

若夫八尺之士，皮肉在此，外可度量切循而得之，其死可解剖而視之，其藏之堅脆，府之大小，穀之多少，脈之長短，血之清濁，氣之多少，十二經之多血少氣，與其少血多氣，與其皆多血氣，與其皆少血氣，皆有大數[5]。

引文表明中醫重視身體內外「解剖」所見實體的重要性，並認定其為

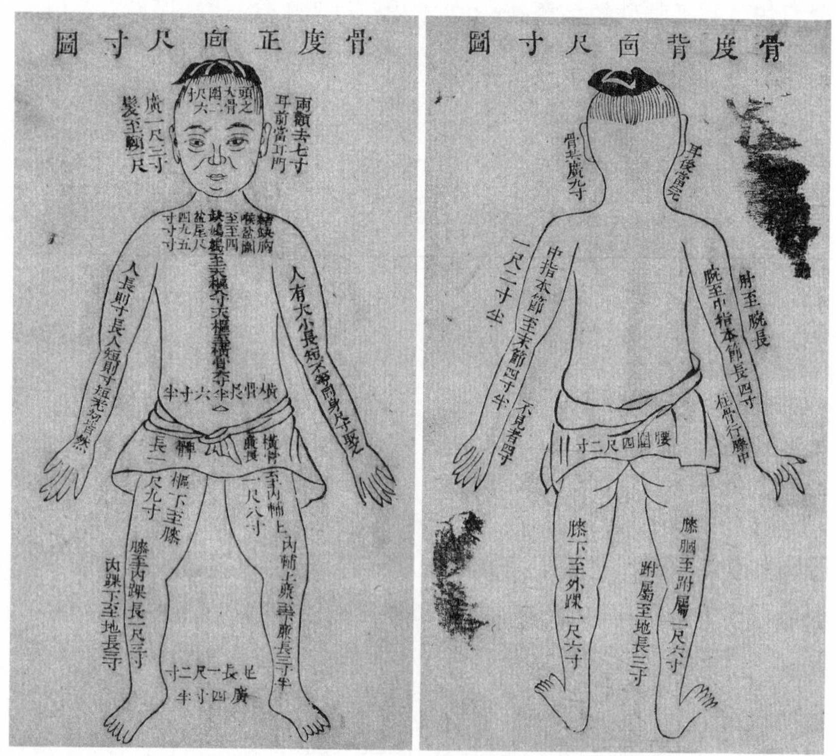

圖 3–1　骨度尺寸圖

中醫學實體解剖測量與生理現象觀察演算同樣重要。（出處：錢秀昌，《傷科補要》；Wellcome Trust 提供）

[5] 河北醫學院（校釋），《靈樞經校釋》，上冊（北京：人民衛生出版社，1998），290。

探索身體的重要步驟。當透過解剖實際接觸內臟、進而發展臟腑知識，並與各種「藏象」理論結合起來時，即能形成關於臟腑實體與功能的完整觀念[6]。雖然解剖在中醫發展上並非顯學，但在人體的探索上，解剖觀察與現象推理仍是同時存在的。

㈠結構分類與特性

在討論「痛」與身體結構的關係之前，對於各部分組成的認識，必須先從「人之始生」開始談起。黃帝曾解釋生命發生及身體結構的特性：

> 人始生，先成精，精而腦髓生，骨為幹，脈為營，筋為剛，肉為墻，皮膚堅而毛髮長，穀入於胃，脈道以通，血氣乃行[7]。

新生命在男女之精結合而成後，腦髓應「孕」而生，同時開始形成人體。體內結構各司其職，骨為主要支柱、脈藏血氣並周流全身、有力量的筋約束骨架、肉則似屋牆圍繞護衛臟腑筋骨血脈；在最外層的皮膚愈形堅韌、毛髮生成後，完成人身的塑形，並透過後天飲食及臟腑運作，遂啟動生命現象。《釋名》釋「體」：「骨肉毛血表裏大小相次第也」[8]，意指身體內外有各種不同名稱與特性的結構，以獨特的部位、順序及規則分布排列；進一步閱讀，便會發現這些內容來自於實際解

---

[6] 張俊龍、李如輝，〈中醫解剖方法考及其他〉，《中醫藥研究》，6（太原，1996.06）: 5–6；石雪梅、朱光宇，〈中醫學的臟腑是解剖的臟腑〉，《中國中醫基礎醫學雜誌》，10.3（北京，2004.03）: 27–29。

[7] 河北醫學院（校釋），《靈樞經校釋》，上冊，219。

[8] 劉熙，《釋名》（臺北：國民出版社，1959），24。

剖觀察：

毛，貌也，冒也。在表所以別形貌，且以自覆冒也。
皮，被也。被覆體也。
膚，布也。布在表也。
肌，幭也。膚幕堅幭也。
骨，滑也。骨堅而滑也。
肉，柔也。
筋，力也，肉中之力氣之元也。靳固於身形也[9]。

晚清《人身通考》也對人體各部由表至裡鉅細靡遺解說：「膚，布也，皮被也，布被周身也。脈，派也，又永也，氣血分派而流，可以永年也。肉，柔膩也，皮肉之有文理者也。筋，伸也，謂筋和易於屈伸也，從力又從竹者，蓋物之多筋者，莫如竹，故象之。骨，孤也，謂腎氣孤行，偕皮肉筋血主持軀殼也」[10]。可見直至近代，中醫對形體結構的認識仍不脫漢朝以來的詮釋方法。有趣的是，在《胎產書》成文時期，中醫學對各階段胚胎發展的描述便已隱含了五行學說的色彩，從懷胎第四個月開始，每個月依五行力量使身體結構逐一成形，各受其氣、依序成長[11]。

[9] 劉熙，《釋名》，24。

[10]《人身通考》除保留《釋名》所使用的「聲訓」法，即以聲音相同或相近的日常名物事類文字來解釋詞義，而不側重於字形之外，同時也加深了醫學層面的闡釋。參：周振武，《人身通考》（北京：人民衛生出版社，1994），1–2。

[11]「四月，水授之，乃始成血。五月，火授之，乃始成氣。六月，金授之，乃始成筋。七月，木授之，乃始成骨。八月，土授之，乃始成膚革。九月，石授之，乃始成毫毛」。參：馬繼興，《馬王堆古醫書考釋》（長沙：湖南科學技術出版

古代醫家對皮膚分布、肌肉骨骼聯屬、穴位與脈氣及經脈的表裡關係、臟腑的性質與歸類等皆有一定的規範區分。詳細的五行對應可見於《素問》之〈陰陽應象大論〉、〈金匱真言論〉及〈五運行大論〉等篇章，對於臟腑、四時、五方、五體、五行等之間的生剋關係及生理病理歸屬有詳細描述。五大結構由表至裡分別是皮毛、肉、筋、脈、骨，該「五體」亦與「五行」相對應，如表 3–1 所示：

表 3–1

五　行	木	火	土	金	水
五　藏	肝	心	脾	肺	腎
五　體	筋	脈	肉	皮毛	骨

時醫藉助「五行」模式將環境與身體連結，除了增加臟腑組織彼此之間及其與外界環境之間的相互聯繫之外，「五氣」、「五味」、「五官」、「五體」、「五藏」等身體現象與組織器官，也有了系統性的分類。

另一種描述身體結構的方式是測量，同樣根據解剖操作。《內經》記載了經脈、骨骼及內臟的測量，其中骨骼之大小長短稱為「骨度」，乃以身長七尺五寸之人為標準，並以同身寸的方式推定不同身形，作為測量的參考依據。清人葉霖論「辨病取穴」時即稱：「所謂同身取寸者，必同其身體而取之也。考其法以《靈樞・骨度》尺寸為主，再量人身尺寸，隨取而折之，自無長短肥瘦之差訛」[12]。經脈長度測量稱為「脈度」，乃依人之骨節大小廣狹長短而定，七尺五寸之人含十二正經與奇經八脈共十六丈二尺[13]。基本上，「脈度」的測量是間接依骨度數據推算而來的，氣血於人身之周行規律亦依此為基礎演算[14]。內臟

社，1992），791–801。

[12] 葉霖，《難經正義》（上海：上海科技出版社，1981），118。

[13] 河北醫學院（校釋），《靈樞經校釋》，上冊，325、342。

測量稱為「腸度」，除了計算由口至肛門各腸胃管的長寬度，以推算可容納水穀的量之外，亦因人之體型而各有差異；《難經・四十二難》也對「人腸胃長短、受水穀多少」有十分詳細的測量記錄。因此，時人透過解剖測量五藏六府的事實已相當確定。除了與五行力量相關之外，五藏六府的外形與特質，也能影響身體機能的好壞與患病的預後。《靈樞・本藏》提到：「五臟者，固有小大高下堅脆端正偏傾者，六腑亦有小大長短厚薄結直緩急。凡此二十五者，各不同，或善或惡，或吉或凶」[15]。身體的特質、架構、功能與生理病理表現同時受到這些實質差異與術數推算的影響。

從《太素・卷13》論「身度」時亦包含「經筋」可看出皮、肉、筋等結構的測量同樣沒有被忽略。《靈樞・經筋》指出，十二經各有其筋，故以「『經』筋」命名，表3–2即以足太陽之筋對應於足太陽之脈為例[16]：

表3–2

《靈樞・經筋》足太陽之筋	《靈樞・經脈》足太陽之脈
足太陽之筋，起於足小趾上，結於踝，邪上結於膝，其下循足外側，結於踵，上循跟，結於膕；其別者，結於腨外，上膕中內廉，與膕中并上結於臀，上挾脊上項；其支者，別入結於舌本；其直者，結於枕骨，上頭下顏，結於鼻；其支者，為目上網，下結於頄；其支者，從腋後外廉，結於肩髃；其支者，入腋	膀胱足太陽之脈，起於目內眥，上額交巔；其支者，從巔至耳上角；其直者，從巔入絡腦，還出別下項，循肩髆內，挾脊抵腰中，入循膂，絡腎屬膀胱；其支者，從腰中下挾脊貫臀，入膕中；其支者，從髆內左右，別下貫胛，挾脊內，過髀樞，循髀外後廉下合膕中；以下貫踹內，出外踝之後，循京骨，至小趾之

[14] 詳細測量法可參《難經・一難》。黃維三，《難經發揮》（臺北：正中書局，1994），14–17。

[15] 河北醫學院（校釋），《靈樞經校釋》，下冊（北京：人民衛生出版社，1998），51。

[16] 河北醫學院（校釋），《靈樞經校釋》，上冊，238、300–301。

下，上出缺盆，上結於完骨；其支者，出缺盆，邪上出於頄	端外側

引文兩相對照，「經筋」與「經脈」循行分布近乎雷同，但描述的方向相反。「經脈」能深入體內，而「經筋」分布於淺層，不與內臟相連；「經筋」皆起於四肢指爪間，結聚於關節，以向心方向終於頭面，「經脈」走向則手足陰陽各不相同，且具有與「經筋」全然不同的功能[17]。經脈氣血有一定的流動區域，「筋」必須藉脈中氣血的濡養才能施力活動，因此以經脈的分布為基礎描述相同範圍的筋，不僅在解剖上分類，更具有功能及屬性上的考量。

皮膚範圍的分類法與經筋相同，仍依經脈系統為綱紀，統稱為「皮部」。《素問・皮部論》：「欲知皮部以經脈為紀者，諸經皆然」[18]。簡單說，各經脈在體表的分部範圍，就是皮部。而結構雷同於軟組織的「肉」，與皮、筋緊密結合，為內外相連屬的關係，可視為「經筋」或「皮部」之一部分。「皮部」也是具備功能的單位結構，經脈介於皮膚、筋與臟腑之間作為聯繫，內部氣血變化可透過經脈或絡脈相應於外部，因此「皮部」不僅是對體表做區域性的劃分，更能透過觀察其顏色、溫度等變化推測疾病的好發性，加以預防診治。

「骨空」與「氣穴」是「腧穴」的同義詞，該結構完全有別於西方醫學對身體的認識，是中醫身體觀裡非常特殊而重要的部分，也是探索身體內外的重要窗口。黃維三曾說：

> 腧穴為人體臟腑經絡之氣，流行輸出而聚集於體表之部位，亦

[17] 黃維三，《針灸科學》（臺北：正中書局，1995），158–159；王大生，《內難針灸要旨淺解》（北京：中醫古籍出版社，1998），339。

[18] 山東中醫學院、河北醫學院（校釋），《黃帝內經素問校釋》，694。

> 即施行針灸治療之部位。腧有輸注之意義，像水流之轉輸與灌注，穴有孔隙之含義，為皮、肉、筋、骨有空隙之所在，故在《內經》又有氣穴、骨空等名[19]。

腧穴是經氣居處流動的部位，在《內經》中有多種同義詞藉以表示其功能與特性[20]。《素問・氣穴論》指出：「肉之大會為谷，肉之小會為谿，分肉之間，谿谷之會，以行營衛，以會大氣」[21]。人身有形狀大小不同的肌肉排列，形成猶如自然界的谿谷之狀，醫家認為谿谷交會之處有如河川的絡脈滲灌其間，作為氣血運行之道路，肌肉之間的凹陷形成腧穴，成為經脈上的重要中途站。因為經脈連繫體表與組織臟腑，因此能透過腧穴探查內臟生理活動與病理現象，也能從腧穴調整身體的異常變化。《靈樞・九針十二原》：「節之交，三百六十五會，知其要者，一言而終，不知其要，流散無窮。所言節者，神氣之所遊行出入也，非皮肉筋骨也」[22]，指出腧穴是存在於皮膚、筋骨、肌肉等結構所形成的空隙之間，但並非如皮肉筋骨具有固定具體形狀。至於「骨空」即「骨孔」，特別指位於骨節間之孔穴，其適應症多半應用於該孔穴附近產生之各種症狀（包含痛）及與骨骼相關的疾病[23]。

綜合來說，皮膚、軟組織、肌肉、骨骼、臟腑在中醫學的視野裡不僅只是身體的結構，在經脈知識媒介下，結構的分類與功能依經脈

[19] 黃維三，《針灸科學》，187。

[20] 腧穴在《內經》中有「氣穴」、「骨空」、「氣府」、「會」、「節」、「脈氣所發」、「穴位」、「砭灸處」等同義詞，意義是指經脈氣血輸注於體表及相互匯聚的部位。

[21] 山東中醫學院、河北醫學院（校釋），《黃帝內經素問校釋》，715。

[22] 河北醫學院（校釋），《靈樞經校釋》，上冊，23。

[23] 山東中醫學院、河北醫學院（校釋），《黃帝內經素問校釋》，737–754。

分部配屬至對應的部位，而「骨空」與「氣穴」等結構也依附而生[24]，這種觀點方便時人使用相同的思考模式來統一識別。更重要的是，「皮部」、「經筋」兼具了功能性的內涵，配合「骨度」、「脈度」、「腸度」、臟腑與藏象等知識及經脈系統的聯繫，在探討特定部位的生理病理與診斷治療時，便能由外而內依序就皮毛、肌肉、經脈、骨骼、臟腑層層分析識別。《素問・方盛衰論》有言：「診有十度，度人脈度、藏度、肉度、筋度、俞度。陰陽氣盡，人病自具」[25]，透過揣度結構所表現的陰陽之理，便能掌握疾病的變化，身體的各種結構不但具備不可取代的獨特功能，且同等重要。

中醫學研究的主軸在於「活的身體」，「皮、脈、肉、筋、骨」的分類方式不僅具有解剖與功能上的雙重意義，所屬的病理現象也各不相同。《素問・皮部論》除了提到「皮有分部，脈有經紀，筋有結絡，骨有度量，其所生病各異」之外，更指出：「百病之始生也，必先於皮毛」，若留而不去，便會逐漸深入體內；隨結構的不同，疾病入侵途徑、傳變的時間空間及症狀都會產生層次上的差異[26]。這一特點在《傷寒雜病論》中尤為強調，如三陰三陽之病、脈、證皆有不同，且病勢可能依體質趨勢、病情進展或醫家誤治而互相傳變；六經病之「欲解時」，即是疾病依不同層次與階段的特性而具有減輕、解除或痊癒的特定時間區段。

㈡「痛」在不同結構中的特徵

一般來說，除了「內因」之外的病邪大多具有由外入內、由淺入

[24] 陳太義，〈論理人形述要〉，《南京中醫藥大學學報》，11.6（南京，1995.06): 4–6。

[25] 山東中醫學院、河北醫學院（校釋），《黃帝內經素問校釋》，1286。

[26] 山東中醫學院、河北醫學院（校釋），《黃帝內經素問校釋》，695。

深的趨勢，特別是「虛邪」，更有逐層深入人體的特性。《靈樞・百病始生》指出：

> 是故虛邪之中人也，始於皮膚，皮膚緩則腠理開，開則邪從毛髮入，入則抵深，深則毛髮立，毛髮立則淅然，故皮膚痛。留而不去，則傳舍於絡脈，在絡之時，痛於肌肉，其病時痛時息，大經乃代。留而不去，傳舍於經，在經之時，洒淅喜驚。留而不去，傳舍於輸，在輸之時，六經不通，四肢則肢節痛，腰脊乃強。留而不去，傳舍於伏衝之脈，在伏衝之時，體重身痛。留而不去，傳舍於腸胃，在腸胃之時，賁響腹脹，多寒則腸鳴飧泄，食不化，多熱則溏出麋。留而不去，傳舍於腸胃之外，募原之間，留著於脈，稽留而不去，息而成積[27]。

虛弱的身體隨邪氣侵犯程度的不同，在部各位皆可能產生痛的症狀，進入皮膚後若病勢無法被阻擋，則透過絡脈與經脈進入各種結構、並形成功能障礙，若深入到臟腑，除了痛以外還會影響收藏傳化的功能。若病情未能緩解，病勢會進一步留著於血脈中，在身體形成積聚、癰瘡、腫瘤等結構性的病變。由此可知，依邪氣的部位、程度與傳變的過程，決定了身體功能與實質上的傷害，並各自具有獨特的病理特徵，「痛」的表現亦有相同特性。

因此，相關痛症必須依傳變的層次，分別以發汗、湯熨、火灸、刺法、服藥、洗浴等方式治療，忽視疾病傳變及擴大深入的風險，時日一久便可能無法挽回[28]。《素問・陰陽應象大論》所謂：「故善治者

---

[27] 河北醫學院（校釋），《靈樞經校釋》，下冊，238。

[28] 邪氣入身之傳變次序及對應之療法可參《素問・玉機真藏論》。

治皮毛，其次治肌膚，其次治筋脈，其次治六府，其次治五藏。治五藏者，半死半生也」的原則[29]，除了告誡診治應掌握時機之外，也暗示不同結構產生的病痛，其傷害程度是隨層次深入而加重的。所以對於外邪致病的處理原則是儘可能當病邪尚在淺層時就將疾病治癒，一旦深入，也應及時阻擋病勢發展，並儘快使病邪從最短的途徑離開身體，恢復平衡。

皮膚產生的症狀多半由於八風不正之邪侵入留於表層所致，外邪各有特性，皮膚也會因邪氣特性產生不同的反應。少俞云：「肉不堅，腠理疏，則善病風」[30]，因皮膚肌肉不密，衛氣不足，便容易受風邪所侵。「天暑衣厚則腠理開，故汗出；寒留於分肉之間，聚沫則為痛」[31]，當腠理開泄出汗時，若寒邪趁虛而入滯於分肉間，並阻礙陽氣運行時便產生痛症。至於腠理局部血脈過度充盛時，氣血與邪氣相爭則按壓而痛；若是寒濕之邪導致氣血不足，按摩使氣血流暢後可覺暢快[32]。此外，身體的特質也決定症狀變化，及是否引起痛症；故引起「皮痛」的原因除了邪氣特性之外，還必須考量體內的特定病機。

自《足臂經》與《陰陽經》以脈循行部位的痛症作為脈的主病以來，與「脈」相關的痛症逐漸多元。透過觀察與觸摸，痛症的多樣性開始見於身體各結構臟腑，至於脈本身是否也會產生「痛」，反而不是醫家關注的焦點[33]。身體的狀態能透過脈的動態變化反應，痛症亦然，

---

[29] 山東中醫學院、河北醫學院（校釋），《黃帝內經素問校釋》，90。

[30] 河北醫學院（校釋），《靈樞經校釋》，下冊，41。

[31] 河北醫學院（校釋），《靈樞經校釋》，上冊，533。

[32] 山東中醫學院、河北醫學院（校釋），《黃帝內經素問校釋》，783。

[33] 《內經》描述「脈痛」的章節甚少，意義也不一定特指「脈的痛症」。例如《靈樞・熱病》：「熱病頭痛，顳顬目瘈脈痛，善衄，厥熱病也」，或指眼眶周圍的血脈抽痛，但《太素》版中無「痛」字，此節仍有爭議。

但重點在於「確認該病機是否會導致痛的發生」。《脈經》認為脈的型態「各自異名」，觀察時必須「分理察之」，並主張「別三部九候，知病之所起，審而明之」[34]。事實上，「痛」發生時並無特定之代表脈象，當身體因病機變化而在脈象上出現相應型態，「痛」即可能發生在病程中的某一階段。因此醫者診脈探求痛症原因時，要從當下的診斷擷取病因病機與「痛」的關係；在探討「痛」時，「脈」是仲介者、是「痛」與身體變化間的資料提供者，與其論「脈」本身所產生的痛，醫家更在乎的應是脈的異常變化所隱含的病理訊息。

「肌、肉」大抵是軟組織夾雜皮下脂肪一類的結構，與「筋」最大的差異在於無主動收縮能力。《人身通考》認為肌與肉同屬一類，皆「皮內之有紋理者也」：

> 凡人一身，不過外而皮毛，內而肌膚，以至經絡、脂膜、筋骨之類。所謂脂者，即近肉膏也，肌者連皮嫩膏也，而脂滲於中，其質肥而虛。肌連於皮，其質嫩而實。實則膚堅，嫩則皮潤。蓋皮軀華殼者在潤肌澤膚，而潤澤之功在榮養氣血[35]。

憑營衛氣血的正常供應，肌肉與皮下脂肪合力使皮膚堅實並具光澤。營衛氣血來自脾胃對飲食水穀的正常運化，故脾胃功能正常之人，其營衛能協調維持肌肉滑利緻密、氣血暢通，自然不會產生痛症。罹疾之人因營衛氣血運作失衡，形成「榮氣虛則不仁，衛氣虛則不用，榮衛俱虛，則不仁且不用，肉如故也」的病理現象[36]，麻木疼痛相繼而

[34] 王叔和，《脈經》（臺北：大孚書局有限公司，1999），45。

[35] 周振武，《人身通考》，8。

[36] 山東中醫學院、河北醫學院（校釋），《黃帝內經素問校釋》，443–444。

生。因此《內經》提到有關「肉痛」、「肌肉痛」的內容，多半與營衛氣血的循行與供應異常有關，病因則歸咎於暫時的營衛氣血失調或長期脾胃功能障礙。

中醫對於「筋」的描述著眼於分部區域、功能表現、疾病症狀與治療。《靈樞・經筋》對十二經筋的描述有共同的模式，以足厥陰之筋為例：

> 足厥陰之筋，起於大指之上，上結於內踝之前，上循脛，上結內輔之下，上循陰股，結於陰器，絡諸筋。其病足大指支，內踝之前痛，內輔痛，陰股痛轉筋，陰器不用，傷於內則不起，傷於寒則陰縮入，傷於熱則縱挺不收，治在行水清陰氣。其病轉筋者，治在燔鍼劫刺，以知為數，以痛為輸，命曰季秋痺也[37]。

除了與「經脈」有近乎雷同的分布，引文還凸顯兩個重點：其一，不論在生理或病理上，描述「筋」所使用的詞彙與循行部位是一致的。其二，筋之病症描述以「痛」為主角，除了暗示「痛」與筋病關係密切之外，其書寫方式及文法結構與馬王堆兩部灸經如出一轍，間接證實在經脈知識系統化的過程中，雷同的身體意識亦擴及身體其他結構。中醫認為筋的功能與肝相關，《素問》之〈經脉別論〉及〈痿論〉分別指出：「食入於胃，散精於肝，淫氣於筋」、「肝主身之筋膜」，意指肝所獲得的飲食精華能散布到筋中產生濡養作用，使筋維持堅韌剛強，讓肢體關節活動自如；當肝氣血虧虛時，筋失所養便導致筋攣筋痛、運動不利等症狀。

《素問・脉要精微論》指出：「骨痛」的成因為「寒氣之腫，八風

---

[37] 河北醫學院（校釋），《靈樞經校釋》，上冊，313。

之變也」。《素問・皮部論》也認為邪氣內陷筋骨之間時「寒多則筋攣骨痛」。寒氣盛時筋骨周圍的血脈易收引凝濇，造成氣血不足時便引發疼痛，故診脈「諸細而沉者，皆在陰，則為骨痛」呈現的正是這樣的病機[38]。而在五行分類上「腎主骨」，臨床上骨之病痛還可能求之於腎，並非完全是寒邪引起。至於《靈樞・熱病》指出：「熱病身重骨痛，耳聾而好瞑，取之骨」，張景岳引申認為：「腎主骨，在竅為耳，熱邪居之，故為身重骨痛耳聾。熱傷真陰，則志氣昏倦，故好瞑」[39]。熱邪消耗腎陰同樣能引起骨痛，並與寒邪引痛的病機不同。

對於各種結構產生的「痛」，張家山《脈書》的「六痛」有異於上述的觀點。《脈書》是迄今最早將身體各結構的痛提出分類的文獻[40]，文中以飲食生活勞逸不節為發病主因，當身體、筋骨關節負擔增加且活動不暢，使氣血過剩及腐爛的現象深入臟腑時，氣血便會悖離原來的運行方向衍生重大疾病，甚至死亡。請參表 3–3 所列「六痛」之特徵及筆者分析[41]：

表 3–3

	骨	筋	血	脈	肉	氣
功　能	骨者柱也	筋者束也	血者濡也	脈者瀆也	肉者附也	氣者昫也
痛的特性	骨痛如斲	筋痛如束	血痛如涩	脈痛如流	肉痛如浮	氣動則擾

1. 斲

《說文》：「斲，斫也」，「斫，擊也。凡斫木斫地斫人皆曰斫矣」[42]；《墨子・備穴》云：「斲以金為斫」[43]，因此「斲」作「伐木之斧頭」

[38] 山東中醫學院、河北醫學院（校釋），《黃帝內經素問校釋》，233。

[39] 郭教禮（主編），《類經評注》（西安：陝西科學技術出版社，1996），537。

[40] 「六痛」原文可參本書第二章第二節。「六痛」之名乃後世學者所加。

[41] 江陵張家山漢簡整理小組，〈江陵張家山漢簡《脈書》釋文〉，《文物》，7（北京，1989.07）：74。

或「砍伐」解。骨骼在人身猶如支柱一般，因此產生的痛症猶如遭斧頭砍伐的樹幹一般搖搖欲墜，無法支撐身體的現象也伴隨發生。

2.束

筋是有力量、可完成動作的功能單位，可將骨骼等結構以適當的力量包覆固定於正確位置，並協助活動、避免不當或過度使用。當疼痛發生時，筋的張力與功能異常，原先穩定的組織與骨骼關節會無法正常活動、或失去正常保護導致二次傷害，使「拘束限制感」伴隨痛症出現。《素問・五藏生成篇》：「諸筋者，皆屬於節」[44]，筋乃附著於骨節上，筋痛與骨痛的自覺症狀因此經常被混淆，臨床上甚至經常可見誤診誤治，必須謹慎釐清。

3.淀

正常的血液流動應以接續穩定的速率與節奏潤澤組織，正如段玉裁所言：「今以濡為霑濡，經典皆然」[45]，呈現的就是血液緩和穩定分布於身體各處的意象。至於血液異常流動方式呈現的是兩極的變化，不是太快太多、便是太慢不足。因此《玉篇》：「淀，潰也」[46]；《日本大玉篇》：「淀，小濡貌」[47]，皆以異常之水流狀比喻血流的病理狀態。劉澄中、張永賢認為「血痛」具有散漫浸漬的特性[48]，不過筆者認為

[42] 許慎（著），段玉裁（注），《圈點段注說文解字》，14 篇下（臺北：萬卷樓圖書股份有限公司，2002，明嘉慶本），724。

[43] 王冬珍、王讚源（校注），《新編墨子》，下冊（臺北：國立編譯館，2001），1072。

[44] 山東中醫學院、河北醫學院（校釋），《黃帝內經素問校釋》，154。

[45] 許慎（著），段玉裁（注），《圈點段注說文解字》，11 篇上（臺北：萬卷樓圖書股份有限公司，2002，明嘉慶本），546。

[46] 顧野王，《大廣益會玉篇》（北京：中華書局，2004，影張氏澤存堂本），89。

[47] 石川鴻齋，《日本大玉篇》，卷 6（東京：博文館，1891），9。

[48] 劉澄中、張永賢，《經脈醫學與針灸科學》（臺北：知音出版社，2005），71。

此處所言「血痛」或有兩義，一指罹病使血流發生異常變化，可作「血病」解，而非指真正的痛感。二指某些病理變化引起血流異常，並同時伴有痛症。

4.流

脈是氣血流通的管道，猶如之河川溝渠，此乃「脈者瀆也」之原意。至於脈痛如「流」的現象，「流」本同「旒」，有旗之飄帶宛延而下之義，本義作「水行」解，《玉篇》引《說文》中「水行」之意[49]；《大玉篇》則云：「水不停也」[50]。馬繼興認為此乃「形容疼痛如水流不斷之狀」[51]。但《說文》中許慎認為「㐬」有「突忽」之意，段玉裁也認為「不順忽出，引申為突忽，故流從之」[52]，往後歷代字書則無此解。筆者認為旒旗因風吹飄動時的確呈流動感，但因風量大小不定，旒旗擺動的速度、頻率、活動範圍與擺動方式仍隨時在變化，因此許氏與段氏的字解似乎較合乎真實情況。也就是說，無論是外觀可見的「血脈」，或是無形的「經脈」，皆有「水道」的生理特性，能提供氣血在其中流動，當脈中氣血流動產生猶如「水道流勢不順」或出現「突然的變化」時，便能產生「痛」的症狀。

5.浮

皮肉是人體衛外的第一道防護結構，肉附著於皮筋之間，具有正常的張力與緻密度，保護身體不輕易受外邪侵入。當肉產生病理變化，失去與周圍組織的緊緻聯繫及保護功能時，不僅容易罹病，也會產生

49 顧野王，《大廣益會玉篇》，76。

50 石川鴻齋，《日本大玉篇》，卷6，8。

51 馬繼興，《出土亡佚古醫籍研究》（北京：中醫古籍出版社，2005），316。

52 許慎（著），段玉裁（注），《圈點段注說文解字》，11篇下（臺北：萬卷樓圖書股份有限公司，2002，明嘉慶本），573。

「輕浮不實」的痛感。

6.擾

擾者，擾亂之意[53]。《難經・二十二難》云：「氣主呴之」[54]，「呴」有「噓氣使溫或潤」之意，意指身體依賴氣的溫呴作用以進行正常的生理功能，包含營血、津液、組織器官的運作，皆需要氣不斷的活動才能表現生命力。當氣不正常的運動使升降出入產生混亂時，會造成各種病機的衍生，過程中或可能伴隨痛症發生[55]。

從另一個角度看，「六痛」也可視為各種組織罹患疾病時相關症狀的特徵，藉由這些特徵可區別疾病發生的部位。若將「痛」擴大視為各種病因病機的代名詞，則《靈樞・刺節真邪》也有一段類似於「六痛」的描述：

> 虛邪之中人也，洒淅動形，起毫毛而發腠理。其入深，內搏於骨，則為骨痹。搏於筋，則為筋攣。搏於脈中，則為血閉不通，則為癰。搏於肉，與衛氣相搏，陽勝者則為熱，陰勝者則為寒。寒則真氣去，去則虛，虛則寒。搏於皮膚之間，其氣外發，腠理開，毫毛搖，氣往來行，則為癢。留而不去，則痹。衛氣不行，則為不仁。虛邪偏客於身半，其入深，內居營衛，營衛稍衰，則真氣去，邪氣獨留，發為偏枯。其邪氣淺者，脈偏痛。虛邪之入於身也深，寒與熱相搏，久留而內著，寒勝其熱，則骨疼肉枯，熱勝其寒，則爛肉腐肌為膿，內傷骨為骨蝕。有所結，中於筋，筋屈不得伸，邪氣居其間而不反，發於筋瘤[56]。

[53] 王力，《王力古漢語字典》（北京：中華書局，2003），401。

[54] 王惟一（注），《黃帝八十一難經》（大阪：オリエント出版社，1992），106。

[55] 印會河、張伯訥，《中醫基礎理論》（臺北：知音出版社，1993），266–273。

引文有如「六痛」的進一步註解，對於各結構的病理症狀及痛症的發生原因有更詳細的說明。此外，結構的異常也可藉由「觀外揣內」望診得知。《靈樞・衛氣失常》指出：「色起兩眉薄澤者，病在皮；唇色青黃赤白黑者，病在肌肉；營氣濡然者，病在血氣；目色青黃赤白黑者，病在筋；耳焦枯受塵垢，病在骨」[57]，這提供了主訴以外的另一項診治根據。

臟腑本體異常時也會產生相關的痛症。《靈樞・脹論》專論「脹病」，並指出五臟六腑之脹各有不同表現[58]，如表 3–4 所示：

表 3–4

五臟脹	六腑脹
心脹者，煩心、短氣、臥不安	小腸脹者，少腹䐜脹、引腰而痛
肺脹者，氣滿而喘欬	大腸脹者，腸鳴而痛濯濯，冬日重感於寒，則飧泄不化
肝脹者，脇下滿而痛	膽脹者，脇下痛脹、口中苦、善太息
脾脹者，善噦、四肢煩悗、體重不能勝衣、臥不安	胃脹者，腹滿、胃脘痛、鼻聞焦臭妨于食、大便難
腎脹者，腹滿引背、央央然腰髀痛	膀胱脹者，小腹滿而氣癃
–	三焦脹者，氣滿於皮膚中，輕輕然而不堅

除了本體之「脹」造成附近結構受到影響而產生痛症之外，臟腑罹患各種疾病時也可能出現相關痛症。如《素問・藏氣法時論》所言：

> 肝病者，兩脇下痛引少腹，令人善怒。虛則目䀮䀮無所見，耳無所聞，善恐如人將捕之，取其經，厥陰與少陽，氣逆，則頭痛耳聾不聰，頰腫。

[56] 河北醫學院（校釋），《靈樞經校釋》，下冊，354–355。

[57] 河北醫學院（校釋），《靈樞經校釋》，下冊，156。

[58] 河北醫學院（校釋），《靈樞經校釋》，上冊，524。

> 心病者，胸中痛，脇支滿，脇下痛，膺背肩甲間痛，兩臂內痛，虛則胸腹大，脇下與腰相引而痛。
>
> 脾病者，身重善肌肉痿，足不收，行善瘈腳下痛。虛則腹滿腸鳴，飧泄食不化。
>
> 肺病者，喘咳逆氣，肩背痛，汗出，尻陰股膝髀腨胻足皆痛。虛則少氣不能報息，耳聾嗌乾。
>
> 腎病者，腹大脛腫，喘咳身重，寢汗出憎風。虛則胸中痛，大腹小腹痛，清厥意不樂[59]。

引文呈現出一個重要的醫學歷史進化成果，即在經脈、內臟知識分別不斷增加的情況下，醫家開始認為五臟引起的痛症部位，與內臟本體周圍及其所屬經脈循行部位有密切關係，疼痛以外的症狀則牽涉藏象功能的觀念。這可視為戰國末年以來經脈與臟腑知識產生交流整合的重要見證，也間接證明第二章第二節所言「脈與身體結構知識的增加，是以『互助』的方式彼此不斷深化」的觀點。同時，五臟病引起的痛症變化還牽涉彼此間的傳變，甚至影響生死。以心為例，《素問・標本病傳論》指出：「心病先心痛，一日而咳，三日脇支痛，五日閉塞不通，身痛體重，三日不已死，冬夜半，夏日中」[60]。疾病在此傳變是傳其所勝（剋），因此心病產生心痛之後，一日傳肺（火剋金）、三日傳肝（金剋木）、五日傳脾（木剋土），病邪在不同內臟分別引起相關痛症，若病邪已傳遍四臟，再過三日不癒則成為難治之症，可能失去生命。

六腑病同樣可見痛症，亦引文於下：

---

[59] 山東中醫學院、河北醫學院（校釋），《黃帝內經素問校釋》，321–325。

[60] 山東中醫學院、河北醫學院（校釋），《黃帝內經素問校釋》，835。

大腸病者，腸中切痛，而鳴濯濯，冬日重感於寒即泄，當臍而痛，不能久立。

胃病者，腹䐜脹，胃脘當心而痛，上支兩脇，膈咽不通，食飲不下。

小腸病者，小腹痛，腰脊控睪而痛，時窘之後，當耳前熱，若寒甚，若獨肩上熱甚，及手小指次指之間熱，若脈陷者，此其候也。

三焦病者，腹脹氣滿，小腹尤堅，不得小便，窘急，溢則為水，留即為脹。

膀胱病者，小腹偏腫而痛，以手按之，即欲小便而不得，肩上熱若脈陷，及足小趾外廉及脛踝後皆熱。

膽病者，善太息，口苦，嘔宿汁，心下澹澹，恐人將捕之，嗌中吩吩然，數唾[61]。

六腑痛症基本上和五臟具有相同特徵，集中於器官、周圍組織及所屬經脈循行上。但腑的病症大多因未能維持「以通為用」、「能滿不能實」等生理特性而發生，呈現出腑病具有較一致的病理趨勢，而「傳化物」的功能則是最受關切的重點。

《靈樞・本藏》指出五臟各有「小大、高下、堅脆、端正、偏傾」之分，六腑亦有「小大、長短、厚薄、結直、緩急」之異，臟腑的發病特徵與傾向同時受到器官本體型態及位置上的差異影響，部分痛症發生的傾向與這類先天體質條件相關：

肺偏傾，則胸偏痛也。

[61] 河北醫學院（校釋），《靈樞經校釋》，上冊，111–116。

> 肝偏傾，則脇下痛也。
>
> 脾大，則苦湊胗而痛，不能疾行。脾高，則引季脇而痛。
>
> 腎大，則善病腰痛，不可以俯仰，易傷以邪。腎高，則苦背膂痛，不可以俯仰；腎下則腰尻痛，不可以俯仰，為狐疝。腎堅，則不病腰背痛；腎偏傾，則苦腰尻痛也[62]。

這些記錄應該來自臨床經驗統計所得，每個人天生被賦予的臟腑結構與功能決定其獨特性，張景岳便認為人之氣血運化循環過程皆同，但「同中之不同者」即是內臟的差異，在「臟氣各有強弱，禀賦各有陰陽」的前提下[63]，決定了每個人生理病理表現上的質性。

㈢「痛」的病因思維

以「痛」為症狀的相關紀錄在《內經》中有豐富的描寫，影響力歷千年而不衰。《古今圖書集成醫部全錄》卷217到卷500記載了臨床各科疾病的證與治，其中關於各種痛症的描述，雖引用大量歷朝文獻，但主要病因病機大抵不脫《內經》範圍，或在原有理論上加以發揮。筆者整理後認為「痛」的病因思維大致有四種詮釋方式：

1. 以「五藏」（臟腑）為中心描述：這是臟腑一系的醫家最常使用的思維模式，如《靈樞・五邪》指出：「邪在肺，則皮膚痛。邪在肝，則兩脇中痛。邪在脾胃，則病肌肉痛。邪在腎，則病骨痛。邪在心，則病心痛」[64]，描述的內容包括器官本身、所在位置及五行藏象的對應，這應是臟腑知識已臻成熟後的醫學作品。《難經・十四難》論

[62] 河北醫學院（校釋），《靈樞經校釋》，下冊，54–57。

[63] 張介賓，《景岳全書》（北京：中國中醫藥出版社，1996），21。

[64] 河北醫學院（校釋），《靈樞經校釋》，上冊，377。

及損至之脈時，各臟出現損脈後產生的症狀雖未言痛症，但亦與《靈樞・五邪》雷同，可視為臟腑知識的延伸，也證明該思維具有臨床價值而得以保留。

2. 以「經脈」為中心描述：脈與痛的關係不僅自戰國早期以來即受關注，痛症研究甚至對脈知識的累積具有重大貢獻。直到「經脈」概念成形後，痛症仍持續做為判斷經脈異常的主要依據，無論是診斷或治療，「痛」都是重要指標[65]。藉由區別經脈的循行及特性，痛的多元性及主訴上多樣主觀的障礙也就能順利釐清。《素問・刺腰痛》的紀錄即是典型範例[66]，請參表 3–5：

表 3–5

經　脈	腰痛特徵	經　脈	腰痛特徵
足太陽脈	引項脊尻背如重狀	陽維之脈	痛上怫然腫
少陽	如以鍼刺其皮中，循循然不可以俛仰，不可以顧	衡絡之脈	不可以俛仰，仰則恐仆，得之舉重傷腰，衡絡絕
陽明	不可以顧	會陰之脈	痛上漯漯然汗出，汗乾令人欲飲，飲已欲走
足少陰	痛引脊內廉	飛陽之脈	痛上怫怫然，甚則悲以恐
厥陰之脈	腰中如張弓弩弦	昌陽之脈	痛引膺，目䀮䀮然，甚則反折，舌卷不能言
解脈	⑴痛而引肩，目䀮䀮然，時遺溲 ⑵腰痛如引帶，常如折腰狀	散脈	腰痛而熱，熱甚生煩，腰下如有橫木居其中，甚則遺溲
同陰之脈	痛如小錘居其中，怫然腫	肉里之脈	不可以咳，咳則筋縮急

這些經脈名稱異於《靈樞・經脈》所列，有學者認為指的都是具體的針刺部位，也就是「腧穴」[67]。但無論如何，經脈知識的最大意

[65] 經脈與痛症治療的關連，可參《素問・繆刺論》及《靈樞・雜病》兩篇內容。

[66] 山東中醫學院、河北醫學院（校釋），《黃帝內經素問校釋》，522–538。

[67] 黃龍祥，《中國針灸學術史大綱》（北京：華夏出版社，2001），617。

義在於：說明身體各部位的特性及部位間連繫的關係；因此，透過《素問・刺腰痛》的內容便能以各種腰痛間的細微差異區別病位。正如黃龍祥所言：「古人正是通過靈活地建立起一些人體上下內外的所謂絡脈體系，以更多地解釋新發現的臨床治療選穴規律，以增強經絡學說的解釋力」[68]。對於痛症的處理，臟腑經脈間的關係是必須統合考量的；但從臨床角度看，經脈系統所具備的細膩性與特殊性，其運用範圍有時可能比臟腑觀點更為廣泛。

3. 除了臟腑、經脈之外，《內經》描述痛症的病因還有兩大因素，一是「病邪特性」，一是「四時運氣變化」，而這兩種因素又與經脈臟腑間存著「前因後果」的關係。不同的病因進入體內會產生不同病理變化，繼而產生不同痛症；例如外感六淫中，寒邪「入經而稽遲，泣而不行，客於脈外則血少，客於脈中則氣不通，故卒然而痛」[69]。病熱者「夫陽入於陰，故病在頭與腹，乃䐜脹而頭痛也」[70]。而七情內因亦能損傷臟腑，《素問・陰陽應象大論》曾提到：「怒傷肝、喜傷心、思傷脾、悲傷肺、恐傷腎」。臟腑功能受影響達一定程度時，同樣可能形成痛症。至於勞動及外傷後也會因身體結構受損造成功能障礙，並伴隨痛症。

4. 「夫四時之氣，各不同形，百病之起，皆有所生」[71]，人體臟腑活動、經氣運行、氣血循環、新陳代謝及精神狀態，都受四季氣象與環境變化影響，各種疾病好發的時刻及人體患病之機率亦隨四時變化[72]。為了將身體、氣候、時間與病理的變化作同步的連結，醫家

[68] 黃龍祥，《中國針灸學術史大綱》，388。

[69] 山東中醫學院、河北醫學院（校釋），《黃帝內經素問校釋》，497。

[70] 山東中醫學院、河北醫學院（校釋），《黃帝內經素問校釋》，521。

[71] 河北醫學院（校釋），《靈樞經校釋》，上冊，364。

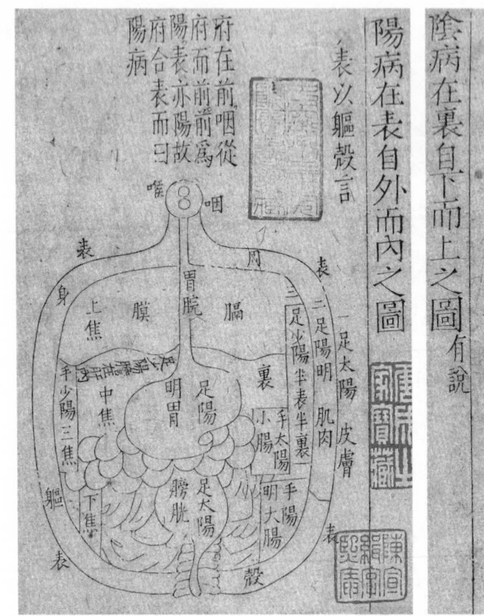

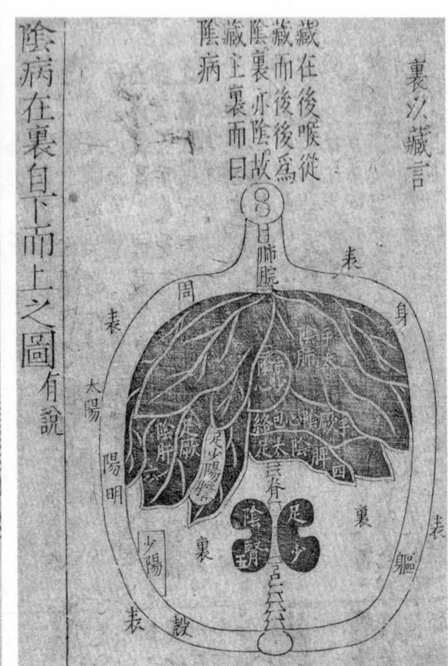

圖 3–2　陰陽二病傳變圖

人身結構有皮脈肉筋骨與臟腑之分，病邪亦有陰陽及六淫之別。不同疾病入侵不同結構時，病邪與結構特性的互動能影響傳變途徑，以及時間與空間上的層次差異，單就痛而言，也有不同特徵。（出處：方有執，《傷寒論條辨》；Wellcome Trust 提供）

應用陰陽、五行理論，根據紀年的干支，對每年的氣象和疾病流行進行預測，發展出「五運六氣（簡稱運氣）」的理論。「運氣學說」可視為中國古代的醫學氣象學，可以從預測氣候變化來推演疾病變化、轉歸及治療[73]。天之四時六氣與人身經脈臟腑相通，且各有常態所

72 馮玉明、程根群，《中醫氣象與地理病理學》（上海：上海科學普及出版社，1997），48–53。

73 五運六氣間的關係，其實就是日、月、地球三體系間的關係。有關運氣醫學可參：任應秋，《運氣學說》（上海：上海科學技術出版社，1982）；方藥中、許家松，《黃帝內經素問運氣七篇講解》（北京：人民衛生出版社，1984）；田合祿、田蔚，《中醫運氣學解秘——醫易寶典》（太原：山西科學技術出版社，2002）；田合祿、周晉香，《五運六氣臨床運用大觀》（太原：山西科學技術出版社，2006）。

偏，若未能隨其變化順勢保養，則容易罹患病痛。如《素問・脉解篇》提到心脇痛：

> 少陽所謂心脇痛者，言少陽盛也，盛者心之所表也，九月陽氣盡而陰氣盛，故心脇痛也。所謂不可反側者，陰氣藏物也，物藏則不動，故不可反側也。所謂甚則躍者，九月萬物盡衰，草木畢落而墮，則氣去陽而之陰，氣盛而陽之下長，故謂躍[74]。

《太素》「盛」作「成」，古文「戌」、「成」互通，故楊上善認為少陽屬九月，月建在戌，而九月已是秋末，陽氣將盡、陰氣方盛，故邪氣循少陽經而病造成心脇痛[75]。氣候引發的疾病有兩種，一種是「一般時令之氣」所引發的外感病，即運氣學說中「主氣」所引起；另一種則為「非時之氣」所引發的「疫病」，為「客氣」或「勝復之氣」所引發[76]，當五運六氣太過或不及時，人位於天地異常氣交之間，其經脈臟腑便容易產生異常，進而發生各種疾病及痛症。在《素問・氣交變大論》與《素問・至真要大論》中，五運太過或不及、六氣司天在泉、勝氣復氣等異常氣象變化引發的疾病與痛症之例不勝枚舉，包含了胸脇痛、臂內痛、骨痛、少腹痛、肩背痛、心痛、腰股痛、皮膚痛、齒痛、頭痛、胃脘痛……等[77]。皆提示後人在考量痛症的病因時，時令氣候的變化導致邪氣影響身體的因素是不可

---

[74] 山東中醫學院、河北醫學院（校釋），《黃帝內經素問校釋》，641–642。

[75] 森立之，《素問考注》，下冊（北京：學苑出版社，2002），309–310。

[76] 田合祿，《疫病早知道》（太原：山西科學技術出版社，2006），5。

[77] 山東中醫學院、河北醫學院（校釋），《黃帝內經素問校釋》，922–938、1162–1171。

忽視的。

本節對身體結構的分類及相關的痛症做了探討，試圖對「痛」的病因做結構性的區分。同時，筆者列舉的四種分類在臨床應用上也具備提綱挈領的特點，瞭解這四種分類及彼此間的互動關係，臨床上的各種痛症便有蛛絲馬跡可循。至於病因在體內運作的過程所牽涉的訊息、能量與物質變化，中醫學以形、神區分可見與不可見的部分，並認為彼此能互相轉化，同時以氣、血、水、精等詞彙加以闡述，這是中醫病機學的內容，將於下一節詳加探討。

二、神轉不回——論生命元素的運作與痛的關係

「天人合一」及「形神一體」是中醫學的核心特質，其「整體觀」意識的形成深受中國哲學的影響。《管子・內業》指出：「凡人之生也，天出其精，地出其形，合以此為人」[78]，管子認為精氣是在身體外獨立存在的，當進入有形身體後即產生與大自然特質雷同的生命。但《莊子・知北遊》提出：「精神生於道，形本生於精，萬物以形相生」[79]，莊子把宇宙間無形的秩序與規則稱為「道」，視為形成世界的本源，並認為精神由道產生、形體由精神產生，因此精神比形體更具根本。戰國晚期，荀子進一步闡述：「形具而神生」[80]，意指人的軀體是自然界的產物，心理層面則由軀體所派生，身體形成的同時也產生精神意識。

[78] 李勉（註譯），《管子今註今譯》（臺北：臺灣商務印書館，1988），778。

[79] 王先謙，《莊子集解》（北京：中華書局，2004），188。

[80] 荀況（撰），蔣南華（等譯注），《荀子》（臺北：台灣古籍出版有限公司，1996），426。

各家觀點大多同意精神與形體同時存在的事實，但其間的主從關係則各有詮釋[81]。

中醫學認為精神與肉體的關係是相互依存，而非各自獨立的。王敏弘研究《內經》論述之「神」指出：

> 《內經》論述多種多樣的神：有屬於生命以外的個體，諸如鬼神；有影響自然界運作的神，如「玄生神」等等；其中最重要的，則是人的「神」，也是《內經》所唯一重視的，因為它深深的影響人的形體[82]。

在醫學層面申論「神」的概念，主要是用來說明生命活動中無法直接觀察和描述的現象和原理，及背後可能存在的精神意識。《內經》認為精神與形體能互相影響、維繫與轉化，彼此互動的過程讓生命現象得以表現[83]。故《素問・上古天真論》言：「上古有真人者，提挈天地，把握陰陽，呼吸精氣，獨立守神，肌肉若一，故能壽敝天地，無有終時，此其道生」[84]。形神的平衡讓生命力能適當展現，維持健康與長壽。司馬遷論「六家要旨」曰：

---

[81] 諸子相關論述可參：劉安，《淮南子》(臺北：世界書局，1955)；王充，《論衡》(臺北：臺灣商務印書館，1976)；桓譚（著），孫馮翼（輯），《桓子新論》，收入：中華書局（校刊），《四部備要・子部》(上海：中華書局，1936，據問經堂輯本校刊)。

[82] 王敏弘，〈黃帝內經有關神的研究〉(臺中：中國醫藥大學中國醫學研究所博士論文，1996)，110。

[83] 鄭紅斌，〈中醫形神觀源流與內涵〉，《浙江中醫學院學報》，28.1（杭州，2004.01）: 9–11。

[84] 山東中醫學院、河北醫學院（校釋），《黃帝內經素問校釋》，12。

> 凡人所生者神也，所托者形也。神大用則竭，形大勞則敝，形神離則死。死者不可復生，離者不可復反，故聖人重之。由是觀之，神者生之本也，形者生之具也。不先定其神形，而曰：「我有以治天下」，何由哉？[85]

形壯則神旺，形衰則神衰；形是神活動時的物質基礎和依靠處所，神則協調主宰形的功能表現。最初探討形與神的關係乃著重於心與物的議題，即思索人的自我認識、及其心理與整個宇宙物質世界的關係；但在這類哲學思維發展的同時，形與神的關係逐漸被修正成互為體用的觀點，也成為醫學界身體意識發展的主要論述。

㈠生命元素的種類與功能

中醫學認為，人體各種生命活動的內在變化過程，係以「氣」、「血」、「水」三大體系間的運作方式為核心，並視「神」為這些機制背後的主宰，藉由形與神的互動以反映這些生命元素是否正常發揮。以下即對「氣」、「血」、「水」的名詞定義與來源分別闡述：

1.元　氣

《論衡・談天》云：「元氣未分，混沌為一」[86]，「元氣」本指宇宙混沌狀態下的無形力量。《內經》並無「元氣」之名，但《難經》有「原氣」之說，考「元」與「原」之上古音「韻部」及中古音反切、聲調、韻目及聲母皆相同，且「元」亦通「原」[87]，因此將《難經》

[85] 司馬遷，《史記》，759。

[86] 王充，《論衡》，卷 11，95。

[87] 《春秋繁露・重政》：「是以春秋變一謂之元。元，猶原也，其義以隨天地終始也」，「元」、「原」通用，指天地間變化的原始力量。參：董仲舒，《春秋繁露》，

之「原氣」理解為「元氣」應無不妥。原氣之論見於〈八難〉，該氣來自「腎間動氣」，是生氣之原、十二經脈及五臟六腑之根本；人體一切生命活動皆須依賴原氣之充沛穩定，當經脈臟腑結構產生疾病時，也必須考慮原氣的盛衰與否。虞庶云：「謂兩腎之間動氣者，乃人之所受父母之原氣也」[88]，原氣又稱「命門火」，位於兩腎之間，是父母賦予的「先天之氣」，其強弱在父母媾精、胎兒成形之時即已決定，無法改變。故原氣不足容易造成胎兒有先天疾病，長成之後若後天生活不節及罹患疾病，亦能使原氣過度消耗而造成身心病變。

2.真　氣

《素問・上古天真論》指出：「虛邪賊風，避之有時，恬惔虛無，真氣從之，精神內守，病安從來」[89]，真氣是益於人體的氣，其來源「所受於天，與穀氣并而充身也」[90]。《素問・六元正紀大論》也說：「食歲穀以全真」[91]，因此可視真氣為來自天的清氣與飲食所得之氣合併充實於人身。此外，人體出生之後必須依靠呼吸、飲食以維持生命，體內另有部分「後天之氣」乃由此所得。

3.宗　氣

宗氣是由肺吸入之自然清氣與脾胃從飲食水穀吸收的精氣和合而成[92]，因此宗氣的生化及強弱與肺及脾胃有直接的關係。宗氣是全身之氣運行的本始，功在「貫心肺，行呼吸」，故其強弱直接影響心肺功

收入：中華書局（校刊），《四部備要・子部》，卷5（上海：中華書局，1936，據家刻本校刊），31。

88 王惟一（注），《黃帝八十一難經》，43。

89 山東中醫學院、河北醫學院（校釋），《黃帝內經素問校釋》，5。

90 河北醫學院（校釋），《靈樞經校釋》，下冊，352。

91 山東中醫學院、河北醫學院（校釋），《黃帝內經素問校釋》，1032。

92 孟景春、周仲英，《中醫學概論》（臺北：知音出版社，1994），41。

能的表現。肺的脹縮、心臟的搏動皆和血液的運行有關，「宗氣不下，脈中之血，凝而留止」[93]，故宗氣必須隨時維持「貫心肺」功能正常確保血液流暢全身。《難經・一難》提到：「人一呼脈行三寸，一吸脈行三寸，呼吸定息，脈行六寸。人一日一夜，凡一萬三千五百息，脈行五十度周於身」[94]。呼吸節奏異常時，宗氣推動血脈運行也會呈現異常，氣功導引調息以養生的基礎與之關係密切。至於對宗氣的觀察，根據體表左乳下方、即心尖搏動處的搏動態勢，可以候得宗氣盛衰與胃之大絡是否有病變[95]。在宗氣形成的過程中，心肺活動的能量一部分是來自原氣，如張錫純言：「大氣者，充滿胸中，以司肺呼吸之氣也。……是大氣者，原以元氣為根本，以水穀之氣為養料，以胸中之地為宅窟也」[96]。故維持宗氣能源源不絕的生成與運行，必須部分仰賴原氣的協助。由此可知，宗氣實為先後天之氣的綜合體，對維繫生命力十分重要，學者認為以具有「先祖、宗廟」之尊崇意義的「宗」為其命名[97]，乃凸顯其重要性與獨特性。

4.營氣、衛氣、宗營衛偕行

《靈樞・營衛生會》指出：「人受氣於穀，穀入於胃，以傳與肺，五臟六腑，皆以受氣，其清者為營，濁者為衛。營在脈中，衛在脈外」[98]。營衛之氣皆來自飲食水穀，經過脾胃分解運化分別形成，再藉由宗氣推動，運行於脈之內外。「營氣者，泌其津液，注之於脈，化以為血，

93 河北醫學院（校釋），《靈樞經校釋》，下冊，348。

94 王惟一（注），《黃帝八十一難經》，13–14。

95 山東中醫學院、河北醫學院（校釋），《黃帝內經素問校釋》，246。

96 張錫純，《醫學衷中參西錄》（石家莊：河北科學技術出版社，2002），105。

97 賈孟輝，〈宗氣之命名芻議〉，《中醫藥學刊》，5（瀋陽，1994.05）: 12。

98 河北醫學院（校釋），《靈樞經校釋》，上冊，352。

以榮四末，內注五臟六腑，以應刻數焉」[99]，營氣化生血液，使血液具有生命力，每日按時繞行身體五十周，供應身體所需。「衛者，水穀之悍氣也，其氣慓疾滑利，不能入於脈也，故循皮膚之中，分肉之間，熏於肓膜，散於胸腹」[100]，飲食所化的「剽悍之氣」，具有保衛身體、維持體溫、使腠理開合正常、肌肉臟腑健壯的功能。衛氣的運行方式與營氣不同，「晝日行於陽，夜行於陰，常從足少陰之分間，行於五臟六腑」[101]，部分衛氣的運行並不完全循脈而走，其流注白天由足太陽膀胱經出發同時走六陽經，運行於四肢及身體表淺處，夜間則經足少陰腎經深入臟腑，依序在臟腑膜囊間運行[102]，日夜重複二十五周，一晝夜共五十周[103]。至於「宗營衛偕行」則是進一步細論三氣互動對身體的影響。黃維三認為，宗營衛偕行乃「三氣合行，將水穀之精微，循左右二十八脈，輸送至全身各部，無所不至」[104]，這是將各氣作用整合的觀點，可視為臟腑及經脈之氣的主要來源，故「宗氣」、「衛氣」、「營氣」大致可涵蓋「後天之氣」的總體概念。

「氣」的意義隨時代擴展，本階段的中醫學內涵深受此影響。因探索的是肉體與精神、型態與功能之間的關係，因此醫家以特定名詞定義每一種情境下談論的氣，以確保表達的主題不至於造成誤解，此即上述各種人體之氣命名思維之所由。

「血」的生成來自脾胃消化水穀後產生營氣與津液，再經肺的功

[99] 河北醫學院（校釋），《靈樞經校釋》，下冊，266。

[100] 山東中醫學院、河北醫學院（校釋），《黃帝內經素問校釋》，567。

[101] 河北醫學院（校釋），《靈樞經校釋》，下冊，266–267。

[102] 衛氣日夜之不同運行方式，參《靈樞・衛氣行》。

[103] 黃維三，《難經發揮》，178–179。

[104] 黃維三，《難經發揮》，176。

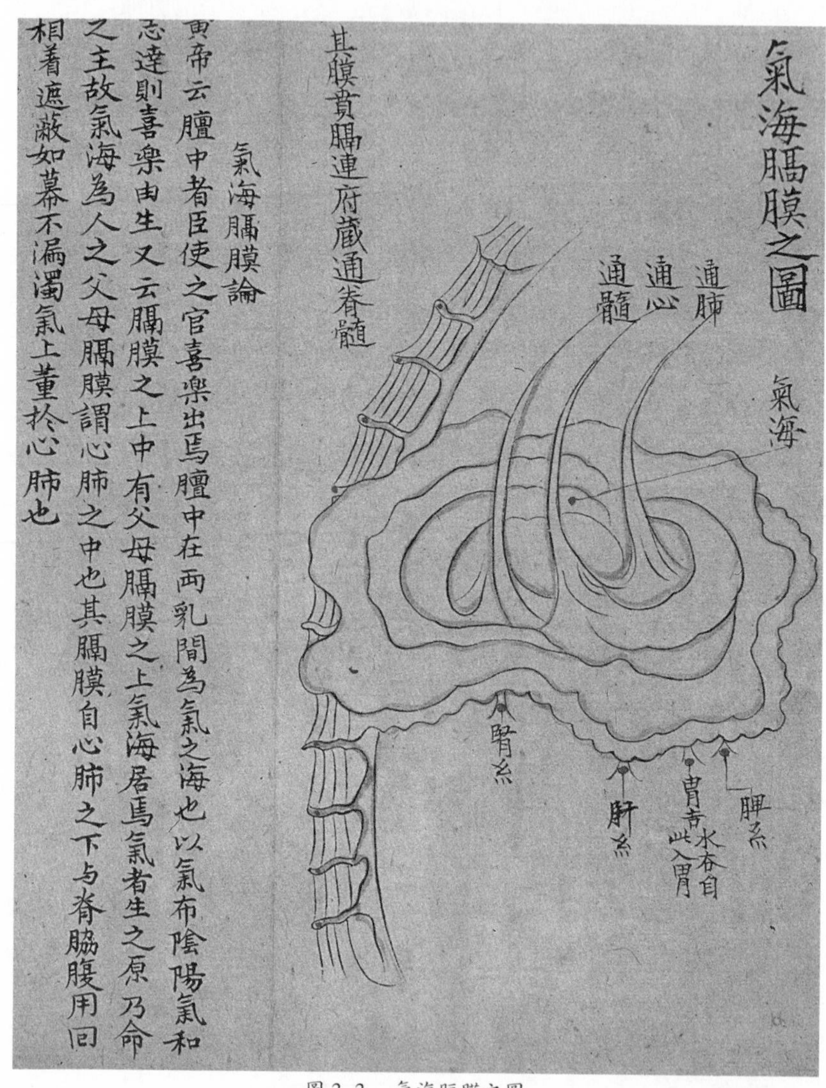

圖 3–3　氣海膈膜之圖

中醫學以各種不同型態與功能的「氣」描述身心的生理活動，體內的「血」與「水」透過「氣」的正常運作得以表現正常功能。「神」也因形而下的各種和諧運作而協助生命現象維持其穩定狀態。（出處：《凌門傳授銅人指穴》；Wellcome Trust 提供）

能處理而得，該「處理」過程在《內經》中以「化」字表示。「化」指變化、轉化之意，如《靈樞・決氣》：「中焦受氣，取汁變化而赤，是謂血」；《靈樞・邪客》：「營氣者，泌其津液，注之於脈，化以為血」；《靈樞・營衛生會》：「此所受氣者，泌糟粕，蒸津液，化其精微，上注於肺脈，乃化而為血」等皆為雷同的論述。此外，另一部分牽涉生殖內分泌的「血」來自腎精，《素問・上古天真論》曾論述男女分別於十六歲及十四歲時「腎氣盛、天癸至」，具備生殖能力；張隱菴便認為此乃「腎之精液，入心化赤而為血」、「男子天癸至而精氣溢瀉，腎之精化赤為血，溢於衝任生髭鬚；女子天癸至而月事以時下，故經血皆謂之天癸也」[105]。

綜合來說，血的生成原料主要由飲食而來，透過肺與心的功能使之產生質性變化，另一部分與成長發育有關的血則來自腎精，透過心的轉化而成。器官功能的正常運作使飲食適當轉化成氣血能量，而物質、能量與氣血的充分供應又反過來確保組織臟腑維持正常的運作。身體因此形成一套「互相自給自足」的內在網絡，其間細膩的互動關係則依賴五行力量的生剋制化。《素問・陰陽應象大論》說明了氣、血、精的運作關係：

> 水為陰，火為陽，陽為氣，陰為味。味歸形，形歸氣，氣歸精，精歸化。精食氣，形食味，化生精，氣生形。味傷形，氣傷精，精化為氣，氣傷於味[106]。

[105] 張隱菴，《黃帝內經素問集注》，收入：曹炳章（主編），《中國醫學大成》，第1冊，卷1（上海：上海科學技術出版社，1992），5。

[106] 山東中醫學院、河北醫學院（校釋），《黃帝內經素問校釋》，66–67。

身體攝取飲食水穀，並仰賴具能量的臟腑處理轉化，使身體得到滋長。食物中的各種味道（陰）可以滋養形體，其中的氣（陽）則提供能量、並配合元氣將好的物質轉化成陰精。飲食的滋養生成形體組織，產生具備生命力的氣，再因氣的作用把物質與能量轉化成精，然後周而復始。然而若飲食失當對身體亦有極大損害，不當之味足以傷形，形傷則氣傷，氣傷則精傷，病理反應也會連鎖發生，造成惡性循環。

中醫學所論的「血」最重要的觀點在於具備「能量」。《靈樞・邪客》認為：「營氣者，泌其津液，注之於脈，化以為血」[107]；《靈樞・衛氣失常》也指出：「營氣濡然者，病在血氣」[108]。「血」因具有「營氣」的作用而具備活力，能夠運行營養，維持功能神識正常；不具備能量、沒有營氣的「血」只是飲食所得的物質而已，甚至不足以稱為「血」，且會引起疾病。《難經・三十二難》亦指出「血為榮，氣為衛」[109]，以具陽剛性質的「氣」字比喻「衛氣」強悍的特性，而以具有「繁茂光潤、環周不已」特性的「榮」字表示血所具備的生命特質[110]。氣與血的關係猶如太極圖一般，不僅陰陽合抱無法分離，同時互相轉化、維持平衡，「血之與氣，異名同類焉」正是這個道理。

進一步看，氣與血的協調性、組織臟腑乃至於神識的精密互動，並不能僅以前述分門別類的觀點獨立解釋。張石頑曾說：

> 經言血之與氣，異名同類，雖有陰陽清濁之分，總由水穀精微

[107] 河北醫學院（校釋），《靈樞經校釋》，下冊，266。

[108] 河北醫學院（校釋），《靈樞經校釋》，下冊，156。

[109] 王惟一（注），《黃帝八十一難經》，138。

[110] 翁宜德，〈《難經》臟腑疾病觀研究——以文字考釋為核心觀點〉（臺中：中國醫藥大學中國醫學研究所碩士論文，2005），21–23。

> 所化，其始也混然一區，未分清濁，得脾氣之鼓運，如霧上蒸於肺而為氣；氣不耗，歸精於腎而為精；精不泄，歸精於肝而化清血；血不瀉，歸精於心，得離火之化，而為真血，以養脾臟，以司運動，以奉生身，莫貴乎此。雖經有上注於肺，乃化為血之說，而實不離五行之氣化，轉注如環也[111]。

從制高點分陰陽，一路往下細分氣、血，結合五行關係，將身體各部分臟腑組織的功能連結，這繁複多層的關係，在生命力存在時不斷重複循環，使神志與思維能始終保持穩定。形與氣之間的相互轉化，正是混沌及有序之一體兩面，中醫學藉由這套思維闡述生命如何發生、運作及消亡。從《莊子》以來所強調的形氣轉化思想不但在中醫學的身體觀中得到了複製，運用範圍也持續擴大。

中國古代的生命思維對水非常重視，《易經》以坎卦代表「水」做為構成宇宙的八種要素之一，《管子》也說：「水者何也？萬物之本原也，諸生之宗室也，美、惡、賢、不肖、愚、俊之所產也」[112]。宇宙間的萬物生成皆須依賴水，在人體中水不僅作為傳送營養物質的載體，還與身體的成長發育及新陳代謝密切相關。

水是展現生命力的媒介之一。《素問・經脈別論》細說了水飲在體內的運化過程：「飲入於胃，游溢精氣，上輸於脾。脾氣散精，上歸於肺，通調水道，下輸膀胱，水精四布，五經并行」[113]。水飲經由胃的氣化、脾的運輸上送到肺，再由肺氣宣發肅降運行全身；外可達皮毛而成為汗，內可傳輸至經脈、臟腑，多餘的水液則成為尿液貯於膀胱

[111] 張璐，《張氏醫通》（北京：人民衛生出版社，2006），194。

[112] 李勉（註譯），《管子今註今譯》，677。

[113] 山東中醫學院、河北醫學院（校釋），《黃帝內經素問校釋》，306。

同時排出。飲食精微與水飲的關係十分密切，《內經》常將兩者合稱為「津液」，津液的定義很廣，除了血液之外的正常水液皆可稱為津液。《靈樞・五癃津液別》指出：「水穀皆入於口，其味有五，各注其海，津液各走其道。故三焦出氣，以溫肌肉，充皮膚，為其津；其流而不行者為液」[114]；《靈樞・決氣》云：「腠理發泄，汗出溱溱，是謂津。穀入氣滿，淖澤注於骨，骨屬屈伸，洩澤補益腦髓，皮膚潤澤，是謂液」[115]。飲食產生之津液能依其性味分別沿特定管道運送到內臟結構；「津」流行浸潤於肌膚之間，以溫養肌肉，充實皮膚，並提供發汗以保持體溫正常，「液」則流注於關節以維持正常屈伸，甚至化精生髓，補充臟腑、腦髓，濡養空竅。很明顯的，津液的成分並不單純是水，正如劉渡舟對人體「津液鏈」的論述，津液不但能化生血液、精液、髓液，還能內滋臟腑成為臟腑之液、節制陽氣，維持陰平陽密[116]。

前文提及部分津液能透過營氣與心肺功能的協助，化為具有生命力的血液，此即為《靈樞・癰疽》所說：「津液和調，變化而赤為血」的過程[117]，因此津液與血的關係十分密切，在生理病理上互相影響。《脈經》從婦人經水為病的角度提出病有「血分、水分」之別[118]，血分病是婦人經血閉阻在先，間接影響津液運行，使水分泛溢為腫；水分病則先因異常代謝的水飲不通才間接導致經血不至。兩病之病機乃血與水產生異常，使彼此間互動產生障礙，而主因皆出於氣的運作失治[119]。唐宗海曾說：

[114] 河北醫學院（校釋），《靈樞經校釋》，上冊，533。
[115] 河北醫學院（校釋），《靈樞經校釋》，上冊，499。
[116] 劉渡舟，《經方臨證指南》（天津：天津科學技術出版社，1993），169–173。
[117] 河北醫學院（校釋），《靈樞經校釋》，下冊，447。
[118] 王叔和，《脈經》，181。

> 觀經屬血分，血分滯，則阻水，血從氣化，亦為水病。雖在水而實發於血，故名曰血分。知血分之能致水，則氣血之理明矣[120]。

血與水除了各司其職，彼此間還能互為轉化。張景岳論「腫脹」更清楚的說明了這些關係：

> 蓋水之與氣，雖為同類，但陽王則氣化，而水即為精，陽衰則氣不化，而精即為水。故凡病水者，水即身中之血氣，但其為邪為正，總在化與不化耳[121]。

血運作不利時，營氣無法繼續將津液注脈化血，反使血脈中的津液停滯或滲出脈外，瀦留形成有害的「水」。水道受阻後進一步使臟腑組織的氣化代謝、津液輸送傳布功能更加惡化，當營氣開始衰弱時便反過來影響血液的生成。因此「氣」在「血」與「水」間必須穩定流暢，才能提供生命活動所需的內在動力；「血」與「水」則作為「氣」能夠運行全身、維持恆定的物質基礎。三大生命元素的穩定與正常，是保持「五藏元真通暢」的主要條件。

《內經》論「神」有多種意義，與人有關的除了在部分篇章專指「高明的診斷技術或智慧」及「人的注意力」之外，皆與氣血水運作及其外顯現象有關[122]。氣血水的盛衰及通暢與否決定了精氣的質量及功能展現，也影響精神思維，這些皆為「神」的意義所涵蓋。《靈樞・

---

[119] 李克光，《金匱要略譯釋》（上海：上海科學技術出版社，1995），452–453。

[120] 唐宗海，《金匱要略淺注補正》（臺北：力行書局有限公司，1993），188。

[121] 張介賓，《景岳全書》，270。

[122] 王敏弘，〈黃帝內經有關神的研究〉，92–93。

天年》指出，從父母兩精相搏的瞬間開始，便透過「得神」的過程使新的個體具備生命與意識，並能逐漸成長。因此岐伯解釋該「神」乃「血氣以和，營衛以通，五臟已成，神氣舍心，魂魄畢具，乃成為人」[123]，出生之後的身體，組織結構臟腑依靠後天飲食所得之氣血水精不斷成長，「神」也同時得到供養。由於生命元素正常的獲得與運作，神識與思維便可與身體一同成長。

中醫學論述人體之「神」可以統馭身心，展現生命力。「神」主要藏於心之中，同時又分舍於五臟。《素問・宣明五氣篇》指出五臟皆能掌管心理意識：

> 心藏神，肺藏魄，肝藏魂，脾藏意，腎藏志，是謂五臟所藏[124]。

《素問・天元紀大論》也提到：

> 人有五臟化五氣，以生喜怒思憂恐[125]。

心為君主之官，獨占最高層次的精神意識及主導身心的一切變化，並對訊息與刺激做出適當的反應。但其餘四臟也承擔了對應的情志變化功能，與心神合為完整的神識狀態；五臟基本上是一體的，其藏神的差異只是精神活動的模式不同而已。五臟藏神的另一個含意是指五臟皆有自我維持恆定的無形力量，其來源同樣是飲食的供應，《素問・六節藏象論》解釋：「五味入口，藏於腸胃，味有所藏，以養五氣，氣和

---

[123] 河北醫學院（校釋），《靈樞經校釋》，下冊，122。

[124] 山東中醫學院、河北醫學院（校釋），《黃帝內經素問校釋》，336。

[125] 山東中醫學院、河北醫學院（校釋），《黃帝內經素問校釋》，841。

而生，津液相成，神乃自生」[126]。整體精神活動的「神」既分別受五臟所主，又以飲食五味、氣血津液之物質為功能基礎。因此醫家在觀察人體時，是透過形體、五官、神志等外顯現象探求其「神」的狀態，並進一步推測體內氣血水的運作情形。然而醫家要能清楚診治病患前所必備的先決條件，必須自我的身心先有正常而恆定的「神」。

㈡生命元素的病理思維

本節的第二個重點是從病理角度審視生命元素的運作狀況，即以「痛」為中心探討氣血水互動的異常性。首先從神識的層次切入，討論「痛覺」如何發生。《淮南子・原道訓》有言：「耳目非去之也，然而不能應者何也？神失其守也」[127]。神主宰了人體的感官知覺，身體內外的刺激皆藉由神的運作而有所反應。《靈樞・本神》曾說：「兩精相搏謂之神，隨神往來者謂之魂，并精而出入者謂之魄」[128]；《靈樞・經脈》則指出：「人始生，先成精」[129]。「魂」與神共存，當神一產生，魂即同時存在；而「魄」是指男女兩精相搏、新生命初生便具有的各種本能活動，與魂的存在亦為同步。孔穎達論「魂魄」認為，魂藏於神之中，魄隱於精之中，兩者並生，無先後也[130]；《太素》認為魂與魄皆「神之別靈也」與孔氏之言相合[131]。筆者認為魂潛於神中，受神的控制隨之生滅往來；精氣凝聚為人形，魄隱於精中而為形體官竅所用。

[126] 山東中醫學院、河北醫學院（校釋），《黃帝內經素問校釋》，142。

[127] 劉安（著），莊逵吉（校刊），《淮南子》，收入：中華書局（校刊），《四部備要・子部》，卷1（上海：中華書局，1936，據武進莊氏本校刊），13。

[128] 河北醫學院（校釋），《靈樞經校釋》，上冊，174。

[129] 河北醫學院（校釋），《靈樞經校釋》，上冊，219。

[130] 李學勤（主編），《春秋左傳正義》（臺北：台灣古籍出版有限公司，2001），1438。

[131] 楊上善，《黃帝內經太素》（北京：科學技術文獻出版社，2000），121。

故「痛」的覺知乃魄所作用，能下意識迴避進一步的傷害則由魂所主宰。因此不管是痛的發生或得以感受，都必須依賴「神」的正常活動，其內部機轉和氣血水的運作息息相關。

《素問・玉機真藏論》指出「風為百病之長」，風寒侵入人體產生痲痹腫痛時，可使用「湯熨」及「火灸、針刺」等方式治療。這些原則旨在提供能量與陽氣，促進氣血水的通暢而達到療效。《靈樞・壽夭剛柔》提到「營衛寒痹之為病」能產生痛症，認為治療「寒痹」時，需以「內熱」為手段，讓身體「受納溫熱」後得以散寒。反向推敲病機，「痛」的產生主要與寒邪導致氣血水不通暢有關，《內經》言「痛」之病機也多半牽涉寒邪，如《素問・痹論》：「痛者，寒氣多也，有寒故痛也」[132]；《素問・奇病論》論頭痛多年不癒者，乃「當有所犯大寒，內至骨髓，髓者以腦為主，腦逆故令頭痛」[133]，這與第一章分析《素問・舉痛論》所載的主要病機是相呼應的。

熱邪亦能引發痛症。《靈樞・熱病》提出熱邪可造成膚痛、腦痛、骨痛、頭痛、脈痛、挾臍急痛、心疝暴痛、心痛、臂內廉痛、目中赤痛等症狀，治療採針刺法，透過發汗出血瀉熱以驅邪疏通經脈[134]，五臟「熱病」也有類似的論述[135]。至於相關病機除了《素問・舉痛論》言「熱氣留於小腸」之外，《素問・陰陽應象大論》提到：「寒傷形，熱傷氣，氣傷痛，形傷腫。故先痛而後腫者，氣傷形也；先腫而後痛者，形傷氣也」[136]，當熱邪影響氣的運作引發耗損或阻滯時，便可產

[132] 山東中醫學院、河北醫學院（校釋），《黃帝內經素問校釋》，568。

[133] 山東中醫學院、河北醫學院（校釋），《黃帝內經素問校釋》，613。

[134] 河北醫學院（校釋），《靈樞經校釋》，上冊，406–430。

[135] 山東中醫學院、河北醫學院（校釋），《黃帝內經素問校釋》，414–419。

[136] 山東中醫學院、河北醫學院（校釋），《黃帝內經素問校釋》，69。

生痛症；這與《素問・腹中論》岐伯主張病熱時先發於陽脈而造成頭痛的說法是一致的。

從前文得知，不論病因只要能引起氣血流行不暢，便有發生痛症的可能。氣血運行的通道是脈，因此醫家能憑感受患者的異常脈動推敲其氣血異常與痛症之間的相關性。《素問・平人氣象論》便說：

> 欲知寸口太過與不及，寸口之脈中手短者，曰頭痛。寸口脈中手長者，曰足脛痛。寸口脈中手促上擊者，曰肩背痛。寸口脈沉而堅者，曰病在中。寸口脈浮而盛者，曰病在外。寸口脈沉而弱，曰寒熱及疝瘕少腹痛。寸口脈沉而橫，曰脇下有積，腹中有橫積痛[137]。

至於因氣血總量不足而引發的流動異常同樣能產生痛症，如《素問・脉要精微論》提到：「諸細而沉者皆在陰，則為骨痛」、「推而下之，下而不上，頭項痛也」、「按之至骨，脈氣少者，腰脊痛而身有痹也」等[138]。然而氣血有盛衰，臟腑有偏勝，十二經的氣血流量與特性也並非一致，因此在罹患疾病時依氣血分布比重不同可能各自產生不同的痛症。

水飲病在臨床上不僅常見，病因更是複雜。華佗論「水病」即言：「人生百病，最難者莫出於水」[139]，由於水病症狀多樣又特徵不一，因此難治。不過華氏同時指出其病機乃因腎氣虛，使水氣流散於皮下；或因三焦水道壅塞，營衛之氣閉格不循常道而行，使氣血循行異常，水液隨其流動而成水病。《素問・評熱病論》言諸水氣為病曰：「水者

[137] 山東中醫學院、河北醫學院（校釋），《黃帝內經素問校釋》，247–248。

[138] 山東中醫學院、河北醫學院（校釋），《黃帝內經素問校釋》，238–239。

[139] 華佗，《華佗中藏經》（臺北：自由出版社，1998），33。

陰也，目下亦陰也，腹者至陰之所居，故水在腹者，必使目下腫也」[140]，水飲在組織臟腑間形成腫脹，其病機乃陽氣不足使陰性的水液無法順暢流通，而聚於特定部位。劉渡舟總論水病，認為相關病症皆稱「水證」，其病機為：

> 陽氣不能化陰，氣機不能行水之故，則使水的代謝，不能順利進行，因而構成氣寒水凝，或流溢失序，或上冒清陽，水之氣為寒，寒為陰協必犯陽氣，因此，水寒號淼難制，在表在裡，沿三焦以為害，於是各種水證逐次發生[141]。

因此欲治療水飲病則須補充調節陽氣之不足與滯澀，使之重新恢復運行。

水飲為病亦可產生痛症。《金匱要略》將水證分為濕、飲、水三類，各立專章論述。「濕」邪有內外之分，外濕合併風邪、或鬱而化熱時皆能引起疼痛，內濕則多與脾胃失常有關。如該書〈痙濕暍病脈證並治〉提出：

> ◎太陽病，關節疼痛而煩，脈沉而細者，此名濕痺。
> ◎濕家之為病，一身盡疼，發熱，身色如燻黃也。
> ◎濕家，病身疼發熱，面黃而喘，頭痛鼻塞而煩。
> ◎濕家，身煩疼。
> ◎太陽病，關節疼痛而煩，脈沉而細者，此名濕痺。
> ◎病者一身盡疼，發熱，日晡所劇者，名風濕。

[140] 山東中醫學院、河北醫學院（校釋），《黃帝內經素問校釋》，436。
[141] 劉渡舟，《傷寒論臨證指要》（北京：學苑出版社，1998），35。

> ◎風濕相搏，一身盡疼痛，法當汗出而解。
>
> ◎風濕相搏，骨節疼煩，掣痛不得屈伸，近之則痛劇[142]。

濕留著於皮膚、注入肌肉關節，因而阻遏陽氣與營血運行；若挾有風邪，痛症還可能游移不定，因此治療以宣通陽氣除濕止痛。同時，濕的特性重濁不易排除，臨床上常見有病程較長或症狀反覆的特徵。

飲病為另一種水液異常代謝的形式，以其留滯部位及相關病機區分為四類：

> 飲病有四：曰痰飲，曰懸飲，曰溢飲，曰支飲。其人素盛今瘦，水走腸間，瀝瀝有聲，為痰飲；水流脇下，咳唾引痛，為懸飲；水歸四肢，當汗不汗，身體疼重，為溢飲；水停膈下，咳逆倚息，短氣不得臥，其形如腫，為支飲[143]。

痰飲乃腸胃功能異常所引起；懸飲因三焦水道失常所引發；脾肺之氣失常無法通調水道，使水飲積於四肢時能導致溢飲；至於上焦心肺胸陽不振，引發水飲停聚並喘息咳嗽稱為支飲。大致上，飲病產生的症狀包含「嘔咳滿痛腫喘悸眩」等，其中痛症的發生皆因留飲引發陽氣無法暢達所致，與「濕」造成疼痛的病機是一樣的。

同書〈水氣病脈證並治〉統論因水氣氾濫留滯，與陽氣互動失常所引發的疾病。其中引發痛症者包含：1.「風水」引起骨節疼痛；2.「少陰脈緊而沉，緊則為痛，沉則為水」，腎氣寒使水飲內生並引發痛症；3.「肝水者，其腹大，不能自轉側，脇下腹痛」，肝有病引發腹水

---

[142] 諸條文參：李克光，《金匱要略譯釋》，61–75。

[143] 張仲景，《傷寒雜病論》(臺北：中醫整合研究小組，1986，桂林古本)，269–270。

腫脹，因阻滯氣血水運行而產生痛症； 4.「腎水者，其腹大，臍腫腰痛」，腎陽不振導致水氣脹滿，氣血阻滯、經脈不通而使腎之府產生痛症。水病的臨床症狀雖相當複雜，但主要病機皆以陽氣不足為主，故其治法：「諸有水者，腰以下腫，當利小便；腰以上腫，當發汗乃愈」[144]。意指透過陽氣的補充及發動，以發汗、利尿、嘔吐或瀉泄等方法使各處水邪以最短的距離排出身體。

水病致痛的核心病機決定於「體內流動的精微物質及氣血水三道的流暢性」，無論是寒邪阻滯氣血水的流動、或是熱邪耗氣導致氣血水供應不足，都可能引發該病機而產生痛症。至於供應不足與流暢度間也存有密切的內在聯繫，在病勢發展過程中可能有從屬關係；這正是後世論述痛的病機為「不通則痛、不榮則痛」思維之濫觴[145]。

「痛」的產生乃因體內發生氣血水運作的機制異常，但此時神、魂、魄的活動應仍正常，因此尚得以感覺到痛。換言之，能覺得痛並做出反應表示身體基本功能仍存在，「痛」僅是局部區域阻滯不暢而已；若連痛都無法察覺，則體內生命元素的運作不良可能已達十分嚴重的狀況。《素問・六微旨大論》提到：「出入廢則神機化滅，升降息則氣立孤危。故非出入，則無以生長壯老已；非升降，則無以生長化收藏」[146]。「出入」與「升降」乃正常的生理運作模式，氣、血、水、神皆依此維繫穩定；當相關機制失去節奏而停擺時，氣血失司，神不守、魂亦

[144] 趙義德（衍義），周揚俊（注），《重刊金匱玉函經二注》，卷 14，收入：曹炳章（主編），《中國醫學大成》，第 8 冊（上海：上海科學技術出版社，1992），1–3。

[145] 「不通則痛」、「不榮則痛」的觀點在《內經》已有論述，但直到李東垣《醫學發明》才明文寫出「痛則不通」四字，往後醫家便大多依此作為疼痛的主要病機。但臨床上單一使用「通法」治療痛症，其實是不足的。

[146] 山東中醫學院、河北醫學院（校釋），《黃帝內經素問校釋》，913。

不隨，精氣不足、魄亦無法並精出入，若氣血水運作完全廢弛時，「神」也不再運作，生命便隨之消亡。

筆者認為《素問・玉版論要》云：「道在於一，神轉不回，回則不轉，乃失其機。至數之要，迫近以微」的觀點可視為本節之結語，引言論述的是生命力呈現的機轉，甚至可視為宇宙生成化滅的大原則。「一」是「道」所具備的特質，是宇宙間穩定萬物、維繫實像存在的力量，也是參透事理真相的主要關鍵。《老子》提到：「昔之得一者：天得一以清，地得一以寧，神得一以靈，谷得一以盈，萬物得一以生，人得一以為天下貞」[147]，人受天地陰陽之氣影響，氣血水之運作各有其規律，以維持生命的正常狀態。而能量與物質的互動過程，必須透過訊息的介入以維持機轉順暢恆定，訊息的源頭即是由「神」所來。因此《靈樞・大惑論》言：「目者，心使也，心者，神之舍也，故神精亂而不轉，卒然見非常之處，精神魂魄，散不相得，故曰惑也」[148]，指的便是因精神散亂、神識不守使訊息失常而引發感官障礙。此外，《針灸甲乙經》中「轉」字作「揣」[149]，音ㄊㄨㄢˊ，有聚合積聚之意，亦通「摶」，作專一、集中解[150]。「回」作「逆回」解[151]，即違逆、不循常道正道運行。因此神「轉」不「回」可解為神「摶」不「違」，指神識專一而集中時，維繫身心的訊息便能順暢傳遞，氣血水的運作便

[147] 司馬承禎（刊正），趙闡起（解釋），《天台經幢老子真本》（臺北：三民書局股份有限公司，1994），59。

[148] 河北醫學院（校釋），《靈樞經校釋》，下冊，436。

[149] 張燦玾、徐國仟（主編），《針灸甲乙經校注》（北京：人民衛生出版社，2004），1862。

[150] 王力，《王力古漢語字典》，381、388。

[151] 張隱菴，《黃帝內經素問集注》，收入：曹炳章（主編），《中國醫學大成》，第1冊，卷3，1。

能循正常的生命之道而行。

「痛」是顯示身心運作失調的重要現象，其意義不僅是身體受傷害後伴隨的症狀，更隱含有生命力異常、可能逐漸衰退的危機。氣、血、水、神的獨立功能與彼此間訊息的溝通，不僅可用來說明「痛」的原委，也是中醫解釋生命運作及身體與自然間關係的主要觀點。當今主流的醫療方式多以直接「止痛」為主，各種因「不通、不榮」引發的「痛」反以「阻斷」機轉之法求取暫時的緩解，這種「回則不轉」的療法除了使身心的異常訊息被掩蓋，生機也在「症狀緩解」的假象中慢慢的流失。「至數之要，迫近以微」，深不可測的生命變化往往富含深意，卻因起於細微而經常受到忽略。

三、同中求異——與痛相關的身體感

「身體感」或「身體經驗」是中醫學的重要內涵之一，醫病雙方有關身心感受的對話，組合成每一次的醫療過程，也集結成經驗與理論，形成文本。「痛」是《內經》中最常見的症狀，也是臨床上病家最常抱怨的身體感，但當患者未能做陳述、又沒有明顯的外形異常時，欲在診斷前得知病患「為何所苦」是不容易的；而病患的主述千奇百怪，對身體感受的描述有時也不能全盤採信，尤其是「痛」與其他不適感間的界線有時並不容易鑑別，這對病人及醫家皆造成困擾。

對醫者而言，類似感受的症狀對身體的意義並不完全相同，甚至更須清楚鑑別。《內經》中尚有部分與「痛」類似的身體感，其中「痹」與「厥」在感覺、描述、及病因病機的詮釋上皆與「痛」有類似之處，甚至還能相伴發生，因此在探討「痛」的議題時有必要加以釐清，此為本節的重點。

㈠痹

《漢書・藝文志》紀錄「經方十一家」中包含有「五藏六府痹十二病方」三十卷，以五藏六府「痹有十二」來看，在當時「痹」不僅只是一種常見的感受，更代表一群範圍涵蓋全身的特定疾病及症狀。在《素問・痹論》中，岐伯有言：

> 風寒濕三氣雜至，合而為痹也。其風氣勝者為行痹；寒氣勝者為痛痹；濕氣勝者為著痹也[152]。

「痹」是一種複合病因所產生的證，由風寒濕三種邪氣同時作用於人體，是其發生的必要條件，同時也因邪氣偏盛、季節、身體部位及生活習慣的不同而各有差異。《素問・痹論》亦指出身體結構受風寒濕三種邪氣時，「皮、脈、肌、筋、骨」五痹的好發季節分別對應在「秋、夏、至陰（長夏）、春、冬」。若原有痹證未癒，由於五臟與組織結構內外相合，在相應季節重複感受風寒濕三氣時，會使痹證內舍於五臟，形成五臟痹證。至於六腑為痹則與飲食起居不當，導致六腑損傷虛弱有關，這時若風寒濕伺機而入，邪盛正虛便能導致六腑痹。《史記》載倉公有「腎痹」醫案，齊王后之弟宋建「故有腰脊痛」，在雨天搬弄大石後，導致腰脊痛加重、且不得小便，倉公認為此乃「腎痹」，必須急治，不使邪氣進入五臟[153]。因此診治痹證應特別注意「諸痹不已，亦益內也」的概念[154]，各種痹證日久不癒，病邪會由表入裏、或擴展範

[152] 山東中醫學院、河北醫學院（校釋），《黃帝內經素問校釋》，557。

[153] 司馬遷，《史記》，611。

圍，最後產生內外皆痹。

除了外感風寒濕之外，「痹」的形成尚有其他病因。《素問・四時刺逆從論》論述了各經脈氣血異常有餘不足與痹證間的關係：

> 厥陰有餘病陰痹，不足病生熱痹。……少陰有餘病皮痹隱軫，不足病肺痹。……太陰有餘病肉痹、寒中，不足病脾痹。……陽明有餘病脈痹，身時熱，不足病心痹。……太陽有餘病骨痹身重，不足病腎痹。……少陽有餘病筋痹脇滿，不足病肝痹[155]。

風寒濕皆可能誘發經脈氣血產生極端的異常，有餘則病五體，不足則病五臟。但該篇重點在於外因，強調針刺治病應順從四時，明瞭四時經氣有餘不足及所在部位，因時制宜。若不明時節與氣血之順逆虛實，誤施針刺亦能使氣血耗散為痹。例如冬氣在骨髓，但犯了「冬刺絡脈」的禁忌時，能使內氣外泄，造成「大痹」。此外，《諸病源候論》強調血氣虛弱是罹患痹證的主因，特別是風濕多而寒氣少的「風濕痹」，乃「由血氣虛，則受風濕，而成此病」[156]。水飲亦可引發痹證，如《靈樞・邪氣臟腑病形》提到肝脈：「緩甚為善嘔，微緩為水瘕痹也」[157]；同篇另有「微濇為瘈攣筋痹」則是指肝血不足、無法濡養筋肉而形成抽筋無力。另《金匱翼》引申《素問・痹論》「熱痹」之名指出，熱痹乃「閉熱於內」之意，因臟腑經絡原有蓄熱，復遇風寒濕氣客之，熱邪為寒鬱導致氣血更加不暢，久則寒亦化熱而成痹證[158]。

---

[154] 山東中醫學院、河北醫學院（校釋），《黃帝內經素問校釋》，564。

[155] 山東中醫學院、河北醫學院（校釋），《黃帝內經素問校釋》，819。

[156] 丁光迪（主編），《諸病源候論校注》（北京：人民衛生出版社，1996），28。

[157] 河北醫學院（校釋），《靈樞經校釋》，上冊，98。

《素問・痹論》從營衛氣血之功能與活動探討「痹」的病機。營血循脈提供能量與營養；衛氣外行於皮膚分肉間，內熏於肓膜、散於全身以保衛身體。當營衛受風寒濕感染與之相合時，便能形成「痹」證。如《素問・五藏生成篇》指出：「臥出而風吹之，血凝於膚者為痹，凝於脈者為泣，凝於足者為厥。此三者，血行而不得反其空，故為痹厥也」[159]。另外，《靈樞・賊風》更擴大解釋了痹證的病因病機：

> 嘗有所傷於濕氣，藏於血脈之中，分肉之間，久留而不去。若有所墮墜，惡血在內而不去，卒然喜怒不節，飲食不適，寒溫不時，腠理閉而不通。其開而遇風寒，則血氣凝結，與故邪相襲，則為寒痹[160]。

風寒濕仍是誘發痹證的導火線，但平素飲食生活起居習慣不良、宿疾潛伏、加上四時寒溫不調等內在因素，才是使身體易受外邪感染的決定性因素。《素問・平人氣象論》指出：「脈澀曰痹」[161]，指的是體內氣血運行不順暢的病機。《中藏經》論「氣痹」云：「愁憂思喜怒過多，則氣結於上，久而不消則傷肺」[162]，五志失調，使氣機結於胸中抑鬱不暢，一旦傷肺，則使生氣漸衰，邪氣愈勝，終至擴大成肢體及內臟的各種痹證。綜合上述可知若能維持氣血流暢與身心平衡，即使身處

---

[158] 尤在涇，《金匱翼》，收入：曹炳章（主編），《中國醫學大成》，第 9 冊，卷 6（上海：上海科學技術出版社，1992），52。

[159] 山東中醫學院、河北醫學院（校釋），《黃帝內經素問校釋》，154–155。

[160] 河北醫學院（校釋），《靈樞經校釋》，下冊，150。

[161] 山東中醫學院、河北醫學院（校釋），《黃帝內經素問校釋》，248。

[162] 華佗，《華佗中藏經》，28。

風寒濕氾濫的環境，也不易罹患痹證。

不同文本對「五體為痹」的定義並不完全相同。《素問‧痹論》談的是季節與「皮、脈、肌、筋、骨」五種結構間易感性的對應關係。《素問‧長刺節論》則論及筋痹、肌痹及骨痹，並僅以病邪所在來命名，屬於臨床的紀錄。而《中藏經》較為特殊，主論五臟痹卻以相合之五體「筋、骨、血、肉、氣」為名：

> 又有筋、骨、血、肉、氣之五痹也。大凡風寒暑濕之邪入於肝，則名筋痹；入於腎，則名骨痹；入於心，則名血痹；入於脾，則名肉痹；入於肺，則名氣痹。感病則同，其治乃異[163]。

《中藏經》不僅五分法的對象不同，即使同名也具不同意義，至於其病因病機與症狀描述，更與《素問‧痹論》有明顯差異。《中藏經》雖言「痹者，風寒暑濕之氣中於人臟腑之為也」，卻也同時指出五臟罹痹之前提：

> 氣痹者，愁憂思喜怒過多，則氣結於上，久而不消則傷肺，肺傷則生氣漸衰，則邪氣愈勝，留於上，則胸腹痹而不能食，注於下，則腰腳重而不能行。……
>
> 血痹者，飲酒過多，懷熱太盛，或寒折於經絡，或濕犯於榮衛，因而血搏，遂成其咎。……
>
> 肉痹者，飲食不節，膏梁肥美之所為也。脾者肉之本，脾氣已失，則肉不榮，肉不榮則肌膚不滑澤，肌肉不滑澤則腠理疎，則風寒暑濕之邪易為入，故久不治則為肉痹也。……

[163] 華佗，《華佗中藏經》，28。

> 筋痹者，由怒叫無時，行步奔急，淫邪傷肝，肝失其氣，因而寒熱所客，久而不去，流入筋會，則使人筋急，而不能行步舒緩也，故曰筋痹。……
>
> 骨痹者，乃嗜欲不節，傷於腎也，腎氣內消，則不能關禁，不能關禁，則中上俱亂，中上俱亂，則三焦之氣痞而不通[164]。

顯然華佗的論述結合了《素問・痹論》與《靈樞・賊風》外感與內傷為痹的觀點，並將症狀範圍擴及全身。華氏以五體痹為名通論人身，並認為「痹」的產生皆先因五臟及其藏象產生異常，方使風寒暑濕有機可乘。故痹證之病因乃有內外虛實之分，而且內外因素必須同時存在、互相結合方能致病。至於病機，主要乃營衛氣血受內外因擾亂，失去正常運作規律所導致。《張氏醫通》所言：「夫痹證非不有風，然風入在陰分與寒濕互結，擾亂其血脈，致身中之陽不通於陰，故致痹也」[165]，正可作為本觀點之主旨。

「痛」除了與「痹」有類似的病因病機之外，更是痹證的重要症狀之一。《素問・痹論》指出痹的症狀可分為「痛」、「不痛」及「不仁」，其中以寒氣引發的痹最能產生痛症。《諸病源候論》便提到：「凡痹之類，逢熱則癢，逢寒則痛」[166]，而《靈樞・周痹》論引發痛症的「痹」又可分為「眾痹」及「周痹」兩類，「眾痹」乃邪氣於身體各部位不定時停留或轉移，因此痛症突然發生、突然停止，同時左右兩側會互相對應，但並不會同時引起全身疼痛。「周痹」則因「風寒濕氣，客於外分肉之間，迫切而為沫，沫得寒則聚，聚則排分肉而分裂也，分裂則

[164] 華佗，《華佗中藏經》，28–29。

[165] 張璐，《張氏醫通》，249。

[166] 丁光迪（主編），《諸病源候論校注》，77。

痛」[167]，與「眾痹」的差異在於無左右對應特徵，邪氣走竄至何處，該處即發病。至於「不痛」及「不仁」，主要是指痹證導致肢體及組織結構產生各種功能障礙而言。

《素問・痹論》言臟腑為痹幾乎未論及痛症，而以臟腑氣血阻滯造成的功能異常為主[168]，請參表 3–6：

表 3–6

痹聚於臟	五藏痹	症　狀
淫氣喘息，痹聚在肺	肺痹	煩滿、喘而嘔
淫氣憂思，痹聚在心	心痹	脈不通，煩則心下鼓，暴上氣而喘，嗌乾，善噫，厥氣上則恐
淫氣乏竭，痹聚在肝	肝痹	夜臥則驚，多飲，數小便，上為引如懷
淫氣遺溺，痹聚在腎	腎痹	善脹，尻以代踵，脊以代頭
淫氣肌絕，痹聚在脾	脾痹	四肢解墮，發咳、嘔汁，上為大塞

文中岐伯認為痹證「其入臟則死，其留連筋骨間者疼久，其留皮膚間者易已」[169]。不同結構有不同的症狀反應，也與病邪侵入的層次有關，「痛」可能隨「痹」發生，但不是必然的過程。筆者亦推論，因臟腑痹證預後較差，醫家關切的或許偏重於如何維持臟腑功能穩定，痛症的現象可能因此較為忽略。以「痹」為名的病理特徵與意義並非單一性，《中藏經》論痹：「痹者閉也，五臟六腑感於邪氣，亂於真氣，痹而不仁，故曰痹」[170]，氣血流動出現閉阻性的異常時，可能發生疼痛、痲痹，或其他鬱塞不通的病理症狀。「陰邪直走陰分，即諸痹之屬也」[171]，「痹」的各種症狀其實是從「陽氣不足、陰邪為患」的病理過程中引

[167] 河北醫學院（校釋），《靈樞經校釋》，上冊，466。

[168] 山東中醫學院、河北醫學院（校釋），《黃帝內經素問校釋》，560、564。

[169] 山東中醫學院、河北醫學院（校釋），《黃帝內經素問校釋》，565。

[170] 華佗，《華佗中藏經》，28。

[171] 張介賓，《景岳全書》，143。

發出來的。

《金匱要略》載有不以痹為名、但具相同的症狀；及以痹為名、但異於《素問・痹論》描述之病症。例如「血痹」是以身體局部麻木不仁為主要症狀的疾病，多發生在養尊處優、安逸少勞之人，因平素氣虛血弱，復外受風邪，導致血循瘀滯而成。故雖名為「血」痹，病機實因陽氣虛滯所引發。「血痹」的麻木症狀雖類似「風痹」，但一般認為「風痹」兼有較明顯的痛症，此或可作為臨床區分依據。

「胸痹」也是以「痹」為名，但症狀與病因病機不同的病證。主要的病機是「上焦陽虛」，故病患呈現「陽微陰弦」的脈象，並有「胸痹而痛」。尤怡認為：「陽微，陽不足也；陰弦，陰太過也。陽主開，陰主閉，陽虛而陰干之，即胸痹而痛」[172]。故陽氣虛、寒陰之邪乘機占據胸背陽氣居所時，上焦即氣痹而不通，疼痛、喘息、咳唾、短氣等便相繼發生。然陰寒之氣種類不一，發作更有輕重緩急之別，如表3–7所示：

表 3–7

胸痹症狀	處　方	病　機	方　義[173]
喘息咳唾，胸背痛，短氣，寸口脈沉而遲。關上小緊數	栝蔞薤白白酒湯	胸陽閉阻，痰氣上逆	通陽散結，豁痰下氣
不得臥，心痛徹背者	栝蔞薤白半夏湯	痰飲較上方更盛，導致氣機阻滯，肺失宣降	通陽散結，逐痰降逆
緩急者	薏苡附子散	寒濕閉阻，胸陽不通	溫陽化濕，宣痹止痛

[172] 尤在涇，《金匱要略心典》，收入：曹炳章（主編），《中國醫學大成》，第 9 冊，卷中（上海：上海科學技術出版社，1992），4。

[173] 病機與方義參：張家禮、陳仁旭（主編），《金匱圖解釋要》（上海：上海科學技術出版社，1993），86。

胸中氣塞，短氣	(1)茯苓杏仁甘草湯 (2)橘枳薑湯	(1)水飲在肺，而失宣降 (2)氣滯挾飲，胃失和降	(1)宣肺化飲 (2)行氣化飲，和胃降逆
心中痞氣，氣結在胸，胸滿，脇下逆搶心	(1)枳實薤白桂枝湯 (2)人參湯	(1)胸胃陽虛，胸陽痹阻，氣結於胸，痰氣上逆 (2)中陽虛寒，大氣不運，凝滯不通	(1)通陽散結，瀉滿降逆 (2)溫中助陽，健脾益氣

因中上焦陽氣不足，使水液陰邪不化形成痰飲，復與氣虛氣滯結合，便成胸痹。從對治處方與方義可知，仲景對胸痹採急則治標、緩則治本之法，但皆不脫以維繫陽氣充足與流暢為原則。

尚有「歷節」病，與《素問・痹論》所言病因病機類似，亦須一談。仲景言：

> 寸口脈沉而弱，沉即主骨，弱即主筋；沉即為腎，弱即為肝。汗出入水中，如水傷心，歷節黃汗出，故曰歷節[174]。

引文指明歷節因肝腎虧虛，使相合之筋骨不得充養，容易受邪所侵；若再逢汗出腠理大開時得水濕寒邪侵入，流於筋骨關節，便會產生痛症，若寒濕久鬱化熱，也可同時在皮膚出現黃汗；此外，因飲食不節、及外盛內虛之人飲酒汗出當風，皆容易發生歷節痛症。因此仲景指出內虛合併外邪，使營衛氣血不通，三焦功能失調時，會導致肢體關節產生變形及疼痛[175]，該論述與《素問・痹論》所言相當類似。故張石

---

[174] 趙義德（衍義），周揚俊（注），《重刊金匱玉函經二注》，卷5，收入：曹炳章（主編），《中國醫學大成》，第8冊，8。

[175] 原文為「榮氣不通，衛不獨行，營衛俱微，三焦無所御，四屬斷絕，身體羸瘦，

頑說：「按痛風一證，《靈樞》謂之賊風，《素問》謂之痺，《金匱》名曰歷節，後世更名白虎歷節，多由風寒濕氣，乘虛襲於經絡，氣血凝滯所致」[176]。後世醫家雖有不同命名，但病因病機實為一致。

痺不只是一種症狀，也不僅見於單一疾病。嚴格的說，痺是一種病理概念，是在特定病因病機下形成的症狀群。再讀《中藏經》論「痺」：

> 痺者閉也，五臟六腑，感於邪氣，亂於真氣，閉而不仁，故曰痺。病或痛、或癢、或淋、或急、或緩，而不能收持，或拳而不能舒張，或行立艱難，或言語蹇澀，或半身不遂，或四肢拳縮，或口眼偏邪，或手足欹側，或能行步而不能言語，或能言語而不能行步，或左偏枯，或右壅滯，或上不通於下，或下不通於上，或大腑閉塞（案：一作小便秘澀），或左右手疼痛，或得疾而即死，或感邪而未亡，或喘滿而不寐，或昏冒而不醒，種種諸症皆出於痺也[177]。

當同樣有氣血不暢、臟氣不和的變化時，風寒濕三邪間的差異會形成程度、部位、命名不同的病機，病患因而產生疼痛等一連串的相關症狀。這與現代醫學的疾病分類觀點明顯不同，無怪乎余岩引經據典分析了「痺」之後，仍不解的說：

獨足腫大，黃汗出，脛冷。假令發熱，便為歷節也」，參：趙義德（衍義），周揚俊（注），《重刊金匱玉函經二注》，卷 5，收入：曹炳章（主編），《中國醫學大成》，第 8 冊，10。

[176] 張璐，《張氏醫通》，251。

[177] 華佗，《華佗中藏經》，28。

> 是故舊醫之所謂痹，至少含有神經炎及僂麻質斯 (Rheumatismus) 兩種，恐其他種種關節及肌肉之有腫痛而有麻木不仁者亦多混雜其中，故所述病候極其複雜，試取《素問・痹論》讀之，誕漫雜亂，豈復有疾病境界之可辨乎？[178]

傳統中醫與現代醫學的差異由此得到明證，分類思維的不同，自然形成診治方法的差異，當一套醫學自成完整體系並能治癒疾病時，各有所擅有何不可？唐突以「誕漫雜亂」比之，恐怕僅流於「不知其要，流散無窮」之「弊」。

㈡厥

從出土文獻中可看出「厥」與痛的關係十分密切。張家山漢簡《脈書》與馬王堆帛書《陰陽經》論述脈之病候時，因脈異常搏動而產生的一系列症狀經常以「×厥」名之[179]，如表 3–8 所示：

表 3–8

《脈書》[180]		《陰陽經》[181]	
鉅陽之脈	踵蹶	足鉅陽之脈	踝蹶
少陽之脈	陽厥	足少陽之脈	陽厥
陽明之脈	骭蹶	足陽明之脈	骭蹶

[178] 余岩，《古代疾病名候疏義》（臺北：自由出版社，1972），232。

[179] 「厥」與「蹶」同音通假，「蹶」與「蹷」僅偏旁位置不同，因此三字通用。參：李珍華、周長楫，《漢字古今音表》（北京：中華書局，1999），245；李戎，《中醫藥通假字字典》（上海：上海科學技術文獻出版社，2001），202；何琳儀，《戰國文字通論》（南京：江蘇教育出版社，2003），226–229。

[180] 江陵張家山漢簡整理小組，〈江陵張家山漢簡《脈書》釋文〉，《文物》，7: 73。

[181] 馬繼興，《馬王堆古醫書考釋》，221、227、232、259、268、272。

少陰之脈	骨蹷	足少陰之脈	骨厥
臂鉅陰之脈	–	臂鉅陰之脈	臂厥
臂少陰之脈	臂蹷	臂少陰之脈	臂厥

兩篇文獻的用字幾乎完全相同，現以《陰陽經》為本分別列出症狀：

1. 踝蹷：是動則病衝頭痛，目似脫，項似拔，脊痛，腰似折，髀不可以運，膕如結，腨如裂。
2. 陽厥：是動則病心與脇痛，不可以反側，甚則無膏，足外反。
3. 骭蹷：是動則病洒洒病寒，善伸，數欠，顏黑，病腫，病至則惡人與火，聞木音則惕然驚，心惕然，欲獨閉戶牖而處，病甚則欲乘高而歌，棄衣而走。
4. 骨厥：是動則病悒悒如亂，坐而起則目睆如毋見，心如懸，病饑，氣不足，善怒，心惕惕恐人將捕之，不慾食，面黯若灺色，欬則有血。
5. 臂厥（臂鉅陰）：是動則病心彭彭如痛，缺盆痛，甚則交兩手而戰。
6. 臂厥（臂少陰）：是動則病心痛，嗌乾，渴欲飲。

這些以「厥」為名的「是動則病……」症狀群是根據脈動異常時可能出現的各種症狀歸納而來，有別於「所產病」沿脈循行描述痛症；兩類症狀群形成早期以脈為主體的身體與疾病概念，直到《靈樞・經脈》完成時仍延續作為經脈病候的一種特殊分類[182]。

「×厥」的描述方式具有獨特的邏輯。首先，基於當時「脈」仍獨立未有連結及循環的觀念，其命名以脈動起始點、脈名、或症狀發生部位為主，直觀而無複雜理論，治療標的即為該脈本身。其次，與「是動病」一樣，症狀皆由軀幹往四肢描述，與脈的循行方向相反，

182 《靈樞・經脈》對「×厥」的症狀描述與出土文獻完全相同，經脈循行與「所生病」則有修正增減。詳細內容可參本書第二章。

除了「踵蹷（踝蹷）」之外皆有心痛或類似的症狀。這不禁讓人懷疑，文字除了依序記錄脈的生理病理之外，是否也暗示「厥」的發生原因除了基於脈的異常搏動之外，氣血循行「與正常方向相反」的特徵才是「厥」的必要條件？心臟與相關藏象又是否為「厥」發生時必然影響的目標？

羅維前曾探討有關痛、厥與經脈中氣循環理論的形成，其論述或有助於解析上述問題。羅氏先引用《莊子》，認為時人將某些「始於腳部而止於心臟」的症狀及現象認為與氣的異常有關，而這是一種名為「厥」的重複模式。繼而爬梳張家山《引書》與《脈書》，認為「厥」是一種四肢與心之間的複合關係，其症狀乃將痛症、四肢與心的病症連結。《脈書》強調「氣在錯誤方向上運行」的病理現象，而「厥」的身體感正是在脈的路線上體驗到該病理現象的一系列綜合症狀。《引書》則宣示透過規範化的呼吸、活動、鍛鍊四肢軀幹可以治療疼痛或疾病，部分導引方式更針對「厥」而設計，文獻中出現許多「厥」與踵及心具有連繫的紀錄，同樣呈現了從肢體末端連結到心胸部位的一條疼痛路線。羅氏認為，當時「厥」的概念僅把位於心、四肢及脈路線上的症狀集中在一起，並將包含痛症的各種症狀與病理性的「上氣」狀態視為一致，此與往後的醫學內容有所差異[183]。

由於羅氏試圖做史料的時間區隔，因此過度強調「出土文獻時期對於『厥』的發生尚無明確的因果關係，也沒有氣循環或逆動的探討」的觀點。其實本時期醫家對於氣的異常活動特別關注，尤其氣反流向身體上方（頭部、心胸）並聚於局部時，總被視為影響健康、甚至危害生

[183] 本段文字乃整理羅氏的論文所得。參：羅維前 (Vivienne Lo)，〈痛的溯源——論痛、厥與經脈中氣循環理論的形成〉，收入：《簡帛研究 2001》（桂林：廣西師範大學出版社，2001），275–287。

命的現象。《脈書》「六痛」便提到：

> 氣血腐爛，百節皆沉，款廿末，反而走心。不此預治，且聞哭音。夫脈者，聖人之所貴也。氣者，利下而害上，從煖而去清，故聖人寒頭而煖足[184]。

《引書》述及治療飲酒過多導致痿痹時也指出：「頭氣下流，足不痿□，首不踵鼽」[185]，「氣血上逆與局部聚集」產生脈動異常的感覺成為判斷「厥」的根據，並延續至漢初。扁鵲與中庶子描述虢太子病情時，分別引用了「尸蹶」與「暴蹶」之名，兩人對死生預後判斷雖不同，但中庶子所言「病血氣不時，交錯而不得泄」與扁鵲所指「陽脈下遂，陰脈上爭，會氣閉而不通」[186]，病機皆符合前述「厥」的特徵。至於倉公醫案中菑川王因洗頭後未擦乾便就寢，「蹶氣上逆」產生頭重痛、身熱煩懣的症狀[187]，倉公明確指出：「所以蹶，頭熱至肩」的觀點，與前述出土文獻的紀錄亦相同。再以「風蹶」為例，《素問・評熱病論》指出：

> 汗出而身熱者，風也；汗出而煩滿不解者，厥也；病名曰風厥[188]。

岐伯論其病機：

---

[184] 江陵張家山漢簡整理小組，〈江陵張家山漢簡《脈書》釋文〉，《文物》，7: 74。

[185] 高大倫，《張家山漢簡引書研究》（成都：巴蜀書社，1995），122。

[186] 司馬遷，《史記》，605–606。

[187] 楊士孝，《二十六史醫家傳記新注》（瀋陽：遼寧大學出版社，1986），30。

[188] 山東中醫學院、河北醫學院（校釋），《黃帝內經素問校釋》，430。

> 巨陽主氣，故先受邪，少陰與其為表裏也，得熱則上從之，從之則厥也[189]。

因太陽經受風邪所侵，互為表裡的少陰經氣便從而上逆，若逆於心則可產生煩滿的症狀。《靈樞・癲狂》也曾描述「厥逆」症狀：

> 厥逆為病也，足暴清，胸若將裂，腸若將以刀切之，煩而不能食，脈大小皆濇[190]。

至此可知「厥」乃因氣上逆兼局部聚集不暢、並與心胸及頭部有密切關連的病機已十分清楚，文獻回溯亦證明該意識的發展具有歷史淵源。

《內經》中「厥」的意義已比出土文獻所載更加複雜，全書論述約四十餘處，散見於六十多篇之中[191]，也成為書中描述次數僅次於「痛」的重要症狀[192]。以病機而言，《內經》仍延續舊有概念，將「厥」視為「氣機逆亂，氣血運行失常，使陰陽之氣不能相順接」的狀態。《素問・方盛衰論》便說：「是以氣多少，逆皆為厥」[193]。從症狀而言，氣血逆行於上可能造成神志異常或昏迷，《素問・調經論》稱之為「大厥」，《素問・生氣通天論》亦提出兩種昏迷狀態：「陽氣者，煩勞則張，精絕，辟積於夏，使人煎厥」、「陽氣者，大怒則形氣絕，而血菀於上，

---

[189] 山東中醫學院、河北醫學院（校釋），《黃帝內經素問校釋》，430–431。

[190] 河北醫學院（校釋），《靈樞經校釋》，上冊，404。

[191] 劉慶申、韓云，〈略論《內經》與《傷寒論》「厥」之區別〉，《山東中醫藥大學學報》，29.4（濟南，2005.04）: 259。

[192] 錢超塵，《內經語言研究》（北京：人民衛生出版社，1990），188。

[193] 山東中醫學院、河北醫學院（校釋），《黃帝內經素問校釋》，1282。

使人薄厥」[194]。因此在《內經》時代「氣逆」不但已明確視為「厥」的病機，也擴大成為該病機所引發諸多症狀的病名。

「厥」的醫學意義不僅在病名上有所擴大，也不斷精細化。《靈樞・厥病》專論經脈之氣上逆所引發的「厥頭痛」與五藏氣機逆亂引發的「厥心痛」[195]，除了凸顯厥與頭、心相關的「歷史脈絡」之外，也顯示經脈或臟腑所引發的症狀依特性而有差別。《素問・厥論》以經脈為綱領，明確區分「厥」與「厥逆」之別[196]，如表 3–9 所示：

表 3–9

厥	厥　逆
巨陽之厥，則腫首頭重，足不能行，發為眴仆	太陽厥逆，僵仆嘔血善衄
陽明之厥，則癲疾欲走呼，腹滿不得臥，面赤而熱，妄見而妄言	陽明厥逆，喘咳身熱，善驚衄嘔血
少陽之厥，則暴聾頰腫而熱，脇痛，胻不可以運	少陽厥逆，機關不利，機關不利者，腰不可以行，項不可以顧，發腸癰不可治，驚者死
太陰之厥，則腹滿䐜脹，後不利，不欲食，食則嘔，不得臥	太陰厥逆，胻急攣，心痛引腹
少陰之厥，則口乾溺赤，腹滿心痛	少陰厥逆，虛滿嘔變，下泄清
厥陰之厥，則少腹腫痛，腹脹涇溲不利，好臥屈膝，陰縮腫胻，骱內熱	厥陰厥逆，攣腰痛，虛滿前閉譫言
–	手太陰厥逆，虛滿而咳，善嘔沫
–	手心主少陰厥逆，心痛引喉，身熱。死不可治
–	手太陽厥逆，耳聾泣出，項不可以顧，腰不可以俛仰
–	手陽明少陽厥逆，發喉痹，嗌腫，痓

194 山東中醫學院、河北醫學院（校釋），《黃帝內經素問校釋》，35–36。

195 河北醫學院（校釋），《靈樞經校釋》，上冊，430–439。

196 山東中醫學院、河北醫學院（校釋），《黃帝內經素問校釋》，588–593。

兩相對照內容確有不同，學者也認為《內經》所論「厥」與「厥逆」是不同的病症[197]，全元起本《素問》中「厥」與「厥逆」亦屬不同卷[198]，此或可推測原來《素問》所言「厥」與「厥逆」可能為不同醫家所論述，因此症狀各有偏重，這也呈現出「厥」的概念與涉及的臨床觀點已非出土文獻時期所能比擬。

《素問・厥論》談及症狀有「寒厥」與「熱厥」之別，此乃氣逆病機的延伸概念，兩者皆因內虛而發，並以手足溫度的寒熱為指標。「寒厥」的病機為：

> 此人者質壯，以秋冬奪於所用，下氣上爭不能復，精氣溢下，邪氣因從之而上也。氣因於中，陽氣衰，不能滲營其經絡，陽氣日損，陰氣獨在，故手足為之寒也[199]。

「熱厥」的病機為：

> 酒入於胃，則絡脈滿而經脈虛，脾主為胃行其津液者也，陰氣虛則陽氣入，陽氣入則胃不和，胃不和則精氣竭，精氣竭則不營其四肢也。此人必數醉若飽以入房，氣聚於脾中不得散，酒氣與穀氣相薄，熱盛於中，故熱遍於身，內熱而溺赤也。夫酒氣盛而慓悍，腎氣有衰，陽氣獨勝，故手足為之熱也[200]。

---

[197] 何紉秋，〈論厥和厥逆〉，《西昌師專學報》，4（西昌，1998.04）: 87–92。

[198] 段逸山，《「素問」全元起本研究與輯復》（上海：上海科學技術出版社，2001），133–135、185–187。

[199] 山東中醫學院、河北醫學院（校釋），《黃帝內經素問校釋》，584。

[200] 山東中醫學院、河北醫學院（校釋），《黃帝內經素問校釋》，586。

因生活不節，使身體陰陽之氣下氣上爭、陰虛陽入，四肢經脈皆失其養，此為發生「厥」之基本條件。若繼續惡化陽氣更衰則寒象明顯，飲酒無度熱盛於中，流散至全身便有熱象。外邪亦可引發厥證，《靈樞・邪客》曾提及「厥氣客於五藏六府」時，會使陰陽之氣無法互動，產生一方偏盛的狀態[201]。《素問・氣厥論》進一步論述了「五藏六府寒熱相移」的問題，強調外感寒熱之氣使臟腑產生氣機厥逆時，不但使本臟致病，也可在臟腑間轉移。這種臟氣活動模式與功能異常的現象命為「氣厥」，「厥氣」可引發「氣厥」，「厥」在此也有病因的概念。

《素問・天元紀大論》云：「陰陽之氣各有多少，故曰三陰三陽」[202]，體內陽氣的多寡盛衰除了有定性、定量的含義之外，也蘊含外感疾病演變過程中陰陽二氣的消長情況，該觀點為張仲景著述《傷寒論》時所採用，成為外感內傷疾病種類與病程的六大體系。其中「厥陰」階段為三陰之末，與前述《內經》論「厥」與「厥逆」有所差異，亦須分辨。《素問・至真要大論》提到：「帝曰：厥陰何也？岐伯曰：兩陰交盡也」[203]；《素問・陰陽類論》云：「一陰至絕作朔晦」[204]，朔、晦為每月交接之日，因此「一陰（厥陰）」乃位於陰氣將盡與陽氣初始之界。《靈樞・陰陽繫日月》以十二地支相應十二個月，並與十二經脈繫屬：「戌者，九月，主右足之厥陰；亥者，十月，主左足之厥陰，此兩陰交盡，故曰厥陰」[205]。九月位於少陰所屬（七、八月）之後，十月位於太陰之前（十一、十二月）之前，故為兩種不同特性之陰氣交會之時。

---

[201] 河北醫學院（校釋），《靈樞經校釋》，下冊，267。

[202] 山東中醫學院、河北醫學院（校釋），《黃帝內經素問校釋》，848。

[203] 山東中醫學院、河北醫學院（校釋），《黃帝內經素問校釋》，1198。

[204] 山東中醫學院、河北醫學院（校釋），《黃帝內經素問校釋》，1268。

[205] 河北醫學院（校釋），《靈樞經校釋》，下冊，2。

同時七、八、九月乃陽氣漸退陰氣漸盛時期，十、十一、十二月則依序陰氣漸退、陽氣漸生，故「厥陰」可視為陰氣盡陽氣生之相交階段。王冰注《素問・陰陽離合論》曰：「兩陰相合，故曰陰之絕陽。厥，盡也。陰氣至此而盡，故名曰陰之絕陰」[206]，故陰之「厥」即陰氣將盡，「厥」在此有竭盡、枯竭、窮盡之意[207]。

《傷寒論》談「厥陰」主要有二，一是經脈系統的足厥陰肝經，另一為本陰陽學說而立論的厥陰系統；仲景論「厥」與《內經》所言不同，必須從厥陰病談起。吳謙論「厥陰病」指出：「厥陰者，陰盡陽生之臟，與少陽為表裡者也。故其為病，陰陽錯雜，寒熱混淆，邪至其經，從化各異」[208]。厥陰病所呈現的是邪正交爭、寒熱夾雜的病理狀態，是六經傳變中最後的一經，也是正邪二氣互動、陰陽消長的最後階段，因而導致厥陰病有複雜多樣的表現。諸病機症候可作以下分類：

1. 上熱下寒

如「厥陰之為病，消渴，氣上撞心，心中疼熱，飢而不欲食，食則吐蚘，下之利不止」[209]，此乃陰陽失調，寒熱錯雜，從熱而化所導致。

2. 厥熱勝復

多以手足逆冷發熱交替出現為主要症狀，此亦為正邪相爭、陰陽

---

[206] 王冰，《素問王冰注》，收入：中華書局（校刊），《四部備要・子部》，卷 2（臺北：臺灣中華書局，1965，據明顧氏影宋本校刊），12。

[207] 王朝暉，〈《內經》中「厥」字源語義辨析〉，《江西中醫學院學報》，16.6（南昌，2004.06）：28。

[208] 吳謙，《訂正傷寒論注》，收入：吳謙（編），《醫宗金鑑》（北京：中國中醫藥出版社，1995），119。

[209] 陳亦人（編），《傷寒論譯釋》（上海：上海科學技術出版社，1995），1022。

消長所致，可依發作時間長短與程度輕重來判斷預後。如「傷寒發熱四日，厥反三日，復熱四日，厥少熱多者，其病當愈。四日至七日熱不除者，必便膿血，傷寒厥四日，熱反三日，復厥五日，其病為進，寒多熱少陽氣退，故為進也」[210]。

3.厥逆證

「凡厥者，陰陽氣不相順接，便為厥。厥者，手足逆冷者是也」[211]。厥逆以四肢厥冷為主要特徵，但依諸條文所言，若夾雜他種病邪則可能同時具有兼證，如陰寒盛之寒厥、熱邪深伏之熱厥、寒熱夾雜的蛔厥等，但主要病機仍以「陰陽氣不相順接」為主，使氣血臟腑、升降出入、表裡上下的關係紊亂失調，產生寒熱虛實夾雜的表現。

在《傷寒論》中，「厥」是少陰、厥陰二病最主要的症狀之一，文中或稱以「厥逆」、「四逆」、「厥冷」[212]。少數條文以「手足逆冷」、「手足厥冷」描述，因此仲景所謂「厥」，是指手足逆冷，甚至重則手冷過肘，足冷過膝的症狀。少陰病的性質為心腎陽氣虛，可化寒化熱，但導致四肢厥冷的病機以陽氣虛或鬱滯為主，部分症狀夾雜因寒邪聚於骨節及腹中而產生「痛」、或陰虛化熱導致「咽痛」；厥陰病則因處於陰盡陽欲初生之際，陰陽二氣的不相順接，任一方稍有偏盛便可產生厥逆症狀。張景岳論「傷寒厥逆」時曾言：

> 詳此仲景之厥逆，頗與《內經》有異。蓋以手足言之，在《內經》則有寒厥熱厥之分，在仲景則單以逆冷者為厥。再以邪正言之，在《內經》則論在元氣，故其變出百端，而在氣在血俱

[210] 陳亦人（編），《傷寒論譯釋》，1054–1055。

[211] 陳亦人（編），《傷寒論譯釋》，1042。

[212] 傅延齡，《傷寒論研究大辭典》（濟南：山東科學技術出版社，1994），244。

> 有危證；在仲景則論在邪氣，故單據手足，而所畏者則在陰進而陽退也。觀成無己曰：厥為陰之盛也，義可知矣[213]。

除景岳所言之外，《傷寒論》的敘述與《內經》著眼於經脈臟腑氣血悖離逆亂所致之「厥」有所不同，由於仲景主張「陰陽氣不相順接」，故「厥」的症狀雖類似《內經》所言「寒厥」，但與單純「手足寒」並不同，而有強調「逆」之意，也就是氣無法按照正常方式（方向）運行，陰陽之氣失去相對平衡而不能相互貫通。

姚止庵曾比較《內經》與後世論「厥」的不同觀點：

> 厥凡三義：一謂逆也，下氣逆而上也，諸凡言厥逆是也；一謂極致也，本篇（案：《素問・厥論》）之熱厥寒厥，蓋言寒熱之極也；一謂昏迷不省人事也，本篇之言陰盛陽亂也。乃世之云厥者，止以手逆冷，不知人事為言，合之經旨，偏矣[214]。

丹波元堅也指出，從《內經》到仲景，再到後世醫家，對「厥」的定義顯然是有差異的[215]。《內經》論「厥」遠比《傷寒論》及後世文本所言範圍來得大，牽涉的病理及症狀也較多，而其觀點乃延續出土文獻而來，與「痛」的關係亦較密切。但《傷寒論》所言「厥陰病」亦立下臨床上非常重要的診治準則，「厥陰病」是疾病變化轉歸非常重要的時期，理論上介於陰盡陽始的交界處，若診治稍有不慎或病情變化迅速時，陰氣發展至極盡而陽氣未能順勢產生，反而變成陰極盛而陽極

[213] 張介賓，《景岳全書》，137。

[214] 姚止庵，《素問經注節解》（北京：人民衛生出版社，1983），183。

[215] 丹波元堅（編），《雜病廣要》（北京：人民衛生出版社，1983），1068。

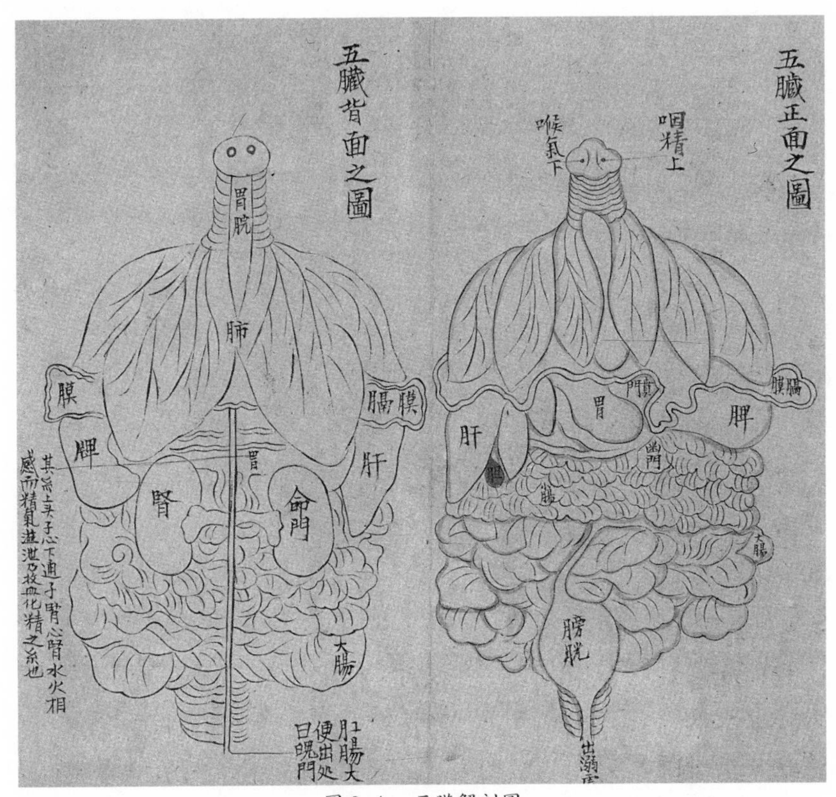

圖 3–4　五臟解剖圖

「氣」、「血」、「水」在臟腑、結構與經脈中的運作若產生異常而不流暢時，便可能產生痛症或如「痿」、「痺」、「厥」等相關病症。若病灶在內臟，則病勢較深，病情較重。（出處：《凌門傳授銅人指穴》；Wellcome Trust 提供）

虛，「有陰而無陽、脈不還者」則性命危殆。

「厥」字具有多重意義。基本上「厥」與「痛」有不同的病機，臨床症狀也有差異，但不論以病患感受或醫家關注來說，兩者是一樣重要的。《呂氏春秋》曾將富貴之人驕佚不任勞動，不知持盈止足視為「招蹶之機」，並以此為傷害生命力的三大原因之一[216]，因此在維護身

[216] 呂不韋（著），陳奇猷（校釋），《呂氏春秋新校釋》（上海：上海古籍出版社，2002），22。

心平衡及強調生命力的概念上，這些負面的症狀特別受到重視，既在診治上被加以凸顯，也強調必須預防，這正是醫家論述經脈病候時以「痛」與「厥」為主要對象的初心。

以「氣血」互動的各種異常變化，解釋藏府經脈組織的病理與症狀，是《內經》中大部分篇章的共通語言，而不斷分辨細微的「氣血」差異、並加以定義命名分類，則是醫家試圖處理千奇百怪的身體感受與症狀所做的努力。「痹」與「厥」同時具有疾病與症狀的概念，也夾帶「痛」的感覺，醫家在研讀文本與臨床診治時，必須不斷重複「同中求異」與「異中求同」的過程，即使諸多感受與症狀可能有所重疊，但臨床上若謹守「辨證求因、審因論治」的心法時，「痛」及相關身體感便能清晰區別。換句話說，瞭解生命元素的正常運作方式及病因病機與症狀的關係之後，要能實際驗證分辨出「痛」與其他感受的異同，其能力在於診斷功夫之高下。

四、明示與暗喻——診斷方式的發展與病因病機的建立

在臨床上，醫者最重要的是具備正確診斷的能力及清楚的生理病理知識，診斷不清、不識生理病理之關連，便無法察覺疾病背後的真相，亦無從選取正確療法。中醫學有許多獨特的診斷方式，大致分為望、聞、問、切四大類，醫師透過這些方法與病患交流接觸，在過程中獲取訊息、進而產生獨有的感受與覺知，並以此與理論及經驗相比對，作為分辨診治的依據。早在《素問・玉機真藏論》便言：

> 凡治病，察其形氣色澤，脈之盛衰，病之新故，乃治之，無後其時。形氣相得，謂之可治；色澤以浮，謂之易已；脈從四時，謂之可治；脈弱以滑，是有胃氣，命曰易治，取之以時。形氣相失，謂之難治；色夭不澤，謂之難已；脈實以堅，謂之益甚；脈逆四時，為不可治[217]。

透過四診合參能夠收集最多的資料，對疾病趨勢與預後做出正確判斷，甚至預告死生。同書〈疏五過論〉曾提出高明的醫生治療疾病時必須具備以下能力：

> 聖人之治病也，必知天地陰陽，四時經紀，五藏六府，雌雄表裏，刺灸砭石、毒藥所主，從容人事，以明經道，貴賤貧富，各異品理，問年少長，勇怯之理，審於分部，知病本始，八正九候，診必副矣[218]。

這裡強調的是「全面性」的診斷技術與「博物式」的資料收集，範圍涉及看似與醫療無關的條件，同時必須經過一連串「辨認→區別→判斷」的過程才算完成診斷。依「《內經》時代」的標準，嚴謹而精細的診斷程序是必需的，沒有這樣做的醫師乃「診病不審，是謂失常」，表示其基本觀念與訓練不足、學藝不精。

身體與環境互動的觀點也影響了診斷觀念的建立，在整體診察的前提下使診斷方式朝多元互補發展。《難經・六十一難》提到：「望而知之謂之神，聞而知之謂之聖，問而知之謂之工，切脈而知之謂之

[217] 山東中醫學院、河北醫學院（校釋），《黃帝內經素問校釋》，282。

[218] 山東中醫學院、河北醫學院（校釋），《黃帝內經素問校釋》，1258。

巧」[219]，歷代醫家經常引以說明診法種類，強調四診功夫之高低以「望聞問切」依序排列，望而能知病為最勝；但《靈樞・邪氣臟腑病形》曾提及：「善調尺者，不待於寸，善調脈者，不待於色」[220]，似又認為善於觸摸觀察尺膚（切診）者，不需再診察寸口脈（脈診）；善於診脈者，也不必再望五色（望診），便能清楚瞭解病情。這說明診斷能力不僅因人而異，也因個人專長不同而有位階上的差別。但其實同篇緊接著提到：「知一則為工，知二則為神，知三則神且明矣。……能參合而行之者，可以為上工，上工十全九。行二者，為中工，中工十全七。行一者，為下工，下工十全六」[221]，這才是關於診斷的完整論述。各種診法皆有獨特性，從病患身上擷取訊息的範圍與項目也各不相同，應無高低優劣之別，而是取決於操作者的功夫熟練與否及全面運用的程度[222]。精專越多種診法，便越能準確診治病患。

透過診斷收集資料後所要判斷的對象幾乎都是身體內部無法目視的變化。戰國之後身體認知的複雜性增加，除了加速生理病理知識的理論化之外，透過身體內外諸現象的彙整，亦促進診斷思維發展，各種診法逐漸產生。《靈樞・外揣》說明了從外在表現探求內在的變化的概念：

> 岐伯曰：日與月焉，水與鏡焉，鼓與響焉。夫日月之明，不失其影，水鏡之察，不失其形，鼓響之應，不後其聲，動搖則應和，盡得其情。黃帝曰：窘乎哉！昭昭之明不可蔽。其不可蔽，

[219] 王惟一（注），《黃帝八十一難經》，196。

[220] 河北醫學院（校釋），《靈樞經校釋》，上冊，92。

[221] 河北醫學院（校釋），《靈樞經校釋》，上冊，88、92。

[222] 翁宜德，〈《難經》臟腑疾病觀研究——以文字考釋為核心觀點〉，7、14。

> 不失陰陽也。合而察之，切而驗之，見而得之，若清水明鏡之不失其形也。五音不彰，五色不明，五臟波蕩，若是則內外相襲，若鼓之應桴，響之應聲，影之似形。故遠者司外揣內，近者司內揣外，是謂陰陽之極，天地之蓋，請藏之靈蘭之室，弗敢使泄也[223]。

岐伯強調事物間具有密切關連，當發生一個變化時，便會立即因該變化引起一個反應，瞭解這種關係便能掌握變化與反應間的內涵。黃帝則闡述透過望診、切診等方式收集臨床資料後，以陰陽特性為鑑別標準作分析，結果便能像清水明鏡反映物體形象一樣清晰；從外部變化推測體內疾病、或察覺體內疾病後推測外部證候，都是依賴這種原理。因此《難經・六十一難》說：「望而知之者，望見其五色以知其病。聞而知之者，聞其五音以別其病。問而知之者，問其所欲五味以知其病所起所在也。切脈而知之者，診其寸口，視其虛實，以知其病，病在何藏府也」[224]。運用四診所收集與判斷的，正是在身心徵兆的細微反應中，探尋體內疾病變化的各種趨勢。

「痛」的主觀性使每個患者描述的程度、部位、種類及特徵皆不相同，醫者在診治時必須有一套遵循的標準方法，才能客觀確認原因。在四診當中，「聞診」與「問診」對於痛的資訊收集相對簡單直接，痛症的「聞診」以聽覺為主，基本上根據因疼痛表現出的各種說話態勢與聲調來判斷，如《金匱要略・臟腑經絡先後病脈證》云：「病人語聲寂然喜驚呼者，骨節間病；語聲喑喑然不徹者，心膈間病，語聲啾啾然細而長者，頭中病（痛）」[225]。《四診抉微》亦言：「攢眉呻吟，必苦

[223] 河北醫學院（校釋），《靈樞經校釋》，下冊，35–36。

[224] 王惟一（注），《黃帝八十一難經》，196–197。

頭痛。叫喊呻吟，以手捫心，為中脘痛。呻吟身重，轉即作楚，乃為腰痛。呻吟搖頭，攢眉捫腮，乃為齒痛。呻吟不起，為腰腳痛。診時吁氣，為屬鬱結。搖頭而言，乃為裡痛」[226]。這些皆是由直接觀察所得。簡單的說，病患產生痛覺時面部表情、說話聲調與身形動作會因部位與特性做出不同的反應；引文約略夾雜了「望診」的技術，可視為兩種診法合參的範例。此外，聲音的診斷另有一套細膩方法，理論依據陰陽分類與五行系統的對應。《中藏經・陰陽大要調神論》曰：「陽候多語，陰症無聲；多語者易濟，無聲者難榮」[227]，陽性疾病患者正氣尚足，仍能正常言語，故病易治；陰性疾病患者明顯陽虛，不但無氣發聲，預後亦差，這是以發聲氣力之有無區分陰陽病機。此外，因五臟能相應於五音、五味、五色等現象，因此《素問・陰陽應象大論》歸納五臟與五音之對應，得到「角為木音通於肝，徵為火音通於心，宮為土音通於脾，商為金音通於肺，羽為水音通於腎」的結論[228]，這是五臟功能正常時所表現的「正音」，其語調和音頻的特徵分別為：

> 脾應宮，其聲慢以緩；肺應商，其聲促以清；肝應角，其聲呼以長；心應徵，其聲雄以明；腎應羽，其聲沉以細[229]。

當內臟功能異常，對應的聲音特徵也會產生變化，《四診抉微》歸納了

---

[225] 吳謙，《訂正金匱要略注》，收入：吳謙（編），《醫宗金鑑》（北京：中國中醫藥出版社，1995），211。

[226] 林之翰，《四診抉微》（臺北：華聯出版社，1983），61。

[227] 華佗，《華佗中藏經》，6。

[228] 山東中醫學院、河北醫學院（校釋），《黃帝內經素問校釋》，73–79。

[229] 林之翰，《四診抉微》，59。

五臟六腑為病使聲音語調變動的情況[230]，請見表 3–10：

表 3–10

五　臟	聲　音	六　腑	聲　音
肝	在聲為呼	膽	聲清者膽病
心	在聲為笑	小腸	聲短者小腸病
脾	在聲為歌	胃	聲速者胃病
肺	在聲為哭	大腸	聲長者大腸病
腎	在聲為呻	膀胱	聲微者膀胱病
–	–	肝膽二藏相剋病	聲呼漫者
–	–	胃膀胱二藏相剋病	聲速微者

不管是異於平常的聲音、聲調、音頻、音韻，甚至言語內容、氣息強弱與流暢度皆代表體內疾病種類及程度的不同，因此除了直接聽聞病患對痛症的抱怨之外，醫者透過鑑別發音特徵與談話內容的差異性更能做進一步的分析。

由於「痛」是自覺感受，「問診」在痛症診斷上普遍而直接，操作時只要詢問患者有無疼痛感即可知悉，但欲獲得進一步客觀精確的體徵資訊時仍須有技巧的詳細詢問。《素問・徵四失論》曾言：

> 診病不問其始，憂患飲食之失節，起居之過度，或傷於毒，不先言此，卒持寸口，何病能中，妄言作名，為粗所窮，此治之四失也[231]。

謹慎的醫師透過問診除了可以瞭解目前主觀之病情敘述，還能對過去病史、飲食偏好、生活方式、用藥習慣等綜合考量以做出正確診斷。

[230] 林之翰，《四診抉微》，60。

[231] 山東中醫學院、河北醫學院（校釋），《黃帝內經素問校釋》，1263。

此即《靈樞・師傳》所言「臨病人問所便」——問清楚病患惡欲與各種症狀的特徵，才能順其病情治療。痛症的問診大致須確定發病誘因、病史、特徵、程度、發作時間及部位等，透過相關描述作鑑別診斷後有助於精確治療。

至於「望診」與「切診」牽涉的醫學理論較為廣泛複雜，特別是在痛症的診斷上，客觀性的資訊多數由這兩項診斷而來。筆者認為，這兩種診法有部分內涵是藉助了相同的媒介——即以「觀測、比較、分辨」經脈與血脈的各種變化而呈現患者的身心狀況，這在診斷痛症時尤其重要。張景岳曾說：「脈色者，血氣之影也。形正則影正，形斜則影斜。病生於內，則脈色必見於外，故凡察病者，須先明脈色」[232]，脈與色是皆由經脈與血脈所展現出的不同訊息，醫者以不同的感官方式察覺脈色隱含的生命意義。針對同一觀察對象，卻能以不同診斷方式分辨更多的身心資訊，其實也凸顯了早期中醫學即已對生命現象多元特質有所體認的事實。

整體性的「望診」不外乎觀察形質、動態與神色[233]。形質牽涉體質概念，雖有罹患特定疾病之傾向，但與痛症的產生關係並不直接；而因疼痛使身體動態改變亦屬容易看出的主觀行為；至於「神」與「色」的觀察與辨別則對痛症客觀的病因病機分析有非常重要的貢獻。前文論及「神」是能使生命力正常發揮的一種狀態與力量，生命活動的外在表現皆透過「神」得以完成；而經脈與血脈的流暢、臟腑正常運作及氣血水充足時能使精氣飽足，間接穩定「神」的展現。在「內外應合」關係的前提下，以望神察覺面色表情、言語意識、目光神態等有無異常的過程，能推論體內生命物質與能量的互動狀況、及疾病種類

[232] 張介賓，《景岳全書》，12。

[233] 馬建中，《中醫診斷學》（臺北：正中書局，1996），13–16。

與病勢發展。基本上，能引起短暫而程度不嚴重的痛症，其病因病機較單純，病勢相對較輕，處理得當尚不至於嚴重影響神的運作；但強烈或牽延不絕的疼痛，則意味著體內結構與運作正處於明顯的異常，病因病機可能較複雜或病勢較深，這種狀態則可能明顯影響神的層次，甚至導致情緒與神智等精神狀態失衡。因此《靈樞・九針十二原》敘述針刺原則時提出：「粗守形，上守神」[234]，要求的正是治療前須全面掌握病患氣血虛實盛衰的情況，瞭解當下神的活動狀態，才能以針刺補瀉調整，重新恢復平衡。

望「神」之盛衰提供了病勢與預後的重要資訊，合併望「色」後更能深入探究病機。人之面色、體色乃由脈中氣血所決定，《靈樞・邪氣臟腑病形》指出：「首面與身形也，屬骨連筋，同血合於氣耳。……十二經脈，三百六十五絡，其血氣皆上於面而走空竅」[235]。頭面與全身由同一套生理機制供應氣血能量，諸脈之氣血上注於顏面，不僅維持五官功能正常發揮，也確保透過窺探面部皮膚氣色以推測體內氣血虛實消長的診法得以成立。就中醫學的膚色分類而言，正常顏色有五種，分屬於五臟之正色：青（肝）、赤（心）、黃（脾）、白（肺）、黑（腎）[236]；正色是具有生命力的，此稱為「氣之華」。《素問・脉要精微論》說明了顏色有無具備生命力的特徵：

> 赤欲如帛裹朱，不欲如赭；白欲如鵝羽，不欲如鹽；青欲如蒼璧之澤，不欲如藍；黃欲如羅裹雄黃，不欲如黃土；黑欲如重漆色，不欲如地蒼。五色精微象見矣，其壽不久也[237]。

[234] 河北醫學院（校釋），《靈樞經校釋》，上冊，7。

[235] 河北醫學院（校釋），《靈樞經校釋》，上冊，85–86。

[236] 山東中醫學院、河北醫學院（校釋），《黃帝內經素問校釋》，57–58。

《素問・五藏生成篇》更闡述不具「氣之華」的顏色隱含著較差的預後：

> 故色見青如草茲者死，黃如枳實者死，黑如炲者死，赤如衃血者死，白如枯骨者死，此五色之見死也。青如翠羽者生，赤如雞冠者生，黃如蟹腹者生，白如豕膏者生，黑如烏羽者生，此五色之見生也[238]。

醫家們雖以不同的意象分別描述死生之色的差別，但皆強調「神氣即代表生命力」。五臟陰陽平衡、經脈血脈運作正常時，膚色光彩潤澤，生機自然展現；當諸色枯暗無華或過於明亮外顯時，則意味著內臟經脈氣血衰敗失衡。兩種極端的顏色變化皆表示著生命力的異常。

周學海言：「夫五色有光，明亮是也；五色有體，潤澤是也。光者無形，為陽主氣；體者有象，為陰主血。……平人五藏既和，其一藏之色，必待其王而使榮於外」[239]。正常情況下，面色的轉變僅依季節對應內臟的關係形成氣血變動而略有偏旺，但基本上仍呈現五色共存共榮而無獨亢的狀態。《靈樞・五閱五使》云：「黃帝曰：五色之見於明堂，以觀五藏之氣，左右高下，各有形乎？岐伯曰：府藏之在中也，各以次舍，左右上下，各如其度也」[240]。因顏面之五部亦對應於內臟，所以五色在面部呈現之趨勢也受內臟特質影響略有部位上的差別[241]，

---

[237] 山東中醫學院、河北醫學院（校釋），《黃帝內經素問校釋》，217–218。

[238] 山東中醫學院、河北醫學院（校釋），《黃帝內經素問校釋》，152。

[239] 周學海，《形色外診簡摩》（北京：人民衛生出版社，1987），64–65。

[240] 河北醫學院（校釋），《靈樞經校釋》，上冊，541。

[241] 河北醫學院（校釋），《靈樞經校釋》，上冊，539。

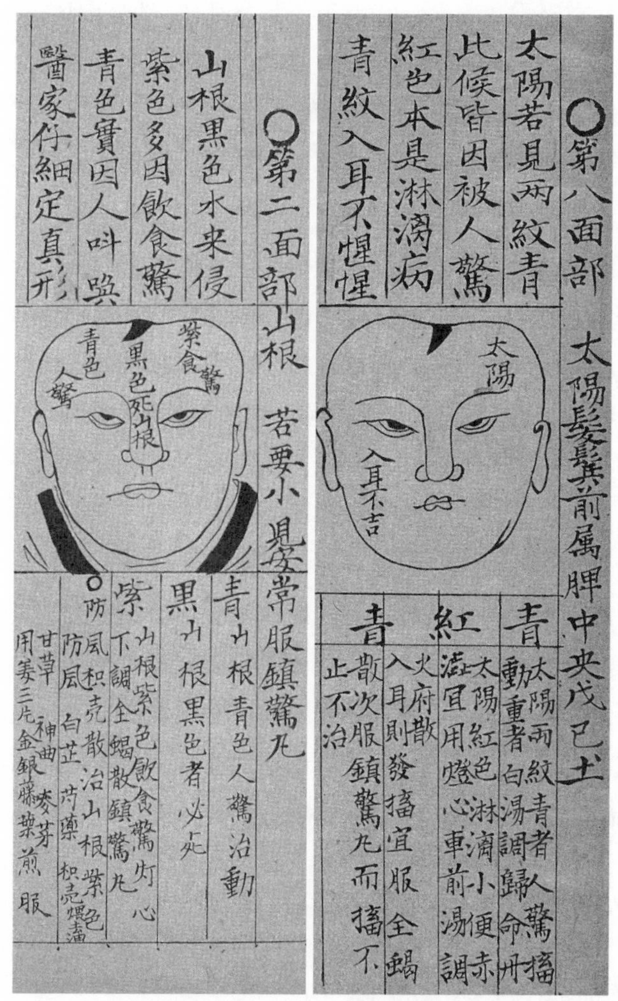

圖 3–5　小兒面部望診圖

面部的氣色種類、淺深、澤夭、明暗與勝剋之別，可辨別症狀及疾病之成敗。（出處：萬全，《萬氏家傳廣嗣紀要》；Wellcome Trust 提供）

無法目視的體內機轉可透過顏面局部小範圍的觀察間接瞭解。以《靈樞・五色》言腎乘心為例，心之正色本為紅色，但心因病而虛，故腎邪乘虛而入，在心所屬的部位就會出現較明顯的黑色，此為水火相剋，預後較差。若色澤互動乃「色部承襲者」，即色部關係為母子相成、母部見子色者（如心部見黃色），即使病重亦無死亡之險，相關病機皆可依此類推。

至於疾病的發生與病情變化透過顏面望診的比較可以推斷，原理同樣依據「五色之見也，各出其色部」的概念。各種色澤的呈現有其生理規律，配合氣色種類、淺深、澤夭、明暗與勝剋之別，可辨疾病之成敗。《靈樞・五色》提到數種以色澤判斷病情的原則可供臨床使用，整理如下[242]：

㈠顏色特性與病位病勢之關係

「五色各見其部，察其浮沉，以知淺深；察其澤夭，以觀成敗；察其散摶，以知遠近；視色上下，以知病處；積神於心，以知往今」。面色顯明為浮主表病，隱約為沉主裡病；面色潤澤為神氣充沛，枯槁無華為氣血衰敗；面色散漫為病程尚短的新病，色團聚則病程長為久病；以病色出現的特徵足以判斷病機的性質。此外，「其色上銳，首空上向，下銳下向，在左右如法」，病色尖端所進展之方向，也暗示了身體虛弱部位之所在與疾病推進的趨勢。

㈡顏色與症狀、病因之關係

「青黑為痛，黃赤為熱，白為寒」這與《素問・舉痛論》的內容完全相同。此外還提到：「黃赤為風，青黑為痛，白為寒，黃而膏潤為

[242] 河北醫學院（校釋），《靈樞經校釋》，下冊，83–101。

膿，赤甚者為血痛，甚為攣」。在色診的歸納中，痛症多因寒證血瘀與熱證發炎而導致，這類描述單純以顏色對應症狀，其病理變化的解釋大抵可推測：青黑為血瘀、白為血循不足、黃赤為發炎，並有急性慢性之別。臨床上常見兩種以上的病色同時出現，例如女子痛經月水不調，若面色清白無澤、缺乏血色並夾有青黑，則可合理推測病患氣血不足兼有血瘀。

㈢部位、色澤與病症的關係

「男子色在於面王，為小腹痛；下為卵痛；其圜直為莖痛，高為本，下為首，狐疝㿗陰之屬也。女子色在於面王，為膀胱子處之病，散為痛，搏為聚，方員左右，各如其色形。其隨而下而至胝，為淫，有潤如膏狀，為暴食不潔」。出現在鼻尖兩旁及人中部位的病色，主男女泌尿生殖系統的疾病；病色牽連至唇上，則有消化不良的問題，其他部位亦可類推相應器官與組織。《靈樞・衛氣失常》有另一種分類：「色起兩眉薄澤者病在皮；唇色青黃赤白黑者，病在肌肉；營氣濡然者，病在血氣；目色青黃赤白黑者，病在筋；耳焦枯受塵垢，病在骨」[243]。該理論建立起從頭面器官的色澤變化，推敲氣血及身體結構病變的關連性。

㈣五色善惡順逆預後與治療原則

中醫學認為潤澤而具備神氣的顏色為善色，即使罹病也表示臟腑精氣未衰，生機可期；相反則為惡色，胃氣已竭，預後較差。同時若病色出現於特殊部位，則表示元氣大虛又遭病邪侵犯，容易導致死亡。故原文強調「其色粗以明者為間，沉夭者為甚，其色上行者，病益甚；

[243] 河北醫學院（校釋），《靈樞經校釋》，下冊，156。

淡白透明

冷食停積用枳實理中湯必致十無一生所見多矣
第二十六淡白透明舌不論老幼見此舌即是虛寒宜補
中益氣湯加薑桂附治之風寒傷寒證均
無此透明之舌透明者全舌明淨無苔而
淡白濕亮間或稍有白浮漲似苔卻非苔
也此為虛寒舌之本色若感寒邪者有薄浮滑苔故云傷
寒無此舌以上二者為虛寒白舌之準

白苔弦淡紅　白苔　淡紅

第二十七白苔弦淡紅舌其白苔薄滑者
在表證為邪初入裏丹田有熱胸中有氣
乃少陽半表半裏證宜小柴胡湯梔子豉

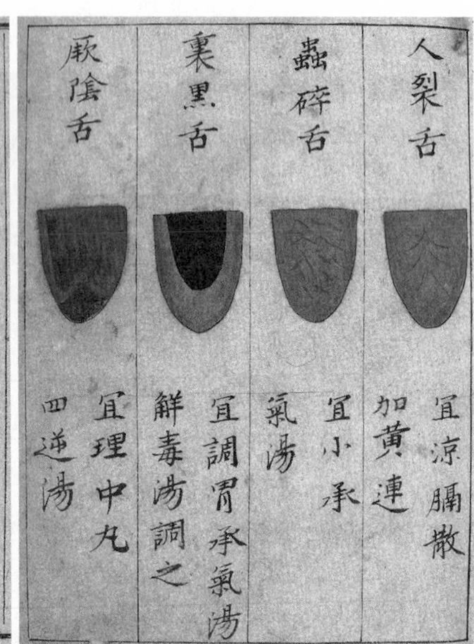

圖 3-6　舌診圖

舌診亦為望診之一，透過舌質、舌態與舌苔的變化瞭解病情，其中舌質的變化與血脈特性相關。（左圖出處：梁玉瑜（傳），陶保廉（錄），《舌鑑辨正》；右圖出處：敖氏（著），杜清碧（增補），《傷寒點點金》；皆 Wellcome Trust 提供）

其色下行，如雲徹散者，病方已」；「赤色出兩顴，大如拇指者，病雖小愈，必卒死。黑色出於庭，大如拇指，必不病而卒死」。至於治療原則乃依病色所展現的病位與病勢隨證治之：「病生於內者，先治其陰，後治其陽，反者益甚。其病生於陽者，先治其外，後治其內，反者益甚」。

望色的對象除了顏面之外，尚有軀幹四肢之皮膚絡脈。「欲知皮部，以經脈為紀者，諸經皆然」，不同於顏面色診以部位色澤對應五臟六腑，絡脈色診之根據與分類乃以各皮部絡脈的分布與呈現的色澤為基礎。由於經脈與血脈的主幹皆伏行於分肉之間，往外走到皮下可見的皆為所屬之絡脈，因此可供觀察的皮膚氣色乃是絡脈的「色」與「澤」，反映出的是該「脈」當下的特質。而脈中氣血的盛衰又與五臟六腑之功能表現息息相關，故經由皮膚絡脈色診可間接觀察內臟的現象。這一套診法的相關機轉曾在《素問・皮部論》中以病理的角度描述：

> 是故百病之始生也，必先於皮毛，邪中之則腠理開，開則入客於絡脈，留而不去，傳入於經，留而不去，傳入於府，廩於腸胃[244]。
>
> 皮者，脈之部也，邪客於皮則腠理開，開則邪入客於絡脈，絡脈滿則注於經脈，經脈滿則入舍於腑臟也，故皮者有分部，不與而生大病也[245]。

病邪可經由皮膚進入絡脈、並在未正確治療的情況下漸次及於內臟，而臟腑之氣也能循相同途徑及於皮部。因此觀察皮部絡脈之色澤特性不但可以確定病邪感染之病勢病位，也能藉由比較顏色變化而得知病邪種類與症狀的關係。

皮膚絡脈色診的病色、病機與症狀關係在《內經》各篇章有類似的說明，整理如表 3–11：

表 3–11

章節名	內　容
《素問・皮部論》	其色多青則痛，多黑則痹，黃赤則熱，多白則寒，五色皆見，則寒熱也。寒多則筋攣骨痛，熱多則筋弛骨消，肉爍

[244] 山東中醫學院、河北醫學院（校釋），《黃帝內經素問校釋》，695。

[245] 山東中醫學院、河北醫學院（校釋），《黃帝內經素問校釋》，700–701。

[246] 山東中醫學院、河北醫學院（校釋），《黃帝內經素問校釋》，694–695。

[247] 河北醫學院（校釋），《靈樞經校釋》，上冊，267。

[248] 河北醫學院（校釋），《靈樞經校釋》，下冊，322。

	膕破，毛直而敗[246]
《靈樞・經脈》	凡診絡脈，脈色青則寒且痛，赤則有熱。胃中寒，手魚之絡多青矣；胃中有熱，魚際絡赤。其暴黑者，留久痺也。其有赤有黑有青者，寒熱氣也。其青短者，少氣也[247]
《靈樞・論疾診尺》	診血脈者，多赤多熱，多青多痛，多黑為久痺，多赤、多黑、多青皆見者，寒熱。身痛而色微黃，齒垢黃，爪甲上黃，黃疸也[248]

基本上，色澤與病機可用陰陽、寒熱區分，青、黑、白為陰寒一類，黃、赤為陽熱一類；這與面部望診的分類法是雷同的。然而依《素問・經絡論》所言，部分情況下絡脈出現異色並非產生疾病，而是受四時氣候影響，仍視為常色[249]。絡脈部位略深、較接近經脈者，其色澤隨五行配五臟之經脈色澤而穩定不變；部位較淺者，則容易受四時之氣而變動。

吾人雖未能確定四診的發展歷程孰先孰後，但可從常理推斷：當見到肌膚失去常色，或發現皮下血脈色澤出現變化、產生異常搏動，以及組織突然腫脹萎縮、或覺知身體內外產生異常感受——特別是疼痛的發生時，一般人下意識的反應必定是觸摸[250]。患者及照護者經由觸摸以安撫身心、緩解症狀，醫療人員則藉由觸摸試圖瞭解身體變化的發生原由；因此，時人受本能驅使而產生的觀察、聽聞、詢問及觸摸等行為，正是診法發展的縮影。「切診」廣泛包含觸摸的功夫，醫者以手接觸、按壓、扣擊病患身體的特定部位，以理解疾病的內在變化與外在反應。脈診屬於其中一種，但因臨床使用率相對較高，幾乎成為切診的同義詞[251]。依學者的考證，系統化經脈理論的建立得自於「以氣為本」及「水利模型」的生命意識[252]，但不能忽視的是，在這套循

[249] 原文為「陰絡之色應其經，陽絡之色變無常，隨四時而行也。寒多則凝泣，凝泣則青黑，熱多則淖澤，淖澤則黃赤，此皆常色，謂之無病」。參：山東中醫學院、河北醫學院（校釋），《黃帝內經素問校釋》，702。

環理論建立之前，從觀察到觸摸的反覆驗證是重要的因素。本節將不對「腹診」、「背腧診」等切診技術多所著墨，由於歷代指導診脈的文本相當多，操作方式亦無須贅言。以下筆者將以較大篇幅探討早期脈診系統化過程中，「脈」所傳遞的生命訊息是如何呈現與被解碼的。

早期的診脈大致有兩種方法，一是觀察辨別表淺絡脈，另一是診察體表可觸及搏動之脈；黃龍祥認為其一診血、其二診氣，並強調以接觸按壓脈動察氣盛衰之法，能依氣之變動判斷經脈臟腑之過[253]。最早診察脈動的紀錄應出自張家山《脈書》與馬王堆《脈法》，兩出土文獻不約而同記載了偵測脈異常流動形式與疾病關係的診斷方法：

> 相脈之道，左□□□□□按之，右手直踝而簟之。它脈盈，此獨虛，則主病。它脈滑，此獨澀，則主病。它脈靜，此獨動，則主病[254]。

依《說文》所言，「省視」謂之「相」，即以目接物之意；而段玉裁引

---

[250] 范行準，《中國醫學史略》（北京：中醫古籍出版社，1986），14。

[251] 自《難經》簡化脈診後，歷代醫者幾乎獨尊寸口脈診，身體其他位置的脈動診察成為邊緣化的診斷方式。參：關曉光，〈脈診：格式化、神秘化、客觀化——脈診演進中若干重大問題的文化解析〉，《醫學與哲學》，22.5（大連，2001.05）: 58–60；關曉光、車離，〈脈診，一種特殊的文化現象〉，《醫學與哲學》，17.5（大連，1996.05）: 232–234。

[252] 杜正勝，《從眉壽到長生》（臺北：三民書局股份有限公司，2005），106–120；小野澤精一（等編），《氣的思想——中國自然觀與人的觀念的發展》（上海：上海人民出版社，2007），277–281、289–292。

[253] 黃龍祥，《中國針灸學術史大綱》，243–245。

[254] 江陵張家山漢簡整理小組，〈江陵張家山漢簡《脈書》釋文〉，《文物》，7: 74。

《詩經・桑柔》所言，「相」有「與物相接者」之引申義[255]，故「相脈之道」指的就是「觀察觸摸脈的方法」。《太素》有雷同的描述可補足引文之闕字，但所言脈動形式與病候關係略有不同：

> 以左手上去踝五寸而按之，右手當踝而彈之，其應過五寸以上需然者不病；其應疾中手渾渾然者病；中手徐徐者病，其應上不能至五寸者，彈之不應者死[256]。

而《素問・三部九候論》中的相關內容亦與《太素》近乎一致[257]，敦煌出土醫籍也有雷同的記錄[258]。可見以踝部作為診斷的部位並非偶然，也一直是醫者關注的診法。從馬王堆兩部灸經中發現，足脈與踝部有密切關係；踝部幾乎是所有足脈的必經之處，甚至足鉅陽脈的是動病還以「踝厥」為名[259]。上述兩段引文的診察部位雖同樣位於小腿內側，但操作方式及對脈動訊息的解讀略有不同。第一種方法是先以左手觸摸內踝處的脈動點，再向上循脈走向滑動觸摸，至踝以上五寸處輕輕按壓，使下方動脈更加充盈明顯，再以右手深淺探取內踝脈動點，以比較兩處脈搏動的盈與虛、滑與澀、動與靜等情況，加以論病[260]。馬繼興的考證也支持這種論點，並認為這是根據病患自身脈象加以比對

[255] 許慎（著），段玉裁（注），《圈點段注說文解字》，4 篇上（臺北：萬卷樓圖書股份有限公司，2002，明嘉慶本），134。

[256] 楊上善，《黃帝內經太素》，379–380。

[257] 山東中醫學院、河北醫學院（校釋），《黃帝內經素問校釋》，294。

[258] 馬繼興（等輯校），《敦煌醫藥文獻輯校》（南京：江蘇古籍出版社，1998），9–10。

[259] 馬繼興，《馬王堆古醫書考釋》，221。

[260] 劉士敬、朱倩，〈「相脈之道」考析〉，《中華醫史雜誌》，27.4（北京，1997.04）：198–200。

的診斷法，能直接衡量病患有無疾病[261]，但對於進一步症狀的描述，病位病勢、病因病機的探求，本法的資訊顯然稍嫌不足。張家山與馬王堆出土的所有文獻中，本法是唯一有關「診脈動」的描述，對照《內經》以降的諸多診脈方式可知，此為脈診發展過程中較早期的紀錄。

第二種方法是醫者用左手按壓於病患內踝上五寸處，再以右手指在內踝處輕輕彈擊，憑左手在其上五寸處搰之所感受到的震動感覺而診斷疾病。有學者認為彈擊的對象是血管[262]，全元起注之《素問》及《針灸甲乙經》則認為是足踝關節，全元起並指出選擇內踝的原因乃「內踝之上，陰交之出，通於膀胱，繫於腎，腎為命門，是以取之，以名吉凶」[263]。內踝附近的脈動表現對應生命最根本之原氣狀態，故能判斷疾病程度與死生；嚴建民經過臨床試驗後也主張透過內踝部位「脈氣」的觀察的確可以掌握一些生命信息[264]。姑且不論彈擊對象是血脈或骨骼，本法重點係以左手感知震動的狀態，以決定經脈氣血傳導的效率或骨密度的優劣高低，並以感受的結果區別病與不病。從戰國早期單純比較觀察血脈之常變以論疾病之發生，到《內經》時代不僅區別有無罹病，還能決生死、斷預後；「踝部的診斷」看似雷同，其實隱含了診斷思維與技術的進展。

緊接著抄寫於「相脈之道」之後的一段紀錄提到：

> 夫脈固有動者，骭之少陰，臂之鉅陰、少陰，是主動，疾則病。

[261] 馬繼興，《馬王堆古醫書考釋》，297。

[262] 董良杰，〈鼓之如鼓與當踝而彈之——《黃帝內經》中的叩診〉，《中國中醫基礎醫學雜誌》，2.5（北京，1996.05）: 25。

[263] 段逸山，《「素問」全元起本研究與輯復》，66。

[264] 嚴建民，《遠古中國醫學史》（北京：中醫古籍出版社，2006），119。

此所以論有過之脈也，其餘謹當視脈之過[265]。

引文包含了兩個重點，第一，《靈樞・動輸》也有「經脈十二，而手太陰、足少陰、陽明，獨動不休，何也?」的記載，雖然經脈名稱有別，但足以證明某些脈在特定的身體部位的確能夠較輕易經由按壓體表感受到搏動，並可視異常脈動為罹患疾病的徵象；這是前述兩種診法最根本的原理，《內經》的三部九候診也可視為本法擴展之成果。第二，具有「脈動異常即代表身體罹病」的觀念後，再配合各脈所主病候參詳，便能詳細判斷疾病發生的部位，這正是兩部「十一脈灸經」記載各脈循行與病候的價值所在。回想兩部「十一脈灸經」與《脈法》出土時抄寫於同一卷帛書，並依前後順序排列；先列舉基礎生理病理，再談臨床應用，如此鋪陳或可呈現當時抄寫人的用心。再思索「是主動，疾則病」的觀點，時人認為正常脈動現象是生命力的展現，異常變化則代表疾病的發生，這與《左傳》裡慶鄭觀察到馬匹因驚慌喪失體力，同時出現血管膨脹的現象其實是一致的：青筋暴露的馬匹外強中乾無法作戰，脈動異常的人身則罹患疾病諸症蜂起。《醫經會解》談「脈理陰陽」時明確指出：「其所以審虛實、察陰侵、決生剋而藉以行治法者，脈也」[266]，明示的身體現象其實潛藏著疾病的隱喻。

有趣的是，《史記・扁鵲倉公列傳》曾記載「至今天下言脈者，由扁鵲也」，但扁鵲的脈診卻不見身體接觸的描述。醫案中扁鵲診察趙簡子、虢太子之疾後所言乃以分析經脈與血脈之流動現象、及陰陽氣血互動狀態為主，齊桓侯一案更僅以望診論死生預後。由此可見，扁鵲

---

[265] 江陵張家山漢簡整理小組，〈江陵張家山漢簡《脈書》釋文〉，《文物》，7: 74。

[266] 江梅（授），鄧景儀（述），《醫經會解》，收入：鄭金生（主編），《海外回歸中醫善本古籍叢書》，第 4 冊（北京：人民衛生出版社，2003），32。

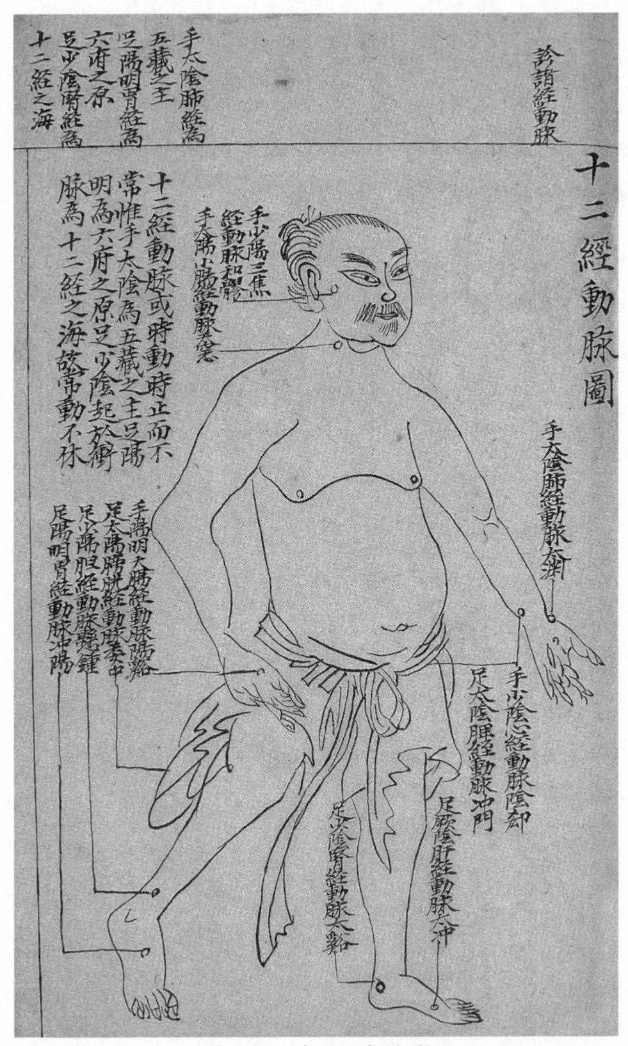

圖 3–7　十二經動脈圖

古代診脈的兩種方法：「觀察辨別表淺絡脈，診察體表可觸及搏動之脈」。正常脈動現象即是生命力的展現，異常的變化則代表疾病的發生。十二經皆有其脈動，代表體內存在著不同型態的生命力。（出處：錢雷，《人鏡經附錄》；Wellcome Trust 提供）

的診斷結果並非強調經由「觸摸」脈動而來，關於諸脈如何產生病理變化的解釋，其理論依據是來自於陰陽思維、氣論、術數與氣血循環等知識與症狀表現的綜合判斷，而非透過觸摸的感受。因此筆者認為，此處司馬遷強調扁鵲所言之「脈」應視為「一套與『脈』相關的生理病理學知識」。另有一證據可支持本論點，從列傳中扁鵲飲上池水三十日後「以此視病，盡見五藏症結，特以診脈為名耳」，及扁鵲自謂能「不待切脈望色聽聲寫形，言病之所在」的記載，顯示扁鵲已經能由望診訊息及病患症狀掌握疾病源由，其以「診脈」為名言之，指的是「以脈釋病」，表示扁鵲臨床所倚重的釋病方法是熟練的脈學知識而非強調以手觸診脈象。西元三世紀左右成書的《脈經》，卷 5 載有以扁鵲為名的望診與脈診法，脈診部分不乏有時辰對應脈動、五藏脈形、辨死生、及「弦脈」、「濇脈」、「短脈」等皆必須經由觸摸才能確定的「脈象」[267]，推測可能是後人藉扁鵲之名所作，該現象除了顯示出時人對脈診的認識觀點多有不同、脈診多元的發展正方興未艾之外，也隱含醫者一貫尊古遺風、對扁鵲釋脈高明之處多所景仰的傳統意識。

同載於《史記》的太倉公也具備脈診與望診之能力，但其醫案內容明顯較扁鵲豐富許多。倉公的病案紀錄大多數採用相同的體例：先標示病患官銜與姓名，隨後「診（切）其脈」以斷病名及死生預後，接著說明罹病由來及病因病機之演變，同時引用《脈法》、《奇咳》等古醫書內容印證其闡述乃有所本[268]。醫案中有關脈象的病理解釋也與扁鵲所言多有不同，診脈方法更包含了五藏脈、絡脈診、陰陽學說、左右脈象比較、三陰三陽脈等不同體系。倉公受術於公乘陽慶，並得《脈書》、《上下經》、《五色診》、《奇咳術》、《揆度陰陽脈變》、《藥論》、《石

[267] 王叔和，《脈經》，69–83。

[268] 司馬遷，《史記》，607–612。

神》、《接陰陽》等多種祕傳文本，加上倉公治療齊王侍醫時，曾言診斷原則：「然必審診，起度量，立規矩，稱權衡，合色脈表裏有餘不足順逆之法，參其人動靜與息相應，乃可以論」[269]，表明四診合參的重要性，故其掌握並運用多種診斷方法的情況應該是事實。筆者推測，病例記錄僅以脈法為重的現象，或許是倉公和時醫對諸診法的偏好與重視有位階上的差異所致，也可能是脈診較其他診法來得複雜而困難，因此醫案中特別有記錄的必要。列傳文末倉公回應漢文帝的提問時指出：

> 意治病人，必先切其脈，乃治之。敗逆者不可治，其順者乃治之。心不精脈，所期死生視可治，時時失之，臣意不能全也[270]。

脈診的價值不僅在於體察病因病機，在醫者凝神分辨脈象下，更有判斷死生預後之功能，解讀脈所傳遞的訊息不僅滿足了醫者探索未知生命變化的渴望，也安定了病人對疾病的疑慮與恐慌。或許這正是自春秋以來，脈診在醫者及病患心中具有「神格」地位的最主要原因。從史官的角度來看，太史公先以扁鵲為名，強調脈學理論連結生理病理知識的進展，再藉倉公醫案表述切脈、論病、引用大量文本對照等一系列脈診過程，並於文末總結強調以脈診病的無限性；除了有醫學進步的足跡隱藏其中，脈與生命緊密連結的醫學意識在當時幾乎達到了巔峰。

從陸續集結而成書於東漢的今本《內經》裡，或許更能一窺數百年，甚至更長時間的脈診多元化發展。確定的是，最晚至戰國時代，醫家對於脈已有相當程度的瞭解，更深信脈的活動能顯示身心狀況的內外連結，各醫家遂透過各種接觸與詮釋脈動的方法建立起不同的脈

[269] 司馬遷，《史記》，612。

[270] 司馬遷，《史記》，614。

學體系。值得關注的是，此時的「脈學體系」已同時具備觸摸脈動的方法與解析訊息的理論，成為「綜合性」脈診法。大體上《內經》記載的脈診法有兩大類，一是身體多部位的遍診法，二是特定單一部位的脈診法。遍診法中又有「十二經」脈動診法與「三部九候」法之別。嚴格來說，《內經》並無「十二經脈動」的完整名稱與說法，該診法散布於各篇章，指的是手足三陰三陽每一條經脈的循行部位上，都有某些位置特別容易被察覺搏動，透過觸摸該部位並分析脈動形式，就能得知該經脈氣血變化的情形。這種診斷模式早在出土帛書便可見，帛書並以「出」字凸顯皮膚表淺處明顯搏動的現象，也以脈之「動」、「厥」等名稱概括異常脈動下的疾病與症狀[271]。試想當時在「以脈動連結生命現象」之意識的推波助瀾下，脈診藉由全身多處遍診，以搜尋脈動推敲生命資訊的手段並不足為奇，甚至可認為是必然發生的過程。趙恩儉歸納了各脈可供診斷氣血變化之「出」處[272]，如表 3–12 所示：

表 3–12

脈　名	部　位	穴　名
肺	寸口	太淵穴
大腸	手合谷上	陽溪穴
胃	足跗	衝陽穴
脾	腹下前股溝縫	衝門穴
心	神門內	陰郄穴
小腸	喉旁	天窗穴
膀胱	膕宛	委中穴
腎	踝裡旁穴	太谿穴

[271] 口鎖堂，〈論「是動病」、「所生病」〉，《甘肅中醫學院學報》，20.2（蘭州，2003.02）：10–11；趙京生，〈經脈病候的演變〉，《江蘇中醫》，19.10（南京，1998.10）：9–11。

[272] 趙恩儉，《中醫脈診學》（天津：天津科學技術出版社，1999），50。

心包絡	掌心	勞宮穴
三焦	耳與目之間	和髎穴
膽	外廉踝之上	懸鐘穴
肝	足大趾上跗	太衝穴

表中內容大致上是以體系化後的經穴理論為來源，但這些並非各脈唯一的脈動處，與出土文獻及《內經》、《甲乙經》等文本的記載亦不全然相同，但經由搏動的「氣口」檢視脈之虛實的作法則是一致的；解讀《素問・五藏別論》有關「五藏六府之氣味，皆出於胃，變見於氣口」的論述後更發現，醫家甚至逐漸將脈的現象與內臟狀態相連結。

本章第一節曾論述經脈知識的重要性在於提供了人體上下內外特定部位的特性及彼此間的連繫關係，經脈與臟腑的連結也基於該意識而深化發展。早期的經脈理論無涉於內臟，後來陰經由四肢內側入行於胸腹內，逐漸與五臟相聯繫，陽經與六腑聯繫的理論在時代稍晚也成形[273]。三部九候法是延續出土文獻中「相脈之道」一系之診法，但已具有脈動連結臟腑的觀念。其切脈的部位有上（頭部）、中（手部）、下（足部）三部，每部各分天、人、地三候，共計有九個檢查部位[274]，如表 3–13 所示：

表 3–13

	天	人	地
上	兩額之動脈，候頭角之氣	耳前之動脈，候耳目之氣	兩頰之動脈，候口齒之氣
中	手太陰，候肺	手少陰，候心	手陽明，候胸中之氣
下	足厥陰，候肝	足太陰以候脾胃之氣	足少陰，候腎

診法內容顯示當時對於部分脈的命名仍非常直接；相對於上三部的脈

[273] 黃龍祥，《中國針灸學術史大綱》，391–394。

[274] 山東中醫學院、河北醫學院（校釋），《黃帝內經素問校釋》，288。

動，中下所述的三部手足陰陽命名，應該也是指其特殊的脈動區域，而非經脈名稱。同時頭部的脈動僅作為探查周圍組織器官功能使用，手足二部的脈動除了延續早期的脈學思維之外，已幾乎完全明確標示了對應的內臟[275]。本診法的重要精神在於以「上下若一，不得相失」的正常標準，觀察人身上下左右之脈是否協調；及人體上中下三大部位是否相得。例如上中下之脈彼此參差不齊，病必嚴重；如差距甚大，甚至不可計其至數，則為死症。又如形氣不相得、三部九候皆相失及獨見特殊脈象與異常局部體溫時，亦視為程度不等的病理狀態。這已超越早期觀察單一脈動以斷脈病的觀點，取而代之的是操作上較為複雜的「比較」模式；以形、氣、脈、證間的變化及相得相失的關係來判斷疾病的輕重與死生預後。

特定單一部位的脈診法著重在比較與綜合判讀。其一是人迎寸口法，其二是寸尺診法。山田慶兒認為人迎寸口法的發展較早，並依序往後發展出三部九候法及寸尺診法，但不同的診法間並非完全產生質變，而是逐漸統合[276]。《靈樞・禁服》對人迎寸口相應於身體狀況的特性有詳細的定義：

> 寸口主中，人迎主外，兩者相應，俱往俱來，若引繩大小齊等，春夏人迎微大，秋冬寸口微大，如是者名曰平人[277]。

[275] 當時另有經脈與脈動部位連結內臟的相關知識逐漸體系化，例如十二原穴的概念。參：河北醫學院（校釋），《靈樞經校釋》，上冊，28。

[276] 山田慶兒（著），廖育群、李建民（編譯），《中國古代醫學的形成》（臺北：東大圖書股份有限公司，2003），459。

[277] 河北醫學院（校釋），《靈樞經校釋》，下冊，76–77。

簡單的說，人迎寸口法乃取頸部人迎脈動與手腕寸口脈動作為診察標的，除了診其各自脈象變化之外，主要在於作兩者間的對比。正常情況下人迎主陽主外、寸口主陰主內，其搏動並依四時略有消長。《靈樞・終始》也提到：

> 所謂平人者不病，不病者，脈口人迎應四時也，上下相應而俱往來也，六經之脈不結動也，本末之寒溫相守司也，形肉氣血必相稱也，是為平人[278]。

人迎寸口分別位於足陽明經與手太陰經之循行，脈的搏動態勢與節奏若穩定正常時，意味著「朝百脈」及「水穀之海」的功能正常，能適應環境四時的變化而自行微調，身心內外自然能處於穩定無病的狀態。然而，使用人迎寸口法時，若出現脈動大小明顯不均勻、甚至出現搏動而「躁」時，則依程度不同代表各種病位及病勢的發生。兩者的比較在《內經》中有不同的表述方式，見表 3–14：

表 3–14

《素問・六節藏象論》[279]		
	人　迎	寸　口
一盛	病在少陽	病在厥陰
二盛	病在太陽	病在少陰
三盛	病在陽明	病在太陰
四盛	以上為格陽	以上為關陰

[278] 河北醫學院（校釋），《靈樞經校釋》，上冊，187。

[279] 山東中醫學院、河北醫學院（校釋），《黃帝內經素問校釋》，147–148。

[280] 河北醫學院（校釋），《靈樞經校釋》，上冊，189–191。

[281] 河北醫學院（校釋），《靈樞經校釋》，下冊，77–80。

<table>
<tr><td colspan="6">◎人迎與寸口俱盛四倍以上為關格，關格之脈羸，不能極於天地之精氣，則死矣</td></tr>
<tr><td colspan="6">《靈樞・終始》[280]</td></tr>
<tr><td colspan="2"></td><td colspan="2">人　迎</td><td colspan="2">脈　口</td></tr>
<tr><td>一盛</td><td>一盛而躁</td><td>病在足少陽</td><td>病在手少陽</td><td>病在足厥陰</td><td>在手心主</td></tr>
<tr><td>二盛</td><td>二盛而躁</td><td>病在足太陽</td><td>病在手太陽</td><td>病在足少陰</td><td>在手少陰</td></tr>
<tr><td>三盛</td><td>三盛而躁</td><td>病在足陽明</td><td>病在手陽明</td><td>病在足太陰</td><td>在手太陰</td></tr>
<tr><td>四盛</td><td>四盛且大且數</td><td colspan="2">溢陽。溢陽為外格</td><td colspan="2">溢陰。溢陰為內關，內關不通，死不治</td></tr>
<tr><td colspan="6">◎人迎與太陰脈口俱盛四倍以上，名曰關格。關格者與之短期
◎人迎與脈口俱盛三倍以上，命曰陰陽俱溢，如是者不開，則血脈閉塞，氣無所行，流淫於中，五臟內傷。如此者因而灸之，則變易而為他病矣</td></tr>
<tr><td colspan="6">註：《靈樞・禁服》的分類方法與《靈樞・終始》完全相同，並增加了脈形、脈動節奏與病因病機症狀間的關係：「盛則為熱，虛則為寒，緊則為痛痹，代則乍甚乍間。盛則脹滿，寒中，食不化，虛則熱中、出糜、少氣、溺色變，緊則痛痹，代則乍痛乍止」[281]</td></tr>
</table>

《靈樞・五色》提及的是原則性的理論，即以人迎寸口的各自脈象與兩者差異之比較來分析各種病理意義，及病因與病勢的歸納[282]，參見表 3–15：

表 3–15

<table>
<tr><td>人　迎</td><td>脈　口</td></tr>
<tr><td>氣大緊以浮者，其病益甚，在外</td><td>滑小緊以沉者，病益甚，在中</td></tr>
<tr><td>沉而滑者，病日損</td><td>浮滑者，病日損</td></tr>
<tr><td>滑盛以浮者，其病日進，在外</td><td>滑以沉者，病日進，在內</td></tr>
<tr><td>盛堅者，傷於寒</td><td>甚堅者，傷於食</td></tr>
<tr><td colspan="2">脈之浮沉及人迎與寸口氣小大等者，病難已。病之在藏，沉而大者，易已，小為逆；病在腑，浮而大者，其病易已</td></tr>
</table>

特別的是，《靈樞・經脈》記錄每一條經脈的病候文末也都附有人迎寸口之盛虛關係，以兩者比較後的差異性作為各經脈罹病的指標[283]，詳見表 3–16：

[282] 河北醫學院（校釋），《靈樞經校釋》，下冊，86。

表 3–16

經脈名稱	人迎寸口虛實病脈
肺手太陰之脈	盛者，寸口大三倍於人迎，虛者，寸口反小於人迎也
大腸手陽明之脈	盛者，人迎大三倍於寸口；虛者，人迎反小於寸口也
胃足陽明之脈	盛者，人迎大三倍於寸口，虛者，人迎反小於寸口也
脾足太陰之脈	盛者，寸口大三倍於人迎，虛者，寸口反小於人迎也
心手少陰之脈	盛者，寸口大再倍於人迎，虛者，寸口反小於人迎也
小腸手太陽之脈	盛者，人迎大再倍於寸口，虛者，人迎反小於寸口也
膀胱足太陽之脈	盛者，人迎大再倍於寸口，虛者，人迎反小於寸口也
腎足少陰之脈	盛者，寸口大再倍於人迎，虛者，寸口反小於人迎也
心主手厥陰心包絡之脈	盛者，寸口大一倍於人迎，虛者，寸口反小於人迎也
三焦手少陽之脈	盛者，人迎大一倍於寸口，虛者，人迎反小於寸口也
膽足少陽之脈	盛者，人迎大一倍於寸口，虛者，人迎反小於寸口也
肝足厥陰之脈	盛者，寸口大一倍於人迎，虛者，寸口反小於人迎也

《靈樞・經脈》內容其實與《靈樞・終始》、《靈樞・禁服》相同，仍以各脈盛虛病勢依脈動大小倍數分為三組，每組中以陰陽脈區分人迎寸口的相對盛虛；但並無前述病因、病勢、預後及「脈盛且躁」的區別，各脈病候的治療也遵循一致的原則：「為此諸病，盛則瀉之，虛則補之，熱則疾之，寒則留之，陷下則灸之，不盛不虛，以經取之」。據考證可知，《靈樞・經脈》是作者收集當時各種經脈理論的雜合之作，是較成熟的脈學作品[284]，故能理解其較前述各篇更具體系及術數化思維，但同時這也意味著某些解析脈動的方法，在系統化的過程中逐漸被簡化與排除。

由於醫家逐漸建立起寸口獨具「五藏主」特性的經驗與理論，故

[283] 河北醫學院（校釋），《靈樞經校釋》，上冊，221–254。

[284] 張燦玾，〈經絡學說的形成原委及功能〉，《山西中醫學院學報》，17.5（太原，2006.05）: 2–4；李海峰，〈從馬王堆醫帛書到《靈樞・經脈》看經絡學說的起源和發展〉，《中醫文獻雜誌》，4（上海，2002.04）: 31–32。

藉寸口診即能判斷全身臟腑氣血的各種變化。《素問・平人氣象論》對於寸口脈象的有餘不足與症狀關係有詳細的描述[285]，如表 3–17 所示：

表 3–17

寸口脈形	症狀與病機
寸口之脈中手短者	頭痛
寸口脈中手長者	足脛痛
寸口脈中手促上擊者	肩背痛
寸口脈沉而堅者	病在中
寸口脈浮而盛者	病在外
寸口脈沉而弱	寒熱及疝瘕少腹痛
寸口脈沉而橫	脇下有積，腹中有橫積痛
寸口脈沉而喘	寒熱

氣血以脈作為流轉全身的運行通道，生理運作稍有異常便使脈動形式隨之改變，也意謂著氣血運動狀態已經不同。醫家試圖憑藉手指的靈敏度區分各種形式，並與逐漸建立的病因病機理論相結合，以解釋這些生命訊息的涵意。脈診在逐漸由寸口脈取代全身遍診的同時，資訊的內涵也產生質變；由早期單純觸摸脈動以分析「脈病」，到《內經》以各種脈法擴大深化診斷層次，解釋脈動與身體內部關係以推敲患者各種症狀發生的過程與預後，其實正顯示了經脈理論與藏象知識的緊密連結，也促進病因病機思維朝理論化與系統化發展。《素問・平人氣象論》的另一段內容可證實筆者的觀點：

> 脈盛滑堅者，曰病在外。脈小實而堅者，曰病在內。脈小弱以濇，謂之久病。脈滑浮而疾者，謂之新病。脈急者，曰疝瘕少腹痛。脈滑曰風。脈濇曰痺。緩而滑曰熱中。盛而緊曰脹。脈

[285] 山東中醫學院、河北醫學院（校釋），《黃帝內經素問校釋》，247–248。

> 從陰陽，病易已；脈逆陰陽，病難已。脈得四時之順，曰病無他；脈反四時及不間藏，曰難已[286]。

引文中「短、長、促、沉、堅、浮、盛、弱、横、喘、滑、澀、疾、急、緩」等字並不一定作為原來字義使用，而是醫者試圖藉以描述指下脈動特徵的方法。上列各表格以脈動直接對應症狀為主，經驗成分居多，推測其成形時間較早；而前段引文中寸口脈動特徵與病因病機的關連已具雛形，應是較晚期的作品。事實上，觸摸的感覺因人而異，正如《靈樞・邪氣臟腑病形》提到辨別確認「五臟之所生，變化之病形」時僅以「緩、急、大、小、滑、濇」六種脈來區分一般；經驗的多寡、表達方式的不同，都會影響指下感覺的詮釋，脈動形式的多寡有一大部分顯示了醫者觀察生命精細度與瞭解身體成熟度的進化。

診察從寸口脈以上到肘窩這段皮膚（尺膚）的狀況，以判斷身體功能與疾病性質的方法即為尺膚診法。尺膚之觸診主要在辨別局部皮肉之緩急、小大、滑澀、堅脆、寒溫、燥濕，以確定疾病特性；本法具有綜合診斷分析特定部位皮膚之各種觸覺與視覺資訊的功能，操作得宜，其準確性與方便性甚至能淩駕其他三診：

> 黃帝曰：調之奈何？岐伯答曰：脈急者，尺之皮膚亦急；脈緩者，尺之皮膚亦緩；脈小者，尺之皮膚亦減而少氣；脈大者，尺之皮膚亦賁而起；脈滑者，尺之皮膚亦滑；脈濇者，尺之皮膚亦濇。凡此變者，有微有甚。故善調尺者，不待於寸，善調脈者，不待於色[287]。

[286] 山東中醫學院、河北醫學院（校釋），《黃帝內經素問校釋》，248–249。

[287] 河北醫學院（校釋），《靈樞經校釋》，上冊，92。

這是《靈樞・邪氣臟腑病形》中的論述，雖然岐伯緊接著強調「能參合而行之者，可以為上工」，但顯然尺膚診是具備獨立診斷特性的。正常情況下尺膚和寸口脈之觸感相應，但若產生「臂多青脈，曰脫血。尺緩脈濇，謂之解㑊安臥。尺熱脈盛，謂之脫血。尺濇脈滑，謂之多汗。尺寒脈細，謂之後泄。脈尺粗常熱者，謂之熱中」等兩者不相應之區別時[288]，則表示身體產生明顯的異常。尺膚診尚能分部以診查五臟六腑：「尺內兩旁，則季脇也，尺外以候腎，尺裡以候腹。中附上，左外以候肝，內以候鬲；右外以候胃，內以候脾。上附上，右外以候肺，內以候胸中；左外以候心，內以後膻中。前以候前，後以候後。上竟上者，胸喉中事也；下竟下者，少腹腰股膝脛足中事也」[289]。本法是將人體從頭至足按比例縮小依序排列在尺膚上，將尺膚視為全身臟腑組織器官的縮影，以反映全身臟腑組織器官病變；至於該分部方式轉變成運用在寸口脈，並將焦點由單純診脈移轉為推測病機，則是《難經》、《脈經》成書之後的事。

寸尺診法是寸口脈診與尺膚診相結合的診斷方式，是諸多診脈法逐漸簡化下的產物，可視為將脈診與望、觸診結果集中於下臂相對照的一種診法。張隱菴的解釋，或可對寸口脈與尺膚兩者間生理運作的關係作出適切的註腳：

> 夫胃者，水穀血氣之海也，故行於脈中者，至於太陰之兩脈口，持其脈以知藏府之病。血氣之行於脈外者，從手陽明之大絡，循經脈之五里，而散行於尺膚，故審其尺之緩急大小滑濇，肉之堅脆，而病形定矣。蓋太陰主陰，陽明主陽，藏府雌雄相合，

[288] 山東中醫學院、河北醫學院（校釋），《黃帝內經素問校釋》，249–250。
[289] 山東中醫學院、河北醫學院（校釋），《黃帝內經素問校釋》，236。

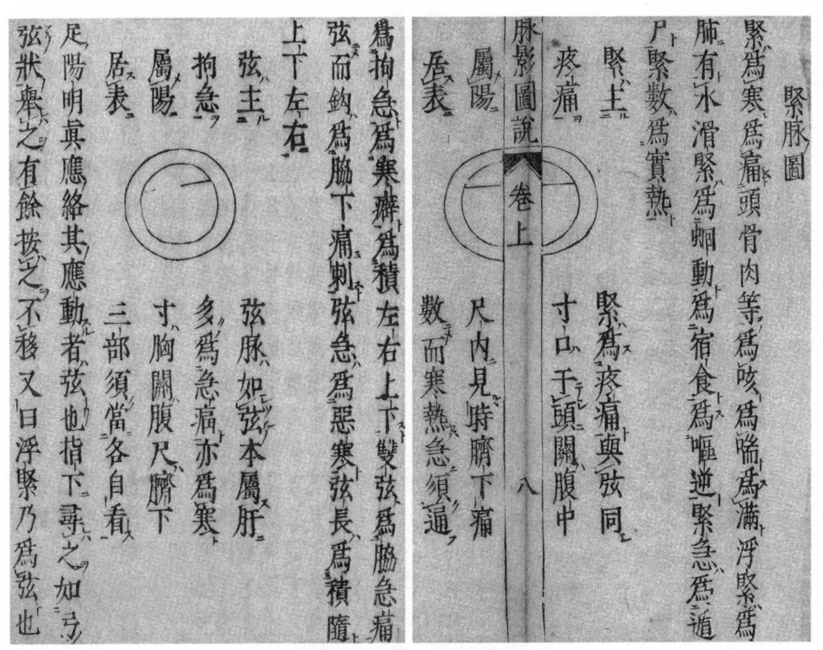
緊脉圖
緊爲寒爲痛頭骨肉等爲咳爲喘爲滿浮緊爲
肺有水滑緊爲蛔動爲宿食爲嘔逆緊急爲遁
尸緊數爲實熱
緊主上　緊爲疼痛與弦同
疼痛　寸口于頭關腹中
脉影圖說　卷上　八
屬陽　尺內見時臍下痛
居表　數而寒熱急須逼

爲拘急爲寒癖爲積左右上下雙弦爲脇急痛
弦而鈎爲脇下痛剌弦急爲惡寒弦長爲積隨
上下左右
弦主上　弦脉如弦本屬肝
拘急　多爲急痛亦爲寒
屬陽　寸胸關腹尺臍下
居表　三部須當各自看
足陽明眞應絡其應動者弦也指下尋之如弓
弦狀舉之有餘按之不移又曰浮緊乃爲弦也

圖 3–8　弦脈圖與緊脈圖

在脈學發展的過程中，「痛」是經脈病候最重要的內容之一，脈動的部位異常代表該處異常，也表示整條脈的標本、始終間關係失衡，導致大範圍病變發生。而醫家對於「痛」的認識，也隨著病因病機的理解與各種診斷理論精細化而不斷地修正、擴大。（出處：王叔和（編），沈際飛（重訂），《人元脈影歸指圖說》；Wellcome Trust 提供）

氣血色脈之相應也[290]。

與病因病機有關的脈診理論《內經》中尚有「四時脈」與「真藏脈」，判別是否異常的因素皆在於有無胃氣。有胃氣之脈代表水穀營養充足且能正常供應，生命力穩定，功能正常；無胃氣之脈則反映出內臟組織氣血能量已明顯不足，五臟狀態此時雖能反映於脈象，但為極度缺

[290] 張隱菴，《黃帝內經靈樞集注》，收入：曹炳章（主編），《中國醫學大成》，第 2 冊，卷 9（上海：上海科學技術出版社，1992），20。

乏生命力的「真藏脈」。而「四時脈」有平、病兩種，皆受季節變化影響；有胃氣之人雖然因四時節氣不同各有脈形脈象特徵，但屬平氣之脈，為無病之常態；若無胃氣則「四時脈」便成為病脈、死脈。

《內經》成書之後的脈學發展逐漸朝「診察部位簡化，臨床理論詮釋複雜化」的方向靠攏[291]。《難經》在脈學知識的進展上不讓《內經》專美於前，徐大椿說：「是書之旨，蓋欲推本經旨，發揮至道，剖析疑義，垂示後學，真讀《內經》之津梁也」[292]。該書不僅獨取寸口，並重新分部寸關尺、提出脈的陰陽屬性、診脈指法浮沉輕重、四季王脈、五臟脈、六經定位、脈證相應相反、男女脈、經脈主病等議題，對後世脈學具有重大影響。東漢張仲景「勤求古訓，博採眾方」，在《傷寒論》中所用之脈法可說是集合了漢代以前的醫學經驗與臨床所得，包含寸口脈診、單診關及尺脈、趺陽脈診、少陰脈診、寸口趺陽合診、趺陽少陰合診、尺脈趺陽合診等，透過條文可看出仲景高明之處在於能詳載病因、症狀、脈象、診斷及治法，透過分辨病、脈、證的過程鑑別診斷以決定療法。診與治頭尾一貫、絲絲入扣，不僅使「醫經」與「經方」二家的理論能夠互相銜接、取效於臨床，更開啟了中醫學臨床應用的新視野，至今受用。西晉完成的《脈經》被喻為中醫第一部脈學專書，不僅傳授診脈法，更詳細記載了多樣化的脈學知識體系。《脈經》輯載了《內經》以來歷代諸醫家的脈法論述，透過有系統的歸納，將診脈方法、脈學理論及臨床脈診作出明確闡釋及規範，對於脈名與脈形的制訂、經脈臟腑為病的脈診區分都已具備完整的內容，

[291] 章太炎論診脈也曾指出：「診脈本有詳略之法」，「詳、略」之別即指診察部位的多寡。參：章太炎，《章太炎醫論》（北京：人民衛生出版社，2006），4。

[292] 徐大椿，《醫學源流論》，收入：曹炳章（主編），《中國醫學大成》，第45冊，卷下（上海：上海科學技術出版社，1992），30。

同時更增添相類脈的概念，並補充了婦人脈、小兒脈診及經脈診法。換句話說，最晚到西晉時期，對於各種脈的形體、搏動方式、及所傳遞的生命訊息，時人已經有相當程度的掌握能力。

在脈學發展過程中，「痛」原來就是經脈病候最重要的內容之一，前文對氣血在經脈與內臟中引起痛的變化已多所論述，不再重申。特別的是，《脈經》談論「痛」同樣多元與精細，不但可與《內經》相互對照，也反映出秦漢到西晉間漢語近義詞彙豐富進步的程度，及醫家對診斷資訊與臨床症狀辨析的優異能力。崔錫章認為，醫學文本中症狀表述的水準高低，直接影射了該時期中醫診斷學的發展程度與辨證能力；以「疼痛」來說，《脈經》對症狀的表述與描繪已遠遠超出了脈學研究的範疇[293]。筆者以為，從兩部「十一脈灸經」到《脈經》成書約七百餘年間，《靈樞・經脈》所言：「脈之卒然動者，皆邪氣居之，留於本末；不動則熱，不堅則陷且空，不與眾同，是以知其何脈之病也」的觀念[294]，大概可視為脈學發展的核心意識吧！脈動的異常代表了整條脈的標本、始終間關係失衡，並可能逐漸擴大病變的範圍；而診斷「脈病」的觀念，從釐析單一脈的異常活動轉向為多脈間的互動狀況，並逐漸建立脈象連結病機與推測病因及設計治法的理論。這套思維在張仲景之後的時代，儼然已成為醫家間的共識了，同時對「痛」的認識在這種演變過程中，也隨著病因病機的理解與各種診斷理論精細化而不斷修正與擴大。

再讀《素問・陰陽應象大論》：「以我知彼，以表知裡，以觀過與不及之理，見微得過，用之不殆」[295]，明確地指出了各種可見的身體

[293] 崔錫章，〈論《脈經》癥狀表述的語言特色〉，《北京中醫藥大學學報》，28.4（北京，2005.04）: 26–28。

[294] 河北醫學院（校釋），《靈樞經校釋》，上冊，264。

徵象與症狀是體內病變的「外應」，兩者的關係正如《素問・五運行大論》所云：「形精之動，根本與枝葉也，觀其象，遠可知也」[296]，及《靈樞・外揣》：「合而察之，切而驗之，見而得之，若清水明鏡之不失其形也。……若是則內外相襲，若鼓之應桴，響之應聲，影之似形」一般[297]。各項診斷方式與相關理論的進展過程正如第二章第二節論及古人認識身體順序的再現，從原始、直接的方式逐漸成為複雜多樣的探索；再因知識的深入發展，對身體複雜性的瞭解與日俱增，使診斷的技術也必須修改成為系統化、以簡御繁的操作模式。然而，這雖是明確的醫學發展趨勢，但並不確定「診斷」、「生理」、「病理」、「內臟」、「經脈」、「治療」等等議題是否也有同步的發展。筆者認為，醫學的發展不能全然視為歷史的必然，也非齊頭式的進步，各種議題可能因本身特性、時代背景、政經文化及其他學科影響等因素而呈現出速度不等的成長。

筆者必須強調，中醫學諸診法在臨床上的發揮程度與醫家本身的診斷能力及個人修為至關密切。栗山茂久認為「醫學知識發展上的差異不但影響人們的思想，並且也影響人們的感知與感受」[298]。筆者認為若將栗山的言論倒過來看以描述中醫診斷的發展沿革則更為貼切，即不同醫家的感知差異才是形成診法與理論多元化發展的主要動力。眾醫家雖然擁有相同的生理病理、病因病機知識作為背景，但即使接受同樣的訓練，也能因個體差異而有不同的診斷結果。事實是，在中

[295] 山東中醫學院、河北醫學院（校釋），《黃帝內經素問校釋》，91。

[296] 山東中醫學院、河北醫學院（校釋），《黃帝內經素問校釋》，873。

[297] 河北醫學院（校釋），《靈樞經校釋》，下冊，36。

[298] 栗山茂久，《身體的語言——從中西文化看身體之謎》（臺北：究竟出版社，2001），292。

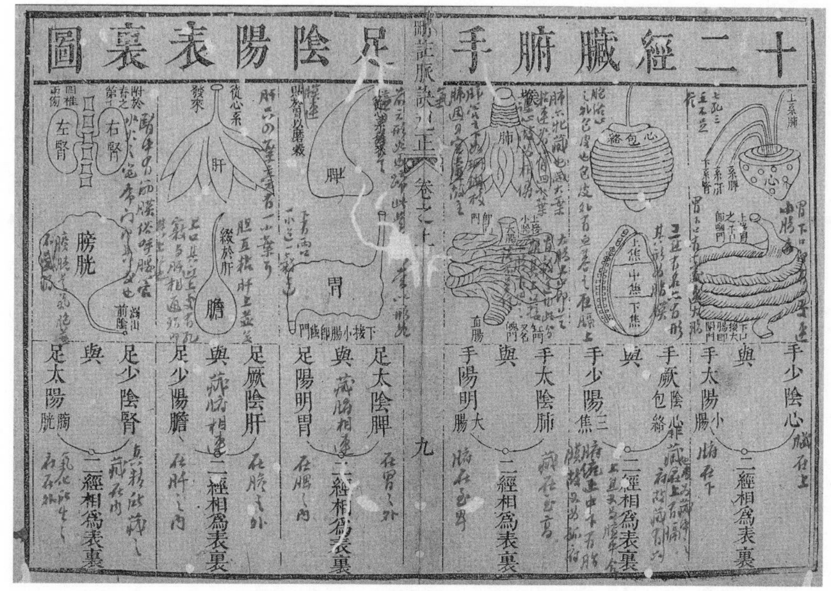

圖 3–9　十二經臟腑手足陰陽表裏圖

系統化後的經脈知識不僅能自成體系、陰陽經相表裏連結，更各自與所屬臟腑相合；而在同一時期，時人對臟腑結構外形與功能的瞭解，促使中醫學形成複雜綿密但內涵清楚的生理病理知識。（出處：沈鏡，《刪注脈訣規正》；Wellcome Trust 提供）

醫學的世界裡，各醫家之診斷能力的差異明顯存在，但每一位醫者的自我診斷準確度與再現性則應具一致的標準。因此該改變的不是中醫學，而是中醫學的操作者，唯有終身學習與不斷臨床重複驗證才是維持中醫學診治水準穩定的根本之道[299]。

[299] 學習中醫者應先細讀經典與重複臨床驗證，其療效才會逐漸脫離「無再現性、歪打正著」的誤解。參：林伯欣，〈在「黃帝的身體」成形之前——淺談殷商至春秋的醫學發展〉，收入：《中國醫藥大學學士後中醫學系國醫節學術研討會論文集》（臺中：中國醫藥大學，2007），9–12；林伯欣、林昭庚、張賢哲，〈中醫疾病史研究回顧〉，《古今論衡》，14（臺北，2006.05）: 108–111。

五、小　結

本章以傾向醫學的角度探討「痛」在中醫學裡的相關內涵，並追索中醫基礎知識發展初期的遺風。戰國末年至東漢前期是中醫學從經驗逐漸結合為理論、多元化轉變成系統化的關鍵時期，其間「解剖測量及臨床實際觀察」與「陰陽、五行」學說的結合對生命現象的推演闡述是相關知識快速進步的主要原因，對於觀察身體結構的視野與分類方式則主要依據「動態性」、「功能性」的「活體」意識為主。基本上時人一切有關生命的知識，包含生理、病理皆脫離不了以臟腑、經脈、皮肉筋骨等語彙加以分類識別，為了因應生命的多元複雜，同時期相關的天文、曆法、物候、氣象等自然科學理論皆被借用協助構築醫學的完整性，如引起疾病的內外邪氣特性對應於氣象、四時運氣的變化被引用來解釋疾病的發生傾向等；而將人的生命節率調整與自然界相同，「順應環境、安養其生」自然成為預防醫學的主流意識。

隨著對身體與生命現象的熟悉，掌握各種知識的「聖人」逐漸將醫學理論深層化與精細化。醫家突破早期「鬼神致病」與「六氣為病」的簡單理論，建立了身體內部惟有生命元素受到病因影響時方能引起病機、形成症狀的觀點。而「生命元素」——「氣」、「血」、「水」、「神」的確立，使身心內外的一切生理變化都能獲得解釋，病機理論的深化與串連也得以不斷提升。

醫學的進展使醫家面對「痛」的現象與成因不再那麼疑惑，對於病患諸多類似而不易區分的感受亦逐漸有所區別。「痛」並非唯一的不適感，臨床上往往也因為諸多因素影響而可能造成病患在主述時產生知覺的重疊與誤解;「重疊性」越高,便意謂著診斷水準再提升的迫切性提高。栗山茂久考證「肩凝」時指出:「元氣的流滯會造成堵塞、凝固、積聚、硬化和聚結,這些都是癖、凝、癥、積、結等名詞所指的症狀」[300]。命名不同的症狀或疾病之病因可能相同,而感受雷同的身體徵象與各病症定義之範圍差別,卻可能是病因對各種「生命元素」的細微影響,或是同一病程中不同階段所反映的現象。細讀《內經》之後可確定「痛」的現象不宜以後世醫家單言「不通則痛」一筆帶過,其「通」之意也非全以香竄、辛通、破血之法論治,正如《經歷雜論》所說:

> 近世醫者,遇疼痛之症,莫不以「通則不痛,痛則不通」二句定案;所用之藥,無非芳香辛溫、破血行氣之品。豈知痛有虛實之別乎?實痛由於氣血凝滯,痛當拒按;虛痛由於氣血不足,痛當喜按[301]。

華玉堂評論《臨證指南醫案·諸痛》也提到:

> 此「通」字,勿誤認為攻下通利講解,所謂通其氣血,則不痛是也。然必辨其在氣分與血分之殊。在氣分者,但行其氣,不必病輕藥重,攻動其血;在血分者,則必兼乎氣治,所謂氣行則血隨之是也[302]。

[300] 栗山茂久,〈肩凝考〉,《古今論衡》,15(臺北,2006.12):56。

[301] 劉恆瑞(著),裘慶元(校刊),《經歷雜論》,收入:秘書集成編委會(編纂),《秘書集成》,第21冊(北京:團結出版社,1994),463。

[302] 葉天士(著),華岫雲(編),《臨證指南醫案》(北京:華夏出版社,1995),

「通」之要，追求的是生命力的正常運行、無所障礙；「氣」、「血」、「水」、「神」各從其道，沒有異常。至於「痛」的各種成因，及其造成身體虛實程度的狀態，則當依診斷結果分別論治。以醫者自身穩定的身心狀態為測量基準與工具，以「人」診「人」整體廣泛搜尋病患生命現象的方式，正是中醫診斷學有別於顯微、數據化的現代醫學之處。

即使中醫學有多種劃分身體結構與病因類別的群組[303]，但廣泛而論，各種疾病與症狀在程度上都可依「『氣』、『血』、『水』、『神』的失衡導致經脈、組織、內臟產生病變」的想法來闡述，診斷方式的發展與差異則決定了各類資訊的選擇與解讀。基於對現象及其背後意義的認知、對語言文字的表達與理解，以及社會文化的影響，醫家們看待身體的眼光明顯有所不同，知識的建立因此呈現多元體系。但直到西元三世紀結束前為止，包含諸診法與各種醫學知識在內的中醫學，其演進發展的傾向是一致的：「先由外而內、再由內而外」，在從粗糙到精細的過程中，醫學知識的堆疊轉為整體，並逐漸建立了清楚的規範。

462。

[303] 中醫學有多種「辨證」方式，差別在於對病因與身體部位結構分類的不同。參：孟景春、周仲英，《中醫學概論》，129–158。

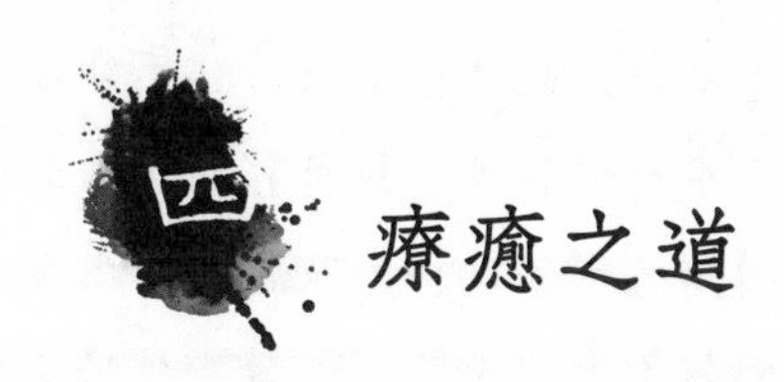

四 療癒之道

促進醫學發展的動力，除了來自人類對生命的好奇心之外，亦源於對治療病痛的需求。早期商朝王室多以占卜祈求禳邪，並以結果作為預測生老病死的依據，但甲骨卜辭為殷王室專用之物，其實不應視為當時醫學發展之全貌。正如李宗焜所說：「我們從甲骨材料上，的確找不出除了祭祀祈禱以外的直接材料，可以證明殷商人治療疾病的其它方法。但這只是甲骨上說的，並不表示殷代絕無祈禱以外的治病方法」[1]。目前雖然缺乏大量、直接且可信的證據，但仍可推論殷商時代有醫療器具、藥物和部分的醫療行為[2]。

中醫學的治療意識隨時代而異。正如《素問・移精變氣論》所言：

> 黃帝問曰：余聞古之治病，惟其移精變氣，可祝由而已。今世治病，毒藥治其內，針石治其外，或愈或不愈，何也？岐伯對

[1] 李宗焜，〈從甲骨文看商代的疾病與醫療〉，《中央研究院歷史語言研究所集刊》，72.2（臺北，2001.06）: 379。

[2] 李良松，〈略論甲骨文中的世界醫學之最〉，摘自：霍韜晦（主編），《中國文化與中國醫學》（九龍：法住出版社，2003），140–143；張鳴皋，《藥學發展簡史》（北京：中國醫藥技術出版社，1993），9–15。

曰：往古人居禽獸之間，動作以避寒，陰居以避暑，內無眷慕之累，外無伸官之形，此恬憺之世，邪不能深入也。故毒藥不能治其內，針石不能治其外，故可移精祝由而已。當今之世不然，憂患緣其內，苦形傷其外，又失四時之從，逆寒暑之宜，賊風數至，虛邪朝夕，內至五藏骨髓，外傷空竅肌膚，所以小病必甚，大病必死，故祝由不能已也[3]。

恬憺之世清靜無為，人體由於身心穩定平衡，即使罹疾邪氣亦無法深入，因此僅藉轉變患者注意力的方式，便可使體內精氣重新調整，療癒疾病。然而隨著人心嗜欲增加與生活方式的異常，在身心逐漸失去穩定性之後，對於病因的耐受度相對不足，需要加諸身體更「強烈」的治療方式才能扭轉其失衡。從「祝由」演變到「毒藥」與「針石」，呈現的是時人因外在生活條件「進步」而導致身心從純真「退化」到繁雜混亂的反差局面，因應之道則開展了多種新的治療對策。

真正的醫家對治療水準有著近乎偏執的堅持與要求。《內經》的基本治療思維是藉由調節人體功能，重建人身內外與環境的和諧，以使經脈組織器官維持適當之生命力與最佳狀態[4]。對於診治規範的要求，則如《素問》之〈疏五過論〉與〈徵四失論〉所言，「診病不審，是謂失常」、「治不能循理，棄術於市，妄治時愈，愚心自得」。粗率、不專業而自以為是的醫療作風，不僅容易造成過失，更不見容於聖人醫者的醫學倫理。東漢張仲景著書作序也提到相同的杏林怪象：

---

[3] 山東中醫學院、河北醫學院（校釋），《黃帝內經素問校釋》（北京：人民衛生出版社，1995），174–175。

[4] 張登本（主編），《內經的思考》（北京：中國中醫藥出版社，2006），357–369。

> 觀今之醫，不念思求經旨，以演其所知，各承家技，終始順舊，省疾問病，務在口給，相對斯須，便處湯藥，按寸不及尺，握手不及足，人迎趺陽，三部不參，動數發息，不滿五十，短期未知決診，九候曾無仿佛，明堂闕庭，盡不見察，所謂窺管而已。夫欲視死別生，實為難矣[5]。

醫者不精究方術，反而敝帚自珍、以善於言語應對病患為務，時醫魯莽之弊，莫過於此。而後世更有甚者，將治療披上神奇色彩，意圖標新立異以吸引病患，徐靈胎便感嘆這些行醫之人「將古人精思妙法，反全然不考，其弊何所底止」，並期盼「願世之為醫者，真誠敬慎，勿用非法之方」[6]。歷代不少醫家在因應逐漸複雜與多樣的疾病時，似乎選擇輕鬆而遺忘醫道的診治方式，新的治療對策並不全然遵循中醫學原有的規範，部分醫家及其治療方式似乎也隨著時人身心的轉換，而同步呈現「退化」的跡象。

對於包含「痛」在內的一切病症，歷代治法不勝枚舉，但臨床取效而具有保存價值的，仍是遵循經典所載之生理病理原則而發展衍生出來的。《慎疾芻言・宗傳》提到：「一切道術，必有本源，未有目不睹漢唐以前之書，徒記時尚之藥數種，而可為醫者」[7]。未熟練經典著作理論，就無法演化出高水準的治療方法；非以此為基礎的治法，也沒有持續發展的潛力。在今日醫界及學界將各種中醫療法與方藥研

---

[5] 森立之（著），郭秀梅（等校點），《傷寒論考注》（北京：學苑出版社，2001），34–43。

[6] 徐大椿，《慎疾芻言》，收入：曹炳章（主編），《中國醫學大成》，第 45 冊（上海：上海科學技術出版社，1992），20–21。

[7] 徐大椿，《慎疾芻言》，收入：曹炳章（主編），《中國醫學大成》，第 45 冊，21。

究視為「明星產業」的同時，回溯建構這些治療媒介的理論與思維，實具有特殊意義。

本章將以先秦至兩漢間的中醫文本為主，討論與「痛」相關的各種療法與理論。第一節探討「移精變氣」的功夫，即祝由與導引如何能夠治療病痛；第二節則論述以脈做為對象的針法與灸法，探究其治療痛症的源流與理論發展的多元性。最後從《五十二病方》治「諸傷」藥物為起點，連結《武威漢代醫簡》「治金瘡止痛方」，逐步探索本草與方劑之外治內服治療痛證的理論思維與相關沿革。

一、祝說病由與導氣引形

㈠巫者與祝由

巫者的起源大概是為了溝通人神、媒介人鬼而產生，並負責對天災、人禍、生死、驅疫、治病等相關事宜做適當處理，以作為處於鬼神觀時期的先民面對未知力量時的依靠。《周禮・春官》載有「司巫」一職的功能：

> 掌群巫之政令。若國大旱，則帥巫而舞雩。國有大災，則帥巫而造巫恒。祭祀，則共匰主及道布及蒩館。凡祭事，守瘞。凡喪事，掌巫降之禮[8]。

[8] 李學勤(主編),《周禮注疏・春官宗伯》(臺北：台灣古籍出版有限公司,2001),808。

《風俗通義》探討修禊重要祀典時，進一步引用《周禮》男女巫師之職責：「男巫掌望祀望衍，旁招以茅；女巫掌歲時，以祓除釁浴」[9]。巫者在春天行「禊」之儀式，祈神以驅禍除災；男巫負責逐疫去病，女巫以草藥熏浴祛疫防病。《公羊傳・隱公四年》注更清楚界定「巫」在治療上的權責：「巫者，事鬼神禱解以治病請福者也，男曰覡，女曰巫」[10]。先秦及更早的時代，醫療行為由巫者壟斷，並以祭祀、祈禱和各類「巫術」作為治療媒介；這些與鬼神等無形力量相對應的治病方式，正是從這一類向崇拜及畏懼之物「獻媚」而乞求得到寬恕、救贖與去除病痛的心態轉化而來。

根據林富士的研究，「巫」字有多種含意，包含卜筮、祭祀、國家名稱、地名、神祇或人；若是人，則是特定指主管「事鬼神」之事的一類人[11]。「巫術」是巫者從事的各種儀式與技術，其形式眾多，簡繁不一，但不脫下列原則：1.具有一定目的；2.具有一定的儀式或反應形式；3.一般操作皆配合一定的口頭巫詞；4.巫術必定有主持人；5.目的在於影響和改變客觀事物[12]。這些特徵顯示「巫術」的展現之所以可能，其實是透過遵守系統而規則性的程序，針對各種建立於個人或群體對於特定事件的集體意識來完成儀式。巫術是人類早期的生存經驗與技術，巫者透過通鬼神的儀式，將人的生死欲求通向天地鬼神，以獲得自然與超自然力量的護持；在天地、巫師與乞求者間意志得以

[9] 應劭（撰），王利器（注），《風俗通義校注》（臺北：漢京文化事業有限公司，2004），382。

[10] 李學勤（主編），《春秋公羊傳注疏》（臺北：台灣古籍出版有限公司，2001），53。

[11] 林富士，《漢代的巫者》（臺北：稻鄉出版社，2004），26。

[12] 宋兆麟，《巫覡——人與鬼之間》（北京：學苑出版社，2001），215–216。

相互交流時，增強了弱者與病家克服困難、超脫生死的信念。

巫者的醫術同樣是以神人交通為宗旨；透過祝由「移精變氣」即是傳承於這套思維與技術。《說文解字》指出，「祝」乃指「祭主讚詞者」而言，段注認為該字「從示從儿口，此以三字會意，謂以人口交神也」[13]。《周禮・春官》也提到「祝」就是祭祀時主管贊詞的官員；「大祝」負責侍奉人鬼、天神、地祇，乞求福祥、消除災禍，「小祝」掌管小祭祀的祝辭，如年成豐歉、迎接時雨等[14]。「由」原意乃田間南北縱向之小路，引申有「從」之意[15]，張介賓曰：「祝，咒同。由，病從所生也。故曰祝由」[16]。《素問集注》釋為：「對神之辭曰祝；由，從也。言通祝於神明，病從而可愈已」[17]。兩者皆指運用祝禱、符咒以除病所從生之法。此外，《書經・泰誓》提到：「上帝弗順，祝降時喪」，孔穎達疏曰：「祝，斷也」[18]。以祝訓斷，意即斷絕其受病之由。從以上分析可知，「祝由」就是巫者用以祈神治病的活動，透過驅邪趕鬼鎮煞的儀式使受術者體內產生「移精變氣」之效應，斷絕罹病之由而使病痛自癒。東漢時期祝由數稱為「解除」，如《論衡・解除》所載：

[13] 許慎（著），段玉裁（注），《圈點段注說文解字》，1 篇上（臺北：萬卷樓圖書股份有限公司，2002，明嘉慶本），12。

[14] 「祝」官職之工作項目及職權範圍可參：李學勤（主編），《周禮注疏・春官宗伯》，774–807。

[15] 許慎（著），段玉裁（注），《圈點段注說文解字》，12 篇下（臺北：萬卷樓圖書股份有限公司，2002，明嘉慶本），63。

[16] 郭教禮（主編），《類經評注》（西安：陝西科學技術出版社，1996），379。

[17] 張隱菴，《黃帝內經素問集注》，收入：曹炳章（主編），《中國醫學大成》，第 1 冊，卷 2（上海：上海科學技術出版社，1992），13。

[18] 李學勤（主編），《尚書正義・周書》（臺北：台灣古籍出版有限公司，2001），332。

「解除初禮，先設祭祀，比夫祭祀，若生人相賓客矣。先為賓客設膳食，已，驅以刃杖」[19]。王充同時認為「解除之法源古逐疫之禮也」，更證明了「祝由」具有長遠的傳承，其治病的特色在於過程既是巫儀，也是醫術。

中醫醫術有十三大類，「祝由」為其中一種[20]，最早的運用者據說是苗父。《說苑・辨物》曾記載這樣的一個故事：

> 上古之為醫者曰苗父，苗父之為醫也，以管為席，以芻為狗，北面而祝，發十言耳，諸扶而來者，舉而來者，皆平復如故[21]。

苗父以草織成動物做為祭品，面向北方透過言語祝禱誦贊，便能使病患脫離病痛恢復正常。另據《世本》所載，「巫咸，堯帝時臣，以鴻術為堯之醫，能祝延人之福，愈人之病。祝樹樹枯，祝鳥鳥墜」[22]。同樣強調巫醫能透過強大的口語祝由力量療癒疾病。祝由療法對疾病起因的解釋以鬼神邪魅為主，廖育群便主張禁咒之術適用於各種身體疾患，咒語的對象不是患者，而是能夠接受語言訊息的動物、鬼怪與神靈；同時咒語並非影響患者的精神活動，而是要求神靈賜予力量、威懾受禁對象[23]。簡言之，廖氏認為祝由的用意是把患者從鬼神引起的

[19] 王充，《論衡》，卷 25（臺北：臺灣商務印書館，1976），212。

[20] 郭教禮（主編），《類經評注》，378。然而歷朝對醫學內涵與分科略有不同，可參：陸定圃，《冷盧醫話》，收入：曹炳章（主編），《中國醫學大成》，第 39 冊，卷 1（上海：上海科學技術出版社，1992），1。

[21] 盧元駿（註譯），《說苑今註今譯》（臺北：臺灣商務印書館，1977），643。

[22] 陳夢雷，《古今圖書集成醫部全錄》，第 12 冊（北京：人民衛生出版社，2000），75。

[23] 廖育群，《醫者意也——認識中國傳統醫學》（臺北：東大圖書股份有限公司，

疾病中拯救出來，而非改變患者體內之精氣。

這種「以牙還牙」、對神鬼致病力量採「正面對決」的治療模式可見於《五十二病方》所載的部分祝由療法，適應的疾病包括諸傷、嬰兒瘛、巢者（狐臭）、蝎螫、蚖、疣者、㿗病、腸積、×爛者、癰、漆（漆樹過敏）、蠱蝕、身疕、魃等類別。治療媒介除了言語之外，也包含巫醫的各種步伐與象徵性的動作，而「腸積」、「蠱」等疾病在治療上甚至同時採用祝由、藥物、按摩、符咒等方式；整體而言，祝由術包含的方法合計有十七種之多[24]。出土文獻中與疼痛相關的病症大致以金刃外傷、蟲獸咬嚙及外科皮膚疾病為主，在《養生方》中，也有避免走路時引起足部疼痛的祝由法[25]。《五十二病方》中多數的治療記錄雖有「外傷以外用藥居多、內科疾病以內服藥為主」的特徵，但其中夾雜了祝由術方法與材料的多樣性，以及對於各種鬼祟致病之病因病機思維的流變現象，也同時暗示著該時代位居於巫與醫既重疊且分離的模糊界線 (twilight zone) 之中[26]。

理論上巫醫治療在秦漢後便應逐漸脫離醫學的範疇，但祝由術自先秦兩漢以降仍被大量使用於醫療，這從中古隋唐之《千金翼方・禁經》兩卷便可得知，其開宗明義即指出：

2003)，78–80。

[24] 李零考證祝由的療法包括有噴、唾、吹、呼、鼓、敁、抿、磨、塗、棄、覆、禹步、畫地、桃枝、祝、辜、其它等共十七種。參：李零，《中國方術正考》（北京：中華書局，2006)，267–268。

[25] 馬繼興，《馬王堆古醫書考釋》（長沙：湖南科學技術出版社，1992)，738。

[26] 李建民，〈鬼神、儀式與醫療——中國中古病因觀及其變遷〉，"Rituals, Pantheons and Techniques: A History of Chinese Religion Before the Tang" 國際研討會（巴黎：法國高等實驗學院，2006.12.14–16)。

> 是以醫方千卷，未盡其性，故有湯藥焉、有針灸焉、有禁咒焉、有符印焉、有導引焉，斯之五法，皆救急之術也[27]。

《千金翼方・禁經》收載內容的豐富多元，相較於全書其他各篇亦不遑多讓；除了顯示當時作為「救急之術」的各種醫療方法自古以來不斷堆疊增加，也凸顯孫思邈對禁咒之術的重視。《千金翼方・禁經》除了延續《五十二病方》中言語、動作步伐、儀式工具等技術之外，更特別強調禁祝過程裡，施術者與受術者必須維持的心理狀態。例如：1. 施術者學習禁術前必先「持知五戒、十善、八忌、四歸。皆能修治此者，萬神扶助，禁法乃行」[28]；2. 施術者「不得與不信人行禁」[29]，受術者必須專心一致、全然信任，才能在治療過程中凝聚精神，達到療效。這與《素問・五藏別論》所言：「病不許治者，病必不治，治之無功矣」[30]，是一樣的道理。

孫氏認為祝由禁咒之術具有神聖的力量，因施術與受術雙方皆為凡人，必須先正其身心、凝神專注方能提升自身的身心位階，藉諸神之力行禁之道[31]。此外，《千金翼方・禁經》的特色在於禁咒術的操作過程十分強調施術者精神意識的自我導引及觀想，藉由發揮精神力量呼請對應的神靈與能量協助治療，例如：1.「受禁腫法」中，施術者治療病患時須「作想此手作熱鐵叉，想前人病如雪，手著病即散」[32]；

---

[27] 孫思邈（著），高文柱（主編），《藥王千金方》（北京：華夏出版社，2004），873。

[28] 孫思邈（著），高文柱（主編），《藥王千金方》，873。

[29] 孫思邈（著），高文柱（主編），《藥王千金方》，873。

[30] 山東中醫學院、河北醫學院（校釋），《黃帝內經素問校釋》，165。

[31] 孫思邈（著），高文柱（主編），《藥王千金方》，874。

[32] 孫思邈（著），高文柱（主編），《藥王千金方》，876。

2.「禁法大例」引《仙經》論用禁六法：「一牙齒禁，意存氣至牙齒；二營目禁，開一目閉一目；三意想禁，存意以去想，諸疾以除；四捻目禁，謂手上有一十五目；五氣道禁，謂吹、呼、呵、嘘、嘻、呬。六存神禁、存諸神在。以食醮祭之，感天靈氣至。又鳴天鼓，叩齒是也」[33]；3.「禁法大例」另提出一種施術原則：「欲向病人家，當須存想作白虎吐火，燒病人家屋舍，皆令蕩盡。又作龍舐病人身肉令盡。還作充滿悅懌，然後用氣急治之，欲擊物，一一皆如是。此令行禁神明萬物，皆神效驗，須精審之」[34]。

很清楚的，引文不斷在強調一個重要觀念：「施術者在為病家做出『移精變氣』的治療之前，自身必須先設法維持在穩定而高能量的身心狀態」。金仕起的研究便指出，漢魏以下禁術文本將行禁者的心術與行為視為行禁之要件，能否順利控制役使天地萬物的關鍵在於穩定控制役使自己的形體，正形虛心、積善成德便能使神明自得，順利完成儀式[35]。同時施術者在特定情況下事前也需「自我禁咒」，《素問・刺法論》便提到醫者治療五疫前的觀想護身法：

> 氣出於腦，即室先想心如日。欲將入於疫室，先想青氣自肝而出，左行於東，化作林木。次想白氣自肺而出，右行於西，化作戈甲。次想赤氣自心而出，南行於上，化作焰明。次想黑氣自腎而出，北行於下，化作水。次想黃氣自脾而出，存於中央，化作土。五氣護身之畢，以想頭上如北斗之煌煌，然後可入於

33 孫思邈（著），高文柱（主編），《藥王千金方》，877。

34 孫思邈（著），高文柱（主編），《藥王千金方》，877。

35 金仕起，〈吾與天地萬物同體——周秦至唐「禁術」的觀念基礎析論〉，“從醫療看中國史學術研討會”（臺北：中央研究院歷史語言研究所，2005），5–11。

疫室[36]。

施術者透過意念、動作、觀想及感應，使自身先受到各種能量之護持，成為強力的媒介，做為神力與病家間能量傳輸的平臺，同時也能避免因接觸病家而感染疾病。這是《五十二病方》中看不到的觀點，筆者認為此乃醫家藉祝由禁咒力量治療疾病之中心思想，也旁證了中醫學強調「正氣存內，邪不可干」的論點。祝由的適用對象既可是病患，也可是醫者或巫師本身，這種「要求醫病雙方精神層面的穩定與專注」思維，貫穿了從診斷到治療的全體過程，成為中醫學特殊的診治意識。

至於《千金翼方・禁經》中治療痛症的項目包含時氣病、頭痛、癰腫、喉痹、齒痛、目痛、金瘡、出血、飛屍入腹急切痛、毒蠍螫人、狗咬人等[37]，其施術咒語、請引神靈及威嚇對象雖然各有不同，但皆以祈求患部「不再疼痛」及「快速復原」為目的，整套治療儀式的內涵並無細緻深化的醫學理論作為基礎。不過孫氏將〈禁經〉置於《千金翼方》最末兩卷，其實是要凸顯醫學在臨床上仍有不足之處，無法理解及診斷的生命現象則由禁咒之術來幫忙，故云：「斯之一法，體是神秘，詳其辭采，不近人情，故不可得推而曉也。但按法施行，功效出於意表，不有所緝，將恐零落」[38]。

深究祝由的治療意義，筆者認為並非僅以威嚇儀式使致病之無形力量轉移離開人體，更重要的是使病患本身的精氣神能重新分布、運作進而恢復正常，這一切必須依賴巫（醫）病雙方的身心同時進入「移

[36] 山東中醫學院、河北醫學院（校釋），《黃帝內經素問校釋》，1325–1326。

[37] 孫思邈（著），高文柱（主編），《藥王千金方》，876、880、882、883、884、885、887、889、890。

[38] 孫思邈（著），高文柱（主編），《藥王千金方》，873。

精變氣」的狀態方能達成。至專至誠能動天地、通神明，祝由之術能發生作用，實因雙方意念與神氣的專精凝聚。《靈樞・賊風》曾說明「祝由」之適用時機：

> 其毋所遇邪氣，又毋怵惕之所志，卒然而病者，其故何也？唯有因鬼神之事乎？岐伯曰：此亦有故邪留而未發，因而志有所惡，及有所慕，血氣內亂，兩氣相搏。其所從來微，視之不見，聽而不聞，故似鬼神。黃帝曰：其祝而已者，其故何也？岐伯曰：先巫者，因知百病之勝，先知其病之所從生者，可祝而已也[39]。

張景岳認為諸如此類原因不明的病症，「皆鬼從心生，而實非鬼神所為，故曰似鬼神也。然鬼既在心，則誠難以藥石奏效，而非祝由不可者矣」[40]，這與孫思邈的看法是一致的。依岐伯之言，表面上鬼神邪魅雖被一般人認為是致病之因，但在醫家的眼中並非真正引起疾病的元兇，情志慾望等心理層面的變化造成氣血紊亂才是引起突發症狀的原因；這一類的病痛，透過針灸藥物等自然無法斷根取效，抒解精神上之心結方為吻合之法。《醫學正傳》論禁咒祝由時亦提到：「為移精變氣之術耳。可治小病，或男女入神廟驚惑成病，或山林溪谷沖斥惡氣，其證如醉如痴，如為邪鬼所附，一切心神惶惑之證，可以借咒語以解惑安神而已」[41]。岐伯所言「先知其病之所從生者」是祝由取效的原

[39] 河北醫學院（校釋），《靈樞經校釋》，下冊（北京：人民衛生出版社，1998），152。

[40] 郭教禮（主編），《類經評注》，381。

[41] 虞摶，《醫學正傳》，卷1（北京：人民衛生出版社，1965），24。

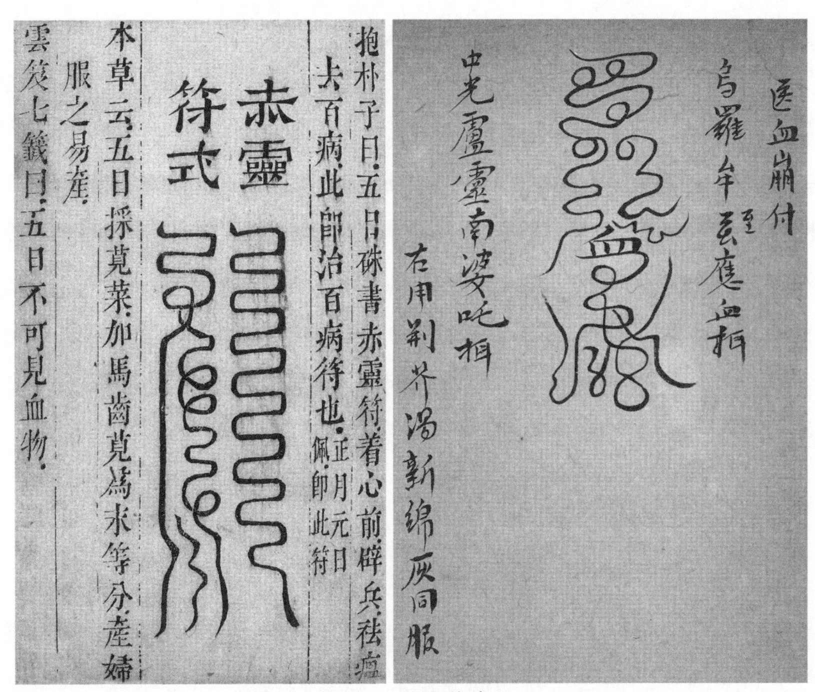

圖 4–1　祝由符籙圖

「醫」與「巫」雖然在醫學知識體系化後彼此分離，但在臨床的使用仍具有緊密的互助關係，祝由仍是醫學的一部分。（左圖出處：高濂，《遵生八箋》；右圖出處：《天醫符錄》；皆 Wellcome Trust 提供）

因，「解惑安神」的除病過程正是在超越肉體感官所能察覺的「移精變氣」中完成的。

遠古以來，巫者其實是具備多種才能的智者，執行上達民意、下傳神旨的工作。這一群人掌握當時的科學知識、醫療技術、音樂舞蹈、語言文字及歷史紀錄等資源，成為人類聚落中特殊而不可或缺的一部分。根據李零的考證，殷商之後「祝宗卜史」的專職人員出現，官制系統已相當複雜，巫者的工作逐漸侷限於「望祀、乞雨、寧風」一類的事物，其地位逐漸下滑[42]。醫學雖然也極欲脫離巫的氛圍，但移精變氣的思維仍保留於醫學意識中；鬼神致病逐漸被六淫病因所取代，自身導引活動以抒發氣機也強勢取代了儀式性療法。最精彩的是，清人吳鞠通在回顧平生從醫生涯時曾說：「吾謂凡治內傷者，必先祝由。詳告以病之所由來，使病人知之，而不敢再犯。又必細體變風變雅，曲察勞人思婦之隱情，婉言以開導之，莊言以振驚之，危言以悚懼之，必使之心悅誠服，而後可以奏效如神。余一生治病得力於此不少」[43]。筆者認為，在「道無鬼神，獨來獨往」的醫學規範下，醫家既要堅守不與巫術妥協的原則、又要精準識病所由，吳氏畢生經驗所得肺腑之言應是醫家在臨床上詮釋祝由術的最佳典範。

㈡導引、行氣與呼吸

「導引術」的基礎觀念同樣建構於人身氣血流動變化的意象上，並與祝由術的運用有所重疊。在《五十二病方》的祝由術中經常有「禹步三」的儀式，是操作祝由術時的特殊步行方法。葛洪認為「凡作天下百術，皆宜知禹步，不獨此事也」[44]，意味著「禹步」具有某種特殊的功能，而孫思邈也認為此乃施術成功與否之關鍵因素[45]。黃侖解釋，「禹步」就是一種按程式運動身體的方法，祝由師帶領病患一起走動舞蹈，以祝由名義進行體能鍛鍊，具有活動筋骨、疏通經絡之效[46]。故祝由與導引雖然在操作方法上有所不同，目的卻是一致的，甚至還

---

[42] 李零，《中國方術續考》（北京：中華書局，2006），30–59。

[43] 吳鞠通，《醫醫病書》，收入：李劉坤（主編），《吳鞠通醫學全書》（北京：中國中醫藥出版社，2002），150。

[44] 王明，《抱朴子內篇校釋》（北京：中華書局，2002），302–303。有關「禹步」的概念另可參：周作人，《藥味集》（石家莊：河北教育出版社，2003），59–63。

[45] 孫思邈（著），高文柱（主編），《藥王千金方》，878。

[46] 黃侖、王旭東，《醫史與文明》（北京：中國中醫藥出版社，1993），25。

能配合使用。

「導引」的歷史淵源相當早。《路史・前紀 9》記載：

> 陰康氏之時，水漬不疏，江不行其原，陰凝而易悶，人既鬱於內，腠理滯著而多腫膇，得所以利其關節者，乃制為之舞，教人引舞以利導之，是謂大舞[47]。

這一類原始的集體操舞，不但作為慶典祭祀中之活動，也可以祛病健身。《呂氏春秋・古樂》提到：「昔陶唐氏之始，陰多滯伏而湛積，水道壅塞，不行其原，民氣鬱閼而滯著，筋骨瑟縮不達，故作為舞以宣導之」[48]。長期生活在潮濕積水環境中的人，身體容易產生氣血瘀滯的狀況，因此透過舞蹈的方式刺激運作緩慢的生命能量以抒發鬱悶。《素問・異法方宜論》也指出居住於中土地區的人，因環境地平以濕，居民食雜而不勞，故宜導引按蹻治療痿厥寒熱等疾病[49]；以動作活動肢體，行氣血、宣腠理、利機關，甚至治療因風濕寒熱而引起的各種疼痛與病症，應該是導引的最早模式。

《莊子・知北遊》云：「人之生，氣之聚也，聚則為生，散則為死。若死生為徒，吾又何患。故萬物一也，是其所美者為神奇，其所惡者為臭腐，臭腐復化為神奇，神奇復化為臭腐。故曰：『通天下一氣耳』」[50]。《上清洞真品》也提到：「人之生也，稟天地之元氣為神為形，受元一

[47] 羅泌，《路史》（臺北：臺灣商務印書館，1979），53–54。

[48] 呂不韋（著），陳奇猷（校釋），《呂氏春秋新校釋》（上海：上海古籍出版社，2002），288。

[49] 山東中醫學院、河北醫學院（校釋），《黃帝內經素問校釋》，173。

[50] 王先謙，《莊子集解》（北京：中華書局，2004），186。

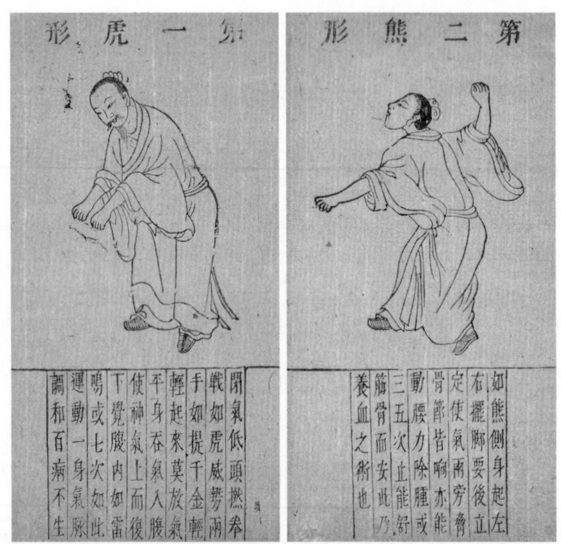

第三鹿形
閉氣低頭撚拳
如鹿轉頭顧尾
平身縮肩立脚
尖跳跌跟連天
左遍身皆振動
或三次每日一
次也可如下床
做作一次更妙
第四猿形
閉氣如猿爬樹
一隻手如撚菓
一隻脚如上擡
起一隻脚跟轉
身更運神氣吞
入腹內覺有汗
出方可罷
第五鳥形
閉氣如鳥飛
頭起吸尾閭
氣朝頂虛隻
手躬前頭要
仰起迎神破
頂

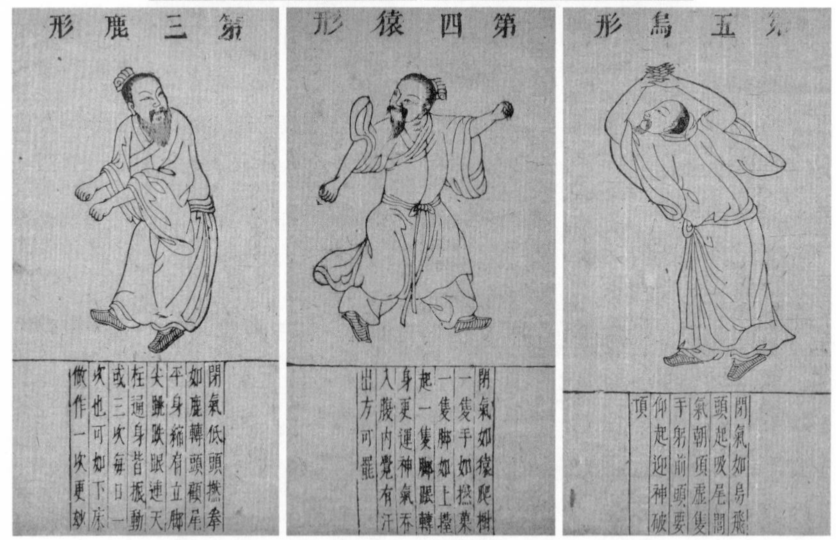

圖 4–2　五禽戲
（出處：龔居中，《萬壽丹書》；Wellcome Trust 提供）

之氣為液為精；天氣減耗神將散也，地氣減耗形將病也，元氣減耗命將竭也」[51]。從春秋末期以來，「氣」便不再只是自然界的現象，其概念逐漸加入了人體血氣、氣息、言語辭氣及食物穀氣的觀念，並與原有之環境氣象產生連結。特別在醫學上，人的生死與天地萬物的運作皆是「氣」的反覆聚散現象，「一氣」是人與天地萬物相通的主要媒介，故從天地的氣化現象便能推知證驗人體的內在規律。

《管子・水地》及《靈樞・經水》不約而同的把人身之脈視同如大地之河川水道，脈中之氣血與河水相呼應，視為生命之根源。將經脈比喻作經水是《內經》對於經脈的重要具象思考，也具有臨床應用的價值[52]。嘉納喜光提出「流體病理疾病觀」，認為水停滯就會招致腐敗，所以必須要決潰；為了防制水的氾濫，則必須正確調節。氣血停滯就是疾病，流通則能維持健康，方法在於導引[53]。這與《呂氏春秋・達鬱》所言「血脈欲其通」、「精氣欲其行」[54]，以及《靈樞・癰疽》提到血脈營衛「周流不休，上應星宿，下應經數。寒邪客於經絡之中，則血泣，血泣則不通，不通則衛氣歸之，不得復反，故癰腫」的觀點是一致的[55]。因此，導引的操作若能配合經脈氣血運行的特性，不僅能有動搖筋骨宣通鬱滯之功，同時能緩解因氣血障礙導致的疼痛，更能療癒疾病、養生不老。

---

[51] 轉引自：張君房（編集），《雲笈七籤》，收入：胡道靜、陳蓮笙、陳耀庭（選輯），《道藏要籍選刊》，第 1 冊（上海：上海古籍出版社，1995），387。

[52] 莊明仁，〈靈樞・經水篇「十二經水」之研究〉（臺中：中國醫藥大學中國醫學研究所碩士論文，2004），3。

[53] 小野澤精一（等編），李慶（譯），《氣的思想——中國自然觀與人的觀念的發展》（上海：上海人民出版社，2007），289。

[54] 呂不韋（著），陳奇猷（校釋），《呂氏春秋新校釋》，1382。

[55] 河北醫學院（校釋），《靈樞經校釋》，下冊，450。

呼吸也是導引的一環。《莊子・刻意》:「吹呴呼吸，吐故納新，熊經鳥申，為壽而已矣。此道引之士，養形之人，彭祖壽考者之所好也」[56]；李頤注「道引」曰：「導氣令和，引體令柔」。不論任何一種調整氣息的方法皆是由「呼」與「吸」兩種動作組成，差別在於運用何種技巧達成推陳致新的目的。氣與體的和諧運作，是導引的終極目標，現代學者稱各類導氣引形、自我身心鍛鍊之術為「氣功」[57]，並證實意念與呼吸週期的不同組合方式能對體內神經系統產生不同的影響；單純的呼吸鍛鍊，相較於氣功態的調息模式所產生的生理效應是不同的[58]。藉由呼吸吐納方法與特定體態動作的過程鼓動生命能量，達到調和氣血、促進健康的目的。1970 年代出土的戰國時期觚形玉器上刻有銘文，經考釋後內容如下：

> 行氣：吞則畜，畜則伸，伸則下，下則定，定則固，固則萌，萌則長，長則复，复則天。天其本在上，地其本在下。順則生，逆則死[59]。

---

[56] 王先謙，《莊子集解》，132。

[57] 李小青，〈氣功概念芻議〉，《中醫文獻雜誌》，4（上海，2003.04）: 21–22；張洪林，〈氣功的起源、發展及其在中醫學的地位〉，《家庭中醫藥》，1（北京，2003.01）: 40–42。

[58] 孫藝軍（等著），〈不同頻率下的停閉調息模式對心率變異的影響〉，《北京中醫藥大學學報》，27.4（北京，2004.04）: 86–89；孫福立（等著），〈意念與呼吸週期的不同組合方式對心率變異的影響〉，《中國中西醫結合雜誌》，16.3（北京，1996.03）: 153–155。

[59] 引文經于省吾、郭沫若及陳邦懷等學者考釋而得，轉引自：李零，《中國方術正考》，271。

此銘文應屬於行氣吐納之法。周世榮認為前十句談的是呼與吸各一次間的完整行氣過程，後四句則談論呼吸的要點與行氣順逆的重要性[60]。李零以為文中「天其本」、「地其本」即上、下丹田（泥丸與臍下）之意，整段文字乃是沿任、督二脈行氣的小周天功法[61]。廖育群亦指出《難經・八難》中作為「呼吸之門」的「腎間動氣」理論乃為呼吸及十二經脈氣血運行找到一個異於「胃主受納消化、肺掌橐籥之功」的生理思維，而得以與先天之本緊密連繫[62]。因此，呼吸不僅是胸腔的擴張與收縮，吐納法運用得當，不僅能調整氣血運行，更能引動人體最原始的生命能量。

鍛鍊呼吸及調息之法古稱「食氣」。馬王堆有《卻穀食氣》及《十問》談論呼吸調息與養生保健，「卻穀」是指不食穀物，而吃其他代用品；「食氣」即呼吸有益於人體的氣，兩者皆以鍛鍊身體為目的，是養生意識下的產物。《卻穀食氣》提出食氣之人每天在臨睡前及起床後進行「呴吹」的動作，並依年齡而有不同次數，強調的是四季呼吸養生法在時間上各有宜忌、不可違反[63]，如表 4–1 所示：

表 4–1

	忌　時	宜　時
春　食	濁陽	和以匡光、朝霞，昏清可
夏　食	湯風	和以朝霞、沆瀣，昏清可
秋　食	清風、霜霧	和以輸陽、匡光，昏清可
冬　食	淩陰	和以正陽、匡光、輸陽、輸陰，昏清可

鍛鍊呼吸的時間早晚皆可，尤其清晨、或日出但有雲層遮蓋時最為適

[60] 周世榮，《馬王堆導引術》（長沙：岳麓書社，2005），128。

[61] 李零，《中國方術正考》，272。

[62] 廖育群，《醫者意也——認識中國傳統醫學》，119。

[63] 馬繼興，《馬王堆古醫書考釋》，829、831–832。

宜。但在沒有陽光及極端氣候下則不宜。《十問》除了有相同的「食氣之禁」，並載有「吸氣之道」：

> 吸氣之道，必致之末，精生而不缺，上下皆精，寒溫安生？息必深而久，新氣易守，宿氣為老。新氣為壽。善治氣者，使宿氣夜散，新氣朝最，以徹九竅，而實六府[64]。

吸氣的主要法則乃要求深長而持久，並維持不斷的新陳交替，便能維持九竅與六腑的正常。至於清晨、白天、夜晚與半夜的呼吸模式則有不同規範：

> 朝息之治，其出也務合於天。其入也揆彼潤滿，如藏於淵，則陳氣日盡，而新氣日盈，則形有雲光。以精為充，故能久長。
>
> 晝息之治，呼吸必微，耳目聰明，陰陰喜氣，中不潰腐，故身無疴殃。
>
> 暮息之治，深息長徐，使耳無聞，且以安寢。魂魄安形，故能長生。
>
> 夜半之息也，覺寤毋變寢形，深徐去勢，六府皆發，以長為極。將欲壽神，必以腠理息[65]。

白天呼吸相對較淺，日暮以後至深夜的呼吸要深，清晨日出後的一段時間呼吸要更深。不同時間的呼吸方式雖有差異，其實皆為了吸入更多的清氣、排出更多的濁氣而設計。呼吸法則與氣的好壞決定「食氣」

---

[64] 馬繼興，《馬王堆古醫書考釋》，905。

[65] 周世榮，《馬王堆古醫書考釋》，908–912。

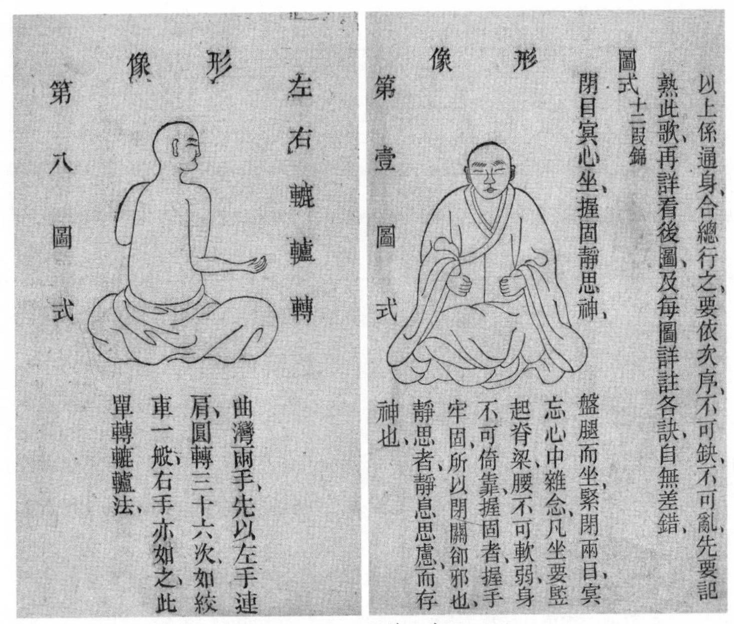

圖 4–3　十二段錦之部分功法

無論是靜心守一執中或是具功能性的重複肢體動作，皆須以凝神專注為要，方能「移精變氣」。（出處：劉濟川，《外科心法真驗指掌》；Wellcome Trust 提供）

的成果，正如祝由及引體解鬱求得「移精變氣」一般；三者在保健養生、祛病療疾的意識是一致的。

張家山出土的《引書》是西漢初年的文物，成文在戰國中晚期，非一人一時之作，是屬於導引及養生的綜合醫學文獻。內容包含四季養生、導引術操作、各種病症導引、保健導引、預防醫學觀念及相關哲學理論，操作上則涵蓋徒手、藉助器械、模仿動物、雙人操作、呼吸等方式[66]。其中治療各類病症的導引術有四十四種，以傷痛性疾病占較多的比例，直接以「痛」為名的包含表 4–2 所列二十種[67]：

[66] 高大倫，《張家山漢簡引書研究》（成都：巴蜀書社，1995）；王曉萍，〈江陵張家山漢簡《引書》對養生學的貢獻〉，《中醫文獻雜誌》，3（上海，1997.03）: 6–7。

表 4–2

背　痛	踝　痛	瘅病之始也，意回回然欲步，體浸浸痛	苦兩足步不能均而膝善痛
膝　痛	腰　痛	股□□□痛	項痛不可以顧
腹　痛	膺　痛	足下筋痛	夜日臥厥，覺心腹及胸中有痛者
心　痛	口　痛	胑尻之上痛	肩　痛
胕　痛	顏　痛	目　痛	耳　痛

各種痛症之導引方式雖不同，但筆者整理後整合出幾個共通的操作特徵：1.拉伸患部及附近肌肉；2.拉伸患部及附近肌肉同時合併牽引對側上下對應肢體，以加強伸展程度；3.以手按摩患部；4.透過復健器械輔助按摩患部；5.旋轉、搖晃、活動患部及附近關節肌肉；6.用力擴張患部及周圍肌肉；7.適度固定後，反覆活動患部多次；8.部分動作需用力操作以求得療效。

顯然運用這些原則能引導筋骨產生具有治療意義的動作，並能使氣血加速流通，經脈、組織、五臟六腑能分別受到該有的刺激而重新活化。在解除原來「形不動則精不濟，精不濟則氣鬱」的致病因素之後，原先因生命元素產生的障礙皆能重新正常無阻，疼痛便可緩解，養生保健的成效也由此而來。馬王堆的《導引圖》與《引書》是同一時期的出土文獻，其理論與功用相同，圖像人形的動作與《引書》具有相關性，在當時流行的地域亦有重疊，足以互相補充不足[68]。《導引圖》有四十四個圖像，扣除殘缺不全者，記載與醫療疾病相關的有十三個，而標明與治療痛症有關的為「痛目」、「腹痛」、「膝痛」、「髀痛」四項。但圖像呈現的是導引過程中的單一動作，要單獨完整解讀導引過程並不容易[69]。

從導引術發源的早期到漢代為止，引體活動與呼吸行氣一直是各

[67] 各導引法參：高大倫，《張家山漢簡引書研究》，117–162。

自獨立操作的，魏晉以後兩者相互配合的技法逐漸產生，使得導引術的內容更為豐富。如《抱朴子別旨》指出：「夫導引不在於立名象物、粉繪表形著圖，但無名狀也。或伸屈、或俯仰、或行臥、或倚立、或躑躅、或徐步、或吟、或息，皆導引也」[70]。隋代《諸病源候論》論述各種疾病之證候、病因病機與脈象時，多列有導引之法，明文記載會產生「痛」的證候包含了風病、虛勞病、腰背病、解散病、傷寒病、時氣病、溫病、心痛病、腹痛病、痢病、積聚病、疝病、霍亂病等疾病，占全書相當大的比例。以臨床常見的「腹痛」為例，該書引用《養生方導引法》內容，載有數種導引治療：

> 治股、脛、手臂痛法：屈一脛、臂中所痛者，正偃臥，口鼻閉氣，腹痛，以意推之，想氣往至痛上，俱熱即愈。
>
> 又云：正偃臥，展兩脛、兩手，仰足指，以鼻內氣，自極七息。除腹中弦急切痛。
>
> 又云：正偃臥，以口徐徐納氣，以鼻出之。除裡急。飽食後咽氣數十，令溫中；若氣寒者，使人乾嘔腹痛。口納氣七十所，大振腹；咽氣數十，兩手相摩，令熱，以摩腹，令氣下。
>
> 又云：偃臥，仰兩足、兩手，鼻納氣七息。除腹中弦切痛[71]。

[68] 高大倫，《張家山漢簡引書研究》，34–41。

[69]《導引圖》有不少圖像過於簡略，所以並不宜將《引書》內容作全面性的對照。《導引圖》的相關討論可參本書第二章第二節。

[70] 葛洪，《抱朴子別旨》，收入：胡道靜、陳蓮笙、陳耀庭（選輯），《道藏要籍選刊》，第5冊，257。

[71] 丁光迪（主編），《諸病源候論校注》（北京：人民衛生出版社，1996），505。

唐朝《外臺秘要》收載〈腹痛方四首〉內有近乎一致的內容[72]，引文第一條雖似有錯簡，但仍可看出導引法的內涵已同時包括了自我意識引導氣血（祝由）、引動肢體及呼吸吐納；三者合而為一，共同使用。而在《諸病源候論・虛勞裏急候》中，其導引法與前述部分引文也極為相似：

> 正偃臥，以口徐徐納氣，以鼻出之。除裡急、飽食。後小咽氣數十，令溫中；若氣寒者，使人乾嘔腹痛，從口內氣七十所，咽，即大填腹內，小咽氣數十；兩手相摩，令極熱，以摩腹，令氣下[73]。

因此一種導引法並不專用於特定病候，只要診斷後確定症狀類似、病機相同就可沿用，這與中醫學的其他療法在操作上的原則是一致的。

據《一切經音義・卷 18・大乘大集地藏十輪經》所言：「凡人自摩自捏，伸縮手足，除勞去煩，名為導引。若使別人握搦身體，或摩或捏，即名按摩也」[74]。按摩術屬於「被動式」的導引，是透過外力活動筋骨，而非患部主動的活動。按摩起源於一般人的自我照護，歷代透過徒手與器械輔助按摩以解除疼痛是非常普遍的醫療行為，自殷商開始成為宮廷醫學的一部分，至秦漢時期發展成中醫學之一科，隋唐甚至列為官方醫學教育之一環[75]。按摩具有「消脹滿、舒經絡」之

---

[72] 王燾，《外臺秘要》（臺北：國立中國醫藥研究所，1985），206–207。

[73] 丁光迪（主編），《諸病源候論校注》，102。

[74] 慧琳，《慧琳一切經音義》，電子書版（臺北：中華電子佛典協會，2001），269。

[75] 鍾藍（主編），《痛證推拿》（北京：科學技術文獻出版社，2003），17–20；呂選民，〈中國古代民間推拿按摩療法發展史略〉，《中國民間療法》，14.8（北京，

功，亦為祛病之良方[76]；在《內經》中稱為「按蹻」，王冰注《素問・異法方宜論》曰：「導引，謂搖筋骨，動支節。按，謂抑按皮肉。蹻，謂捷舉手足」，按蹻與導引同樣適用於平素缺乏勞動而容易罹患痿厥寒熱等氣血障礙之人。如《素問・血氣形志》曾說：

形數驚恐，經絡不通，病生於不仁，治之以按摩醪藥[77]。

安逸而四體不勤之人，其身心相對是較為脆弱的，顯然透過按摩能疏通這一類人原本不暢通之經絡，使氣血流暢輸送傳布全身，從而治療循環障礙引起之麻痹不仁、神智不穩等異常病症。再以痛症而言，《素問・舉痛論》提出各種痛症特徵與相關按摩宜忌[78]，參見表 4–3：

表 4–3

痛症特徵	病　機	按摩療法
痛卒然而止者	寒氣客於脈外則脈寒，脈寒則縮踡，縮踡則脈絀急，絀急則外引小絡，故卒然而痛	得炅則痛立止。寒氣客於經脈之中，與炅氣相薄則脈滿，滿則痛而不可按也
痛甚不休者	因重中於寒，則痛久矣	–
痛甚不可按者	寒氣稽留，炅氣從上，則脈充大而血氣亂	不可按也
按之而痛止者	寒氣客於腸胃之間，膜原之下，血不得散，小絡急引故痛，按之則血氣散	按之痛止
按之無益者	寒氣客於挾脊之脈，則深按之	按之無益也

2006.08）: 3–4。

[76] 周岳甫（著），張振均（纂輯），《厘正按摩要術》（北京：學苑出版社，2001），250。

[77] 山東中醫學院、河北醫學院（校釋），《黃帝內經素問校釋》，342。

[78] 山東中醫學院、河北醫學院（校釋），《黃帝內經素問校釋》，499–500。

	不能及	
心與背相引而痛者	寒氣客於背俞之脈則脈濇，脈濇則血虛，血虛則痛，其俞注於心，故相引而痛	按之則熱氣至，熱氣至則痛止矣

痛症「可按」與「不可按」的操作規範，乃視脈中氣血狀態而定。氣血不暢不足者，透過按摩可調動氣血、溫經散寒而使之流暢來復；若外邪與正氣相搏使氣血過剩洶湧而逆亂，則不宜按摩。此即張介賓論辨別各種痛症所言：「然痛證亦有虛實，治法亦有補瀉，其辨之之法，不可不詳。凡痛而脹閉者多實，不脹不閉者多虛，痛而拒按者為實，可按者為虛。喜寒者多實，愛熱者多虛」[79]。

《素問・上古天真論》提到：「上古有真人者，提挈天地，把握陰陽，呼吸精氣，獨立守神，肌肉若一，故能壽敝天地，無有終時，此其道生」[80]。維繫生命、提升活力的要點在於順天地四時陰陽、吸取精純的清氣、調節呼吸，並在精神專一的狀態下鍛鍊肉身達到協調一致，這應該是「導引術」較為全面的內涵。而進一步透過「養神攝生」以預防治療疾病，在中醫學的理論中則是「有真可法」、「有術可從」的[81]；肉體穩定平衡，人的意識便能較容易進入寧靜而愉悅的狀態，此時全身的生理功能便會更加協調而使感受提升到另一種覺知。無論是祝由、導引或呼吸行氣，其過程皆是以自我暗示為核心，聚精全神於自我專注、觀想及覺知的身心調節經驗。

祝由擅場的時代從《內經》成書開始就逐漸退到二線，取而代之的是不斷進步的「純」醫學知識；病因的觀點業已從「鬼神」轉變為

[79] 郭教禮（主編），《類經評注》，595–596。

[80] 山東中醫學院、河北醫學院（校釋），《黃帝內經素問校釋》，12。

[81] 王敏弘，〈黃帝內經有關神的研究〉（臺中：中國醫藥大學中國醫學研究所博士論文，1996），107–109。

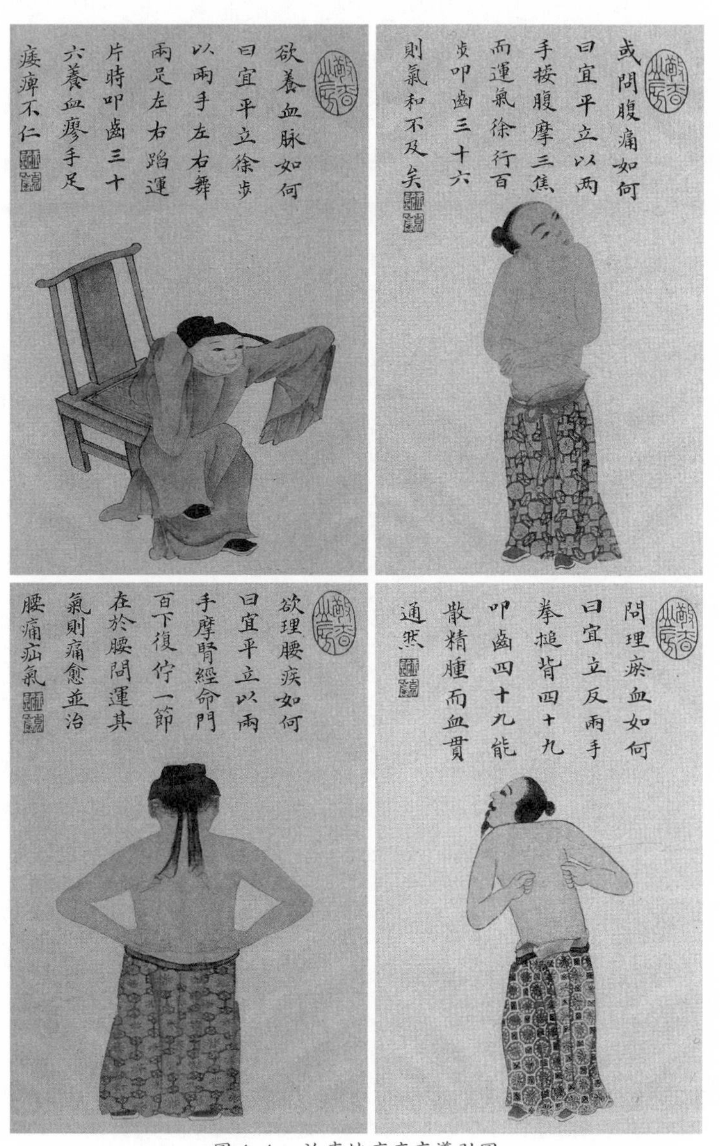

圖 4–4　治療諸痛痿痺導引圖
（出處：昆嵐，《導引圖》；Wellcome Trust 提供）

體內外的「不正之氣」。面對體內五臟六腑的血氣紊亂、與外感風寒暑濕燥火之六淫，治療原則以去除病因與治療症狀為主，而非依賴祝由。但《內經》仍保留了巫醫共構的宇宙圖式，天地人神的位階一致、同時存在，人與天地一體，且位於宇宙的核心，若能提升自我的身心境界，便能在自然與超自然的領域中明瞭其秩序，並得到著力點。

有趣的是，「醫」與「巫」在時勢的流變下雖然必須分離，其實仍持續著藕斷絲連的「常態」；存在於坊間的醫療行為，仍經常是巫醫並存的模式[82]。以「祝由」來說，即使表面上與醫學知識似無關係，但在歷代典籍中其實占有相當重要的地位[83]，臨床診病時「醫」與「巫」雖須涇渭分明，但對生命現象的未知與變化，醫家心中清楚知道依賴「純」醫學仍存著力有未逮之處。正如謝觀論「祝由科」所說：「今此術雖少，然社會上述其奇效甚多，有非科學所能解釋，亦非憑書籍所能研究者」[84]。相較於其他療法，祝由及導引行氣更具有對經脈氣血的異常做出調整、管理與維護的能力，甚至有將養內臟、延長壽命之功。

清人汪昂編著《醫方集解》，是敘述各種藥方之主治、組成、煎服法與方義的專書。特別的是卷末附有〈勿藥元詮〉一篇，介紹養生方法而無任何處方，內容以導引、氣功、攝生、飲食起居等保健意識及疾病預防為主。汪氏解釋附上本篇的原因乃「使之謹疾攝生之要，無非欲躋斯世於仁壽而已」[85]。可見直到近代，祝由與導引在醫家的認

[82] 林富士，〈中國的「巫醫」傳統〉，“從醫療看中國史學術研討會”（臺北：中央研究院歷史語言研究所，2005），20–27。

[83] 張賢哲、蔡貴花，〈從中醫藥典籍符咒龜卜探討其宗教療法和疾病觀念〉，“宗教與醫療學術研討會”（臺北：中央研究院歷史語言研究所，2004），7–8。

[84] 謝觀，《中國醫學源流論》（福州：福建科學技術出版社，2003），103。

[85] 汪昂，《醫方集解・凡例》（北京：中國中醫藥出版社，1997），4。

知裡不但能治療病痛，更具有預防疾病、延續生命與維持活力的功能。細讀《素問・湯液醪醴論》所言：「當今之世，必齊毒藥攻其中，鑱石針艾治其外也。帝曰：形弊血盡而功不立者何？岐伯曰：神不使也」。當世之人形精氣血的不協調與不穩定，使得神氣虛衰，增加了罹病的機會與治療的困難度。祝由、按摩之法在民間不曾絕跡，與導引之法在養生、醫學上的特殊地位，或許正隱約呼應著人們對「上古之人」純樸潔淨身心狀態的渴望與孺慕，也標示出中醫學強調未病先治的特殊性。

二、依脈而治——針刺與灸法

砭石、針刺與灸法可說是中醫最早成形的外治法，其中針刺與砭石不僅源起於不同地區，在操作方式與治療對象上也不盡相同。《素問・異法方宜論》曾提到居住於東方之域的人因「食魚而嗜鹹」、「安其處、美其食」，因此容易罹患癰瘍，必須以砭石治之。南方人則因「嗜酸而食腐」、「其民皆緻理而赤色」，故容易病攣痹，而須以微鍼治療[86]。依全元起所言：

> 砭石者，是古外治之法，有三名：一針石，二砭石，三鑱石。其實一也。古來未能鑄鐵，故用石為針，故名之針石。言工必砥礪鋒利，制其大小之行，與病相當[87]。

[86] 山東中醫學院、河北醫學院（校釋），《黃帝內經素問校釋》，168、171-172。

[87] 段逸山，《「素問」全元起本研究與輯復》（上海：上海科學技術出版社，2001），155。

「針」字《說文》缺，但段注認為乃「鍼」之俗字，為「縫衣、以鍼織衣」之意[88]，《玉篇》亦持相同看法[89]，《大玉篇》釋之有「刺也」之意[90]。而《說文》釋「砭」指出：「以石刺病也」[91]，釋「鑱」：「銳也」[92]。由此可看出砭石乃取材於石頭，磨製成較為銳利的外型後，以刺人身體之法治療疾病。《靈樞・玉版》論「癰疽」便強調：「其已成膿血者，其唯砭石鈹鋒之所取也」[93]。進一步看「砭石」之用途，顯然是透過刺破患部皮膚或周圍血管以排除膿血、去瘀消腐。

馬王堆帛書《脈法》稱這種治療過程為「啟脈」，並有一定的操作規範：

> 氣一上、一下，當郄與肘之脈而砭之。
>
> 用砭啟脈者必如式：癰腫有膿，則稱其小大而為之砭。
>
> 砭有四害。一曰：膿深而砭淺，謂之不還。二曰：膿淺而砭深，謂之太過。三曰：膿大而砭小，謂之斂，斂者，惡不畢。四曰：膿小而砭大，謂之泛，泛者，傷良肉也[94]。

氣的逆行與血的腐敗形成積結，皆可使用割開患部、刺破血脈的方式

[88] 許慎（著），段玉裁（注），《圈點段注說文解字》，14 篇上（臺北：萬卷樓圖書股份有限公司，2002，明嘉慶本），9。

[89] 顧野王，《大廣益會玉篇》（北京：中華書局，2004，影張氏澤存堂本），83。

[90] 石川鴻齋，《日本大玉篇》，卷 7（東京：博文館，1891），1。

[91] 許慎（著），段玉裁（注），《圈點段注說文解字》，9 篇下（臺北：萬卷樓圖書股份有限公司，2002，明嘉慶本），32。

[92] 許慎（著），段玉裁（注），《圈點段注說文解字》，14 篇上，12。

[93] 河北醫學院（校釋），《靈樞經校釋》，下冊，167。

[94] 馬繼興，《馬王堆古醫書考釋》，283–289。

使逆氣惡血排出。引文規範之治療劑量與原則正如《素問・長刺節論》所言:「治癰腫者刺癰上，視癰小大深淺刺，刺大者多血，小者深之，必端內針為故止」[95]。需視病狀而定，過猶不及。林昭庚等曾指出，砭石的用途有三：按摩、熨法、刺破癰腫與放血[96]，但末者似乎才是時人使用砭石的主要選項。

據李建民的研究，早期「砭石」、「箴石」、「鑱石」、「刀」、「針」等外治器械名稱與用法皆十分類似，但該現象在周秦之際產生了「正名化」與材料上的變革，即「針」與「石」成為兩大類功能不同的外治工具，材料也分別從金屬與石頭取材[97]。在外治工具材料變化的同時，分工也轉向精細化，且主治的範圍與項目也重新劃分；雖然臨床上仍同時保存著砭石療法，但針的作用在醫者推波助瀾下成為外治之主流，並具有多種外形能與不同病症相對應。《靈樞・九針十二原》便載有「九針」，九種尺寸形狀各異的金屬針具分別具有切割、瀉血、瀉氣、按摩、調整陰陽、補益精氣、放水等用途，代表了當時外治法在工具取材製備與診斷治療技術雙重進步的象徵。該篇開宗明義提到「余欲勿使被毒藥，無用砭石，欲以微鍼通其經脈，調其血氣，榮其逆順出入之會」[98]。這應是擅長運用金屬針具實施針刺治療的醫家或流派藉黃帝之名所做的紀錄，可明顯看出特定醫家欲以金屬針具取代砭石的企圖。《靈樞・九針十二原》提及針具時多以「鍼」、「微鍼」、「小鍼」

[95] 山東中醫學院、河北醫學院（校釋），《黃帝內經素問校釋》，690。

[96] 林昭庚、鄢良，《針灸醫學史》（北京：中國中醫藥出版社，1995），5–6。

[97] 李建民，《死生之域——周秦漢脈學之源流》（臺北：中央研究院歷史語言研究所，2001），245–249；李道生、林秀芬，《針灸三十講》（北京：人民衛生出版社，1998），2。

[98] 河北醫學院（校釋），《靈樞經校釋》，上冊（北京：人民衛生出版社，1998），5。

為名，岐伯甚至在解釋完「小鍼」操作之重點後便告訴黃帝此乃針刺之道理，能完全掌握則整套針刺技術便可完善。針具雖多樣，但形狀細長、尖如蚊虻喙的「毫針」似乎是使用頻率最高、最具有特色的。

針灸名家陸摭瘦認為，毫針搓轉自如、提插應手，較其他針具徐緩平和而不傷正氣，同時造成人身創傷的程度較輕，用途之廣乃九針之首[99]。黃龍祥也指出，現代臨床使用針具種類雖不如《內經》時代多，但現代每一種針具多有不同規格，使用範圍因而擴大；例如今之「毫針」便包含了「九針」中的「圓利針」、「長針」與「毫針」三類[100]。由於毫針治療目的在於「通其經脈，調其血氣，榮其逆順出入之會」，其影響力主要在經脈與其中之氣血，而毫針又具有九針之代表性，因此可知戰國以後脈與針具的關係已十分密切。經脈知識的成熟影響了針具的開發、並促進其普及使用，經脈的特性不只決定了人身的生理病理狀態，更成為外治工具的操作指引與平臺。

灸法與針刺是互補的療法。《金匱要略》云：「若人能養慎，不令邪風干忤經絡；適中經絡，未流傳腑臟，即醫治之，四肢才覺重滯，即導引吐納，針灸膏摩，勿令九竅閉塞」[101]。導引吐納，針刺灸法皆為外治之術，能療癒肌膚、腠理及經脈感邪，但勢未深入臟腑的病症。然而針刺、灸法使用時機並非完全重疊，《靈樞・官能》指出：

> 鍼所不為，灸之所宜。上氣不足，推而揚之，下氣不足，積而從之，陰陽皆虛，火自當之。厥而寒甚，骨廉陷下，寒過於膝，

[99] 吳紹德（等整理），《陸燕瘦針灸論著醫案選》（北京：人民衛生出版社，2004），251–254。

[100] 黃龍祥（主編），《中國針灸刺灸法通鑒》（青島：青島出版社，2004），40。

[101] 李克光，《金匱要略譯釋》（上海：上海科學技術出版社，1995），24。

下陵三里。陰絡所過，得之留止。寒入於中，推而行之，經陷下者，火則當之。結絡堅緊，火之所治[102]。

楊上善解釋「經陷下」之因乃「諸脈陷下不見，是脈中寒，血結聚，宜空灸之，不假先刺也」[103]，部分寒邪為病的情況並不適合針刺治療。寒邪本有收引特性，對於寒邪凝滯脈中，造成經氣陷下、或血絡瘀結；特別是身體上下內外皆呈現虛弱不足時，皆必須以灸法治療，以收溫經散寒之效。灸法早在馬王堆醫書就已廣泛使用，更是各種脈病主要的治療方法。《靈樞・經脈》也提到經脈為病的治療原則：「盛則瀉之，虛則補之，熱則疾之，寒則留之，陷下則灸之，不盛不虛，以經取之」[104]，經氣虛損不足，或是寒邪極勝之時，皆非用針時機，必須依賴灸法治之。

運用針刺與灸法治療疼痛是臨床上最普遍的醫療行為之一，現代大多數相關著作將各種疼痛分類、闡述病因病機之後羅列對治穴位，或再以現代醫學的理論加以闡述；研究報告也幾乎完全以現代醫學生理知識來解讀[105]。這種「對號入座」的治療方式不但療效不一，也忽略了中醫學理論關於針刺與灸法的基本概念，這些現代研究並無法真實顯現傳統典籍中針刺灸法之深意。甚至連李約瑟 (Joseph Needham) 與魯桂珍面對這種困境時也產生了類似的誤解：

[102] 河北醫學院（校釋），《靈樞經校釋》，下冊，303–305。

[103] 楊上善，《黃帝內經太素》（北京：人民衛生出版社，1965），413。

[104] 河北醫學院（校釋），《靈樞經校釋》，上冊，221。

[105] 筆者用 medline 資料庫搜尋國外的中醫學研究概況，以 2000 至 2007 年 3 月間為例，使用英文寫作的研究回顧型文獻 (review article) 內容及研究項目經整理如下表。值得關注的是，以「經脈」為主題所做的研究竟然屈指可數，研究重點幾乎集中於尋找證實「某種疾病中醫學的特定對治方法」有效與否，這種現象明顯違背了中醫學的核心精神。

> 針灸是中國醫術裡最古老的要素之一，可能也是最複雜的一層。針灸本身是一個醫療、以及解除疼痛的系統，在中華文化區已經使用了兩千五百年左右，並且經由歷代先人的努力，已有高度發展的學說和經驗。然而對針灸的研究困難重重，一部分是因為歷代的針灸書籍常是慢慢發展而成，並非處處連貫，甚至有些部分現在已經放棄不再採用。最重要的是它的生理及病理系統極為古老，沒有現代醫學這般明確的定義和觀念[106]。

李、魯二人明知針灸具有一套發展成熟的學說和經驗，卻因為與當代西方醫學知識對照時格格不入，在研究上闡述困難，因而提出不客觀的論述。無法與古人思維同步是針灸在現代發展上的人為障礙，也是中醫學研究普遍共有的難題；生理病理知識的「古老」並不等同於「不正確」，即使是大師也犯了「本位主義」的錯誤。以下筆者將不以一般病痛辨證分型對治的方式論述，而從傳統針刺與灸法的操作規範與施行要點立論，探討其治療痛症的理論依據。

Search History			Results
Medicine, Chinese Traditional/or Acupuncture Therapy/or Meridians/			12936
limit 1 to (full text and english language and “review articles” and yr=“2000–2007”)			160
項　目	篇　數	項　目	篇　數
傳統醫學與各種疾病	66	藥物	13
針灸相關研究	55	中醫現代研究方法探討	6
中醫概念與相關理論	15	經脈	3
其他篇數	2		
合計篇數	160		

[106] 魯桂珍、李約瑟 (Joseph Needham)（著），周輝政、洪榮貴（譯），《針灸：歷史與理論》（臺北：聯經出版公司，1995），2。

㈠針刺之基本概念與規範

臨床上針刺的顯著療效無庸置疑，但前提是要能整體掌握用針之理。陸錦川說得好：「行針之理，為治之機，治之未施，診其先至。診已乃治，診復入治，診治一體，氣治之道也」[107]。診法與針道乃為因果關係，診斷包含了對病因的判斷與病機的推論，將兩者結合後才能與治療連成一系、絲絲入扣。《靈樞・九針十二原》也指出：

> 或言久疾之不可取者，非其說也。夫善用針者，取其疾也，猶拔刺也，猶雪污也，猶解結也，猶決閉也。疾雖久，猶可畢也。言不可治者，未得其術也[108]。

強調針刺之效能建立於掌握其要術，雖屬久疾仍可快速治癒的關鍵在於施術者治療功夫的高低，而非針刺療法本身有所不足。《靈樞・本神》提到：「凡刺之法，必先本於神」[109]。王敏弘認為，此處之「神」泛指《靈樞》所論有關針道之神，其中包含了醫者及病患雙方的神[110]。依王氏的研究，《靈樞》中的「神」字意涵以病患的氣血、心意、思想、神識；及醫者的智慧、精神、心法、針道與高明療效占了大部分的意義[111]，換句話說，醫者要學習針刺之道及實行治療之前，必先穩定提

[107] 仿佛，《氣道針經》（北京：團結出版社，2006），196。

[108] 河北醫學院（校釋），《靈樞經校釋》，上冊，31。

[109] 河北醫學院（校釋），《靈樞經校釋》，上冊，173。

[110] 王敏弘，《黃帝內經有關神的研究》，47。

[111] 王氏統計，《靈樞》全書共使用「神」字六十七次。參：王敏弘，《黃帝內經有關神的研究》，47–49。筆者計算，與病患及醫者有關的約有二十項，占近三分之一。

升自身之神、掌握誘導病患之神，方能展現針刺之神效。這與前節所言之「移精變氣」具有異曲同工之妙，甚至能互相配合。例如《素問・調經論》載有邪氣客於皮膚之針刺範例：

> 刺微奈何？岐伯曰：按摩勿釋，出針視之，曰我將深之，適人必革，精氣自伏，邪氣散亂，無所休息，氣泄腠理，真氣乃相得[112]。

醫者透過言詞對病患暗示即將深刺，使病患提升注意力讓精氣集中於內，但其實僅施淺刺使邪氣從腠理外瀉即可，既不傷真氣又能治癒疾病。因此，身心精氣的凝聚，有助於協助醫者提高靈敏度及巧妙運用針道，也能使患者全心接受治療，增加療效。

具備正確而穩定的身心狀態後，醫者必須掌握廣泛的醫學知識與操作技術。「凡將用針，必先診脈，視氣之劇易，乃可以治也」[113]，先診察脈中氣血變化盛衰之狀況才能決定如何治療，未經辨別而只憑症狀貿然於患部施針顯然是有違針道的；這也呼應了《素問・舉痛論》的作者必須大費周章的逐一分析寒、厥、熱客於脈中及身體各部而引發不同痛症的原因。臨床上不少醫家慣於在病患主述疼痛處取穴針刺，並一律以「阿是穴」、「以痛為輸」做為根據，其實兩者在理論及適用範圍上是有所差異的。「以痛為輸」觀念的來源應如《靈樞・背腧》所言：「欲得而驗之，按其處，應在中而痛解，乃其腧也」[114]。指的是按壓背部與五臟相應的穴位上出現壓痛或舒暢處施予針刺，可治療內臟

[112] 山東中醫學院、河北醫學院（校釋），《黃帝內經素問校釋》，772。
[113] 河北醫學院（校釋），《靈樞經校釋》，上冊，26。
[114] 河北醫學院（校釋），《靈樞經校釋》，下冊，109。

疾病；《靈樞・五邪》也提到相同的治療原則：

> 邪在肺，則病皮膚痛，寒熱，上氣喘，汗出，欬動肩背。取之膺中外腧，背三椎之傍，以手疾按之，快然，乃刺之，取之缺盆中以越之[115]。

由於這類穴位或位於經脈上、或位於背部臟腑之氣由內轉輸至皮部之處，故可視為內臟疾病在體表的特異反應點，刺之得以散邪痊癒。但重點在於該刺法仍保有「臟腑一經脈一穴位」的連繫關係，並非毫無準則。至於明文指出「以痛為輸」的療法在《靈樞》、《素問》全書中僅見於「經筋」的治療，其原則大抵是當肌肉因感受寒邪而產生疼痛僵硬緊繃一類的疾病時，必須在疼痛部位以燔針做快進快出的針刺，劑量則以病癒為度[116]。因此嚴格考證「以痛為輸」的意義，即使是針刺疼痛部位，也需考量經脈循行及病因種類，不得亂刺。

《千金要方・灸例》描述吳蜀之地的特殊針灸取穴方法可視為「阿是穴」名稱之濫觴，但其內涵並非完整沿襲上述「以痛為輸」的理論：

> 凡人吳蜀地遊官，體上常須三兩處灸之，勿令瘡暫瘥，則瘴癘、溫瘧、毒氣不能著人也，故吳蜀多行灸法。有阿是之法，言人有病痛，即令捏其上，若裡當其處，不問孔穴，即得便快或痛處，即云阿是。灸刺皆驗，故云阿是穴也[117]。

[115] 河北醫學院（校釋），《靈樞經校釋》，上冊，377。

[116] 河北醫學院（校釋），《靈樞經校釋》，上冊，322。

[117] 孫思邈（著），高文柱（主編），《藥王千金方》，508。

「阿」字源自古吳語，表示詢問之意，「阿是」乃取穴時詢問患者該處是否舒快或酸痛之語[118]。若依「不問孔穴」的原則，顯然孫氏描述的不全然是經脈上的穴位，而是以「快、痛」之感做為確定施術部位的準則。這些異常感覺的部位並非如穴位般一直存在，當疾病產生時，可能因氣血阻滯而出現阿是反應點；當治療後病因病機解除時，阿是穴的現象便會消失[119]。「以痛為輸」有較嚴謹的理論與操作規範，「阿是穴」則掌握「阿是」原則即可施術，兩者不可不辨。

《靈樞・本輸》云：「凡刺之道，必通十二經絡之所終始，絡脈之所別處，五輸之所留，六腑之所與合，四時之所出入，五臟之所溜處，闊數之度，淺深之狀，高下所至」[120]。針刺部位主要在經脈，故對氣血往來、循行所過、各脈特性及與臟腑之關係皆須分別釐清。否則便如《鹽鐵論・輕重》所言：「拙醫不知脈理之湊，血氣之分，妄刺而無益於疾，傷肌膚而已矣」[121]。全面掌握生理病理知識、並經正確診斷後所決定的對應針刺，才能達成調動氣血之功，方得作為取效的依據。作為「診治一體」的平臺，經脈「內屬於臟腑，外絡於肢節」的特質連繫了全身內外組織器官，透過氣血在其中無遠弗屆的循行，擴大了針刺治療的效能範圍。經由針刺誘導改變了氣血的病理狀態，「調氣血、平陰陽」成為針刺治療的最終目的。

下針之後，進到一定深度時，必須停針以候氣至，謂之「得氣」。

---

[118] 葉明柱、馮禾昌，〈阿是穴命名辨〉，《上海針灸雜誌》，24.4（上海，2005.04）: 34。

[119] 章小平、林雪霞（等著），〈阿是穴止痛機理的探討〉，《針灸臨床雜誌》，19.7（哈爾濱，2003.07）: 57；李志道，〈阿是穴治療痛證〉，《針灸臨床雜誌》，11.3（哈爾濱，1995.03）: 30–32。

[120] 河北醫學院（校釋），《靈樞經校釋》，上冊，33–34。

[121] 桓寬，《鹽鐵論》，收入：《四部備要・子部》，卷3（上海：中華書局，1936，據張氏考證本校刊），22。

《素問・離合真邪論》指出:「吸則內針,無令氣忤,靜以久留,無令邪布,吸則轉針,以得氣為故」[122]。配合病患之呼吸進針行針,不但能使邪氣不至於布散,也能達到得氣的目的。《難經・七十八難》提出另一種方法:

> 補瀉之法,非必呼吸出內針也。然知為針者,信其左;不知為針者,信其右。當刺之時,必先以左手厭按所針滎俞之處,彈而努之,爪而下之,其氣之來,如動脈之狀,順針而刺之。得氣,因推而內之,是謂補;動而伸之,是謂瀉[123]。

本法與《靈樞・刺節真邪》所言一致,即先利用手指彈擊、按揉針刺部位使經氣聚集,引動經氣後以指甲下掐穴位,當爪下感覺脈動時方為進針時機,得氣之後才能做進一步的補瀉手法[124];若重複操作仍未得氣,意味著病患乃陰陽之氣俱盡,針刺及操作手法施之無益[125]。得氣後的治療手法另有特定規範,並與疾病的特性相關。陸壽康曾指出各種手法的目的在於調和陰陽、疏通經絡、運行氣血、扶正袪邪及補虛瀉實[126],筆者則認為,諸手法的立論基礎與取效依據主要在於「別陰陽順逆」、「知深淺虛實」及「明經脈腧穴」。

1.別陰陽順逆

陰陽是古人用以區別自然事物的分類法,中醫學藉其概念闡述各

[122] 山東中醫學院、河北醫學院(校釋),《黃帝內經素問校釋》,367。

[123] 王惟一(注),《黃帝八十一難經》(大阪:オリエント出版社,1992),236。

[124] 河北醫學院(校釋),《靈樞經校釋》,下冊,349。

[125] 王惟一(注),《黃帝八十一難經》,237。

[126] 陸壽康(主編),《針刺手法百家集成》(北京:中國中醫藥出版社,1995),4–11。

種生理病理的現象，其概念「數之可十，推之可百，數之可千，推之可萬」。陰陽之本義與其引申運用的意義實具有內在的連繫。劉長林指出，陰陽的內涵是經由思維而獲得的抽象共同性，這些共同性不直接顯現，而是透過存在於各種具體物質的運動狀態、過程及關係等現象中加以表現[127]。例如身體結構之劃分與痛症之病因病機便可用陰陽加以區分與對治，《靈樞・壽夭剛柔》提到：

> 陰中有陰，陽中有陽，審知陰陽，刺之有方，得病所始，刺之有理，謹度病端，與時相應，內合於五臟六腑，外合於筋骨皮膚，是故內有陰陽，外亦有陰陽。
>
> 病有形而不痛者，陽之類也；無形而痛者，陰之類也。無形而痛者，其陽完而陰傷之也，急治其陰，無攻其陽；有形而不痛者，其陰完而陽傷之也，急治其陽，無攻其陰[128]。

引文界定無病形之痛症屬陰病，這與《素問・舉痛論》的分類雖有所差異，但其目的主要在以「痛一無形、不痛一有形」兩組概念解釋陰陽兩類病症；不僅強調明瞭活用陰陽現象之特性即可區別身體結構與病邪種類，也闡明施針方式之要點與區辨針刺操作之依據皆以陰陽為首。

《靈樞・陰陽二十五人》曾提到針刺治療痛痹的方法，同樣必須先審查體內陰陽盛衰之變化：

> 按其寸口人迎，以調陰陽，切循其經絡之凝濇，結而不通者，此於身皆為痛痹，甚則不行，故凝濇。凝濇者，致氣以溫之，

[127] 劉長林，《中醫象科學觀》（北京：社會科學文獻出版社，2007），982。

[128] 河北醫學院（校釋），《靈樞經校釋》，上冊，140–141。

血和乃止。其結絡者，脈結血不和，決之乃行[129]。

透過不同部位的脈動比較陰陽變化，再目視或循按檢查血脈，若有氣血凝滯阻塞而造成痛痺者，則以針刺引導陽氣溫通患部或適度放血以開閉阻。能掌握陰陽氣血之變化，便能確認體內氣血分布所在，隨證擇法治之。正如《素問・刺腰痛》所述諸腰痛治法雖隨所過之脈而刺之，但其治療方式必須參考氣血所在與臨床症狀差異而抉擇以針刺或放血治療[130]。

除了邪氣的陰陽屬性之外，人身骨節皮肉之剛柔強弱；脈之短長及氣血之滑澀多少等差異，也是醫者施針前需衡量的。《靈樞・根結》稱此為「順逆五體」，意指形體的差異決定針刺手法的不同，醫者需根據病患不同的身體條件選用適合的手法：

氣滑即出疾，其氣濇則出遲，氣悍則鍼小而入淺，氣濇則鍼大而入深，深則欲留，淺則欲疾。以此觀之，刺布衣者，深以留之，刺大人者，微以徐之，此皆因氣慓悍滑利也[131]。

《內經》中不少篇章以治國論政對應療疾治身的方式闡述醫道，針刺順逆亦如是也。如《靈樞・師傳》言：「順者，非獨陰陽脈，論氣之逆順也，百姓人民皆欲順其志也」[132]。醫者必須順應病患之身體條件、心理狀態、氣血流注多少與運行方向等情況，治療時方能祛邪而不傷

[129] 河北醫學院（校釋），《靈樞經校釋》，下冊，222。

[130] 山東中醫學院、河北醫學院（校釋），《黃帝內經素問校釋》，523–524。

[131] 河北醫學院（校釋），《靈樞經校釋》，上冊，133。

[132] 河北醫學院（校釋），《靈樞經校釋》，上冊，488。

正。而在體質上的差異之外，病邪與身體的互動關係亦有「形氣順逆」之別：

> 形氣不足，病氣有餘，是邪勝也，急瀉之。形氣有餘，病氣不足，急補之。形氣不足，病氣不足，此陰陽氣俱不足也，不可刺之，刺之則重不足，重不足則陰陽俱竭，血氣皆盡，五臟空虛，筋骨髓枯，老者絕滅，壯者不復矣。形氣有餘，病氣有餘，此謂陰陽俱有餘也，急瀉其邪，調其虛實。故曰：有餘者瀉之，不足者補之，此之謂也[133]。

正氣與邪氣間的消長形成了順與逆的病機差別，順者乃病勢正勝於邪，逆者則相反。針刺時必須依兩者之相對強弱性分別給予補瀉治療，至於兩者皆不足時不宜針刺乃為大法，不可違背。若刺不知逆順，「滿而補之，虛而瀉之」則會導致「真邪相搏」，輕則「亂脈」，重則「絕氣危生」，此乃下工之弊。再者，病症之外顯現象亦有順逆之別，當症狀與脈象不相應時，即為逆證。《靈樞》之〈玉版〉及〈五禁〉兩篇記錄了各種臨床上的逆證[134]，如表 4–4 所示：

表 4–4

	〈玉版〉 癰疽五逆	〈玉版〉 諸病五逆	〈玉版〉 諸病五逆之急症	〈五禁〉
一逆	以為傷者，其白眼青黑，眼小	腹脹、身熱、脈小	腹大脹，四末清，脫形，泄甚	熱病脈靜，汗已出，脈盛躁
二逆	內藥而嘔	腹鳴而滿，四肢清，泄，其脈大	腹脹便血，其脈大，時絕	病泄，脈洪大

[133] 河北醫學院（校釋），《靈樞經校釋》，上冊，135–136。

[134] 河北醫學院（校釋），《靈樞經校釋》，下冊，170–172、178–179。

三逆	腹痛、渴甚	衄而不止，脈大	咳，溲血，形肉脫，脈搏	著痹不移，䐃肉破，身熱，脈偏絕
四逆	肩項中不便	咳而溲血脫形，其脈小勁	嘔血，胸滿引背，脈小而疾	淫而奪形身熱，色夭然白，及後下衃，血衃篤重
五逆	音嘶色脫	咳，脫形身熱，脈小以疾	咳嘔腹脹，且飧泄，其脈絕	寒熱奪形，脈堅搏
預後	除此五者為順矣	不過十五日而死矣	不及一時而死矣	–

寒證出現熱證之脈、虛證出現實證之脈、久病形成正虛邪實真氣已脫等皆為逆證，表示體內維持恆定反應的機轉已嚴重失衡，醫者若未能及時審辨，復加逆治，則病患生命岌岌可危。

《靈樞・小針解》有言：「『往者為逆』者，言氣之虛而小，小者逆也。『來者為順』者，言形氣之平，平者順也。『明知逆順，正行無間』者，言知所取之處也」[135]。《難經・七十二難》也提到：「能知迎隨之氣，可令調之，調氣之方，必在陰陽」[136]。能明瞭正氣之盛衰與疾病的順逆，便能正確的治療。別陰陽順逆的重點在於醫者不可忘失診斷的重要性，須時時以「審五藏變化之病，五脈之應，經絡之實虛，皮之柔粗，而後取之也」的觀點作為治療前的診斷要點與取穴的根據[137]。

2. 知深淺虛實

針刺以得氣為要，因此掌握體內經氣之流注規律與循行所在乃為至要之事。人處於天地之間，類比對應於宇宙的規律，使得外在的各種條件皆能與身體結構及氣血變化相感應[138]。岐伯認為，「凡刺之法，

[135] 河北醫學院（校釋），《靈樞經校釋》，上冊，70。

[136] 王惟一（注），《黃帝八十一難經》，226。

[137] 河北醫學院（校釋），《靈樞經校釋》，上冊，137。

[138] 李陽波（講述），劉力紅（等整理），《開啟中醫之門——運氣學導論》（臺北：

必候日月星辰，四時八正之氣，氣定乃刺之」[139]。因此，日月星辰的盈虧及四時八方的氣候變化，影響了氣血在特定部位運行之虛實，其所處之深淺與流量即決定針刺的手法與劑量[140]，請見表 4–5：

表 4–5

氣候天時特徵	氣血變化
天溫日明	則人血淖液而衛氣浮，故血易瀉，氣易行
天寒日陰	則人血凝泣而衛氣沉
月始生	則血氣始精，衛氣始行
月郭滿	則血氣實，肌肉堅
月郭空	則肌肉減，經絡虛，衛氣去，形獨居
針刺補瀉原則：	是以天寒無刺，天溫無疑。月生無瀉，月滿無補，月郭空無治，是謂得時而調之

顯然，刺法所候乃天地、陰陽、八正之氣的變化，因氣溫、晴雨及日月盈缺影響氣血盛衰虛實，故也影響針刺條件。《素問・繆刺論》也提到痛痹之針刺以月相之盈虧、邪氣之盛衰及症狀之輕重來決定針刺的劑量（次數和穴位多少）：

> 凡痹往來行無常處者，在分肉間痛而刺之，以月死生為數，用針者，隨氣盛衰，以為痏數，針過其日數則脫氣，不及日數則氣不瀉。左刺右，右刺左，病已止；不已，復刺之如法。月生一日一痏，二日二痏，漸多之，十五日十五痏，十六日十四痏，漸少之[141]。

相映文化，2006)，75–125；彭子益（著），李可（主校），《圓運動的古中醫學》（北京：中國中醫藥出版社，2007)，1–16。

[139] 山東中醫學院、河北醫學院（校釋），《黃帝內經素問校釋》，355。

[140] 山東中醫學院、河北醫學院（校釋），《黃帝內經素問校釋》，355–356。

此外，四季變化影響氣血流注深淺亦為針刺前之操作須知。《難經・七十難》指出：「春夏刺淺，秋冬刺深」，即以人身陽氣四時所居解釋針刺要領。《靈樞・四時氣》也強調了依季節影響氣血深淺採用不同穴位，乃針灸治療前之基本概念：

> 四時之氣，各有所在，灸刺之道，得氣穴為定。故春取經、血脈、分肉之間，甚者深刺之，間者淺刺之；夏取盛經孫絡，取分間絕皮膚。秋取經腧，邪在腑，取之合。冬取井滎，必深以留之[142]。

《素問・四時刺逆從論》有雷同記載：「春氣在經脈，夏氣在孫絡，長夏氣在肌肉，秋氣在皮膚，冬氣在骨髓中」[143]。氣血深淺虛實乃依時間差異對應身體變化的關係而治，若逆此規律，針刺深度過甚或不足，都會使氣血逆亂，導致精氣與邪氣產生異常互動，表 4-6 即說明這個事實[144]：

表 4-6

	春氣在經脈	夏氣在孫絡	長夏氣在肌肉	秋氣在皮膚	冬氣在骨髓
春刺	★	血氣外溢，令人少氣	血氣環逆，令人上氣	–	刺筋骨，血氣內著，令人腹脹
夏刺	血氣乃竭，令人解㑊	★	血氣內卻，令人善恐	–	血氣上逆，令人善怒
秋刺	血氣上逆，令	氣不外行，令	–	★	血氣內散，令

[141] 山東中醫學院、河北醫學院（校釋），《黃帝內經素問校釋》，806–807。

[142] 河北醫學院（校釋），《靈樞經校釋》，上冊，364–365。

[143] 山東中醫學院、河北醫學院（校釋），《黃帝內經素問校釋》，820。

[144] 山東中醫學院、河北醫學院（校釋），《黃帝內經素問校釋》，825。

	人善忘	人臥不欲動			人寒慄
冬刺	血氣皆脫，令人目不明	絡脈，內氣外泄，留為大痹	陽氣竭絕，令人善忘	–	★

表中星號（★）部分乃順時之刺法，故不傷氣血，至於其他非應其時的治療，則可因誤刺導致氣血異常活動而引發各種症狀。《靈樞・終始》強調：「脈實者，深刺以泄其氣；脈虛者淺刺之，使精氣無得出，以養其脈，獨出其邪氣」[145]。邪勝則實、氣奪則虛，致病因素引發氣血的變化因特性而各有差異，猶如《素問・離合真邪論》所言：「天地溫和，則經水安靜；天寒地凍，則經水凝泣；天暑地熱，則經水沸溢；卒風暴起，則經水波涌而隴起」[146]。病邪與正常氣血互動後會依其特性呈現一定的分布與轉歸，針刺之作用機轉就是要使失常的氣血重新平衡，並袪邪外出，而這一切必須在不傷正氣的前提下完成。

氣血流注分布除了依四季時辰有所不同之外，不同邪氣侵犯人身也會形成差異；因病邪侵犯部位各有偏好，針刺部位亦會依病位深淺而不同。《靈樞・終始》云：

> 治病者，先刺其病所從生者也。春氣在毫毛，夏氣在皮膚，秋氣在分肉，冬氣在筋骨，刺此病者，各以其時為齊。……病痛者陰也，痛而以手按之不得者陰也，深刺之；癢者陽也，淺刺之。病在上者陽也，病在下者陰也[147]。

此即呼應了《素問・舉痛論》提到「寒氣客於俠脊之脈」，無法以按摩

[145] 河北醫學院（校釋），《靈樞經校釋》，上冊，204–205。

[146] 山東中醫學院、河北醫學院（校釋），《黃帝內經素問校釋》，366–367。

[147] 河北醫學院（校釋），《靈樞經校釋》，上冊，207。

外治方式處理的記錄[148]。寒邪屬陰，本易客於身體較深處，若進入俠脊之脈病位更深，則應深刺方能中病；引邪氣外出並使氣血回復時，疾病即可逐漸復原。即使治療過程中痛症不一定隨針刺立即改善，但依循前述原則治療，在疾病復原的過程中，痛症亦會逐漸退去。

《靈樞・九針十二原》綜合說明了上述觀念：

> 夫氣之在脈也，邪氣在上，濁氣在中，清氣在下。故針陷脈則邪氣出，針中脈則濁氣出，針太深則邪氣反沉，病益。故曰：皮肉筋脈，各有所處。病各有所宜。各不同形，各以任其所宜，無實實，無虛虛，損不足而益有餘，是謂甚病，病益甚[149]。

整體來說，陽邪在體內所處部位偏淺故宜淺刺，陰邪所處部位較深則宜深刺。《難經・七十一難》也說：「針陽者，臥針而刺之；刺陰者，先以左手攝按所針滎俞之處，氣散乃內針。是謂刺滎無傷衛，刺衛無傷滎也」[150]。確定邪氣陰陽特性及所處部位深淺，並考量正氣多少而治之，而非所有病邪皆循一致的標準論治；最重要的，還是必須以病患正氣虛實多少為考量，方決定針刺與否及其深淺度。

至於補瀉的觀念十分直接而明確，在出土的早期文獻《脈書》、《脈法》中對於「血脈」虛盈皆一致提到「治病者取有餘而益不足」的原則，並透過灸法與放血的方式分別補瀉[151]；而《素問・調經論》提到刺法之補瀉原則「有餘瀉之，不足補之」則是針對「經脈」而言，不

---

[148] 山東中醫學院、河北醫學院（校釋），《黃帝內經素問校釋》，500。

[149] 河北醫學院（校釋），《靈樞經校釋》，上冊，19–20。

[150] 王惟一（注），《黃帝八十一難經》，225。

[151] 高大倫，《張家山漢簡引書研究》，190；馬繼興，《馬王堆古醫書考釋》，279。

應混淆。補法是指能調節鼓動人體正氣，使低下的功能恢復正常的方法；瀉法是指能疏瀉排除病邪，使過度亢進的病理現象恢復正常的方法。《素問・調經論》亦指出身體不論外感、內傷、飲食失調、形志氣血神之有餘不足皆會影響經脈之氣血變化，故在「守經隧」──「維持經脈氣血通暢」的前提下，再依陰陽、表裡、寒熱、虛實之有餘不足分別在經脈上做針刺補瀉。

事實上健康的身體並不容易感邪發病，「風雨寒熱，不得虛，邪不能獨傷人」，惟有在人身虛弱時邪氣才有機可趁。邪氣由外逐漸深入，與正常氣血相激盪時便可能產生各種疾病與痛症，治療上正如《靈樞・百病始生》所言：

> 察其所痛，以知其應，有餘不足，當補則補，當瀉則瀉，毋逆天時，是謂至治[152]。

對於臟腑經脈之各種病症及病機，皆應斷定虛實、詳辨病位，並顧及四時氣候與氣血活動之相關性，才能適當補瀉。誤判病勢而錯誤補瀉者，猶如《難經・十二難》所言：「陽絕補陰，陰絕補陽，是謂實實虛虛，損不足益有餘」[153]，此乃醫者誤人性命之咎也。

3.明經脈腧穴

《扁鵲心書》云：「學醫不知經絡，開口動手便錯。蓋經絡不明，無以識病證之根源，究陰陽之傳變」[154]。經脈理論對針灸治療的重要

[152] 河北醫學院（校釋），《靈樞經校釋》，下冊，249。

[153] 王惟一（注），《黃帝八十一難經》，50。

[154] 竇材（重集），胡珏（參論），《扁鵲心書》，卷上（臺北：力行書局有限公司，1984），1。

性已無庸贅言，但歷來針灸治療點（穴位）的發展與選擇則頗值得玩味。前文探討出土文獻內容時已提及，早期找尋治療點是依據脈產生特殊搏動的位置，治療則以艾灸與刺絡放血為主，隨後「九針」的發明與使用也暗示著針具在身體上的運用場域及時機逐漸擴大化。但隨著「脈」與「經脈」觀點的雜合混用，《內經》時代以行氣為主的經脈理論也收納了血脈「搏動」的特色，認為該部位乃「氣之所發」，故能應之而動；此乃脈氣交會所發之府，即「氣府」之所稱。以足太陽脈為例，《素問・氣府論》指出：

> 足太陽脈氣所發者七十八穴：兩眉頭各一，入髮至項三寸半，傍五，相去三寸，其浮氣在皮中者凡五行，行五，五五二十五，項中大筋兩傍各一，風府兩傍各一，俠脊以下至尻尾二十一節十五間各一，五臟之俞各五，六腑之俞各六，委中以下至足小指傍各六俞[155]。

雖然「脈氣所發」的穴位數目與後世文本有所差異[156]，但已看出「氣府」就是可觸及「皮下浮氣」的特殊位置，也就是經脈上之穴位。第三章第一節曾探討《內經》時期「腧穴」的同義詞尚有「節」、「會」、「氣穴」、「骨空」等名詞，正如黃龍祥所說：「脈之現者、肉之陷者皆可為穴，乃至於骨孔亦常是腧穴之處」[157]。配合《素問・氣穴論》的觀點：「氣穴之處，游針之居」、「凡三百六十五穴，針之所由行也」[158]，

---

[155] 山東中醫學院、河北醫學院（校釋），《黃帝內經素問校釋》，719–720。

[156] 同一經脈《針灸大成》載一百三十四穴。參：林昭庚，《新針灸大成》（臺中：中國醫藥學院針灸研究中心，1996），577。

[157] 黃龍祥（主編），《中國針灸刺灸法通鑒》，615。

吾人已可確定針刺部位即是經脈上的穴位，並可透過刺激穴位調節氣血狀態。

《素問・八正神明論》指出：「知其所在者，知診三部九候之病脈處而治之，故曰守其門戶焉」[159]。透過診脈掌握氣血往來與疾病變化，是如同守護溝通身體內外的門戶一般重要，可以早期發現、預防和治療。《靈樞・官能》更明白點出：「是故工之用針也，知氣之所在，而守其門戶，明於調氣，補瀉所在，徐疾之意，所取之處」[160]，強調醫者施針前必須掌握氣機來去與病情虛實，及正確選擇穴位所在的重要性。氣穴乃神氣遊行出入之門戶，不但是操作三部九候診察病脈之處，也是正邪共會之所在，與經脈同樣合診斷、治療於一身。

腧穴如同方藥，各有特性不同。因每個腧穴皆有神氣遊行，故都是能量聚集的特殊部位，能夠反映身體各種質能的表現[161]，因此描述腧穴時除了定位之外，定性同樣重要。《素問・氣穴論》詳列了「三百六十五」穴位，包含五臟六腑相關腧穴、治療熱病與水病的腧穴、及身體各部位的穴位。其中強調治水病的五十七穴在諸經分肉之間（諸分）、治熱病的五十九穴在經氣會聚之處（氣穴），而治寒熱病的穴位在兩膝關節外側（骸厭中），這些部位隨著病因病機的不同而有治療上的差異性。是故，醫家對「不同穴位具有獨特性」概念的瞭解程度，與是否能「正確選取針刺的『處方』」息息相關。

歷代腧穴的數量隨著醫家的經驗與研究不斷增加，但必須留意的

---

[158] 山東中醫學院、河北醫學院（校釋），《黃帝內經素問校釋》，708、715。

[159] 山東中醫學院、河北醫學院（校釋），《黃帝內經素問校釋》，361。

[160] 河北醫學院（校釋），《靈樞經校釋》，下冊，309。

[161] 王志玲，《難經鍼學研究——以文字考試為核心觀點》（臺中：中國醫藥大學中國醫學研究所，2005），37。

是,《內經》所載的穴位數目雖遠少於後代、更不若現代著作大量以「××病」使用「××穴」治療的方式描述，但其理論與操作方法卻成為後代針刺治療之圭臬，各種穴位的使用時機與療效十分明確，這是與現代醫學截然不同的現象。唯有「針刺治療的原則與病情診斷的結果相配合後，再決定以哪些對應穴位論治」才是相關理論的核心精神；死板而沒有變通的「專病專穴」理論並非《內經》時代經脈醫學與針刺治療的主流思維。從另一個角度看歷代不斷增補穴位數量之現象，醫者若能掌握前述各項針刺之基礎觀念，則治療能變化無窮、量身定做，無處不是穴位，無處不能治療。

與所有疾病一樣，對於痛症的治療，基本上只要秉持詳細診斷、考量四時節氣、慎選經脈穴位、並使用正確手法的原則後皆能做到完善的處置。但有時當病患產生痛症而又無法經由診斷察覺病邪時，則必須以特殊的刺法治療：

> 身形有痛，九候莫病，則繆刺之[162]。

《素問・繆刺論》對於「繆刺」的使用時機有詳細說明：

> 今邪客於皮毛，入舍於孫絡，留而不去，閉塞不通，不得入於經，流溢於大絡，而生奇病也。夫邪客大絡者，左注右，右注左，上下左右與經相干，而布於四末，其氣無常處，不入於經俞，命曰繆刺[163]。

[162] 山東中醫學院、河北醫學院（校釋），《黃帝內經素問校釋》，792。

[163] 山東中醫學院、河北醫學院（校釋），《黃帝內經素問校釋》，795–796。

簡單的說，病邪無法循序由表入裡、而流止於大絡時，被視為異於一般病機傳變的「奇病」。由於左右絡脈的連繫，使得邪氣能在人身表淺層上下左右流注，邪氣未能入脈，自然無法經由脈診查出其異常變化，而「繆刺」就是專門處理這類疼痛的療法。其特殊的操作原則在於先確認邪氣客於何脈所屬之大絡，再依「左側有病則針刺右側，反之亦然」的原則處理，《素問・繆刺論》針對各經之大絡為病，分別描述了繆刺之法，並有不同版本之症狀描述，顯然是由不同淵源之醫療記錄綜合而成，以足太陽脈之絡為例：

> 邪客於足太陽之絡，令人頭項肩痛，刺足小指爪甲上，與肉交者各一痏，立已，不已，刺外踝下三痏，左取右，右取左，如食頃已。……邪客於足太陽之絡，令人拘攣背急，引脇而痛，刺之從項始數脊椎俠脊，疾按之應手如痛，刺之傍三痏，立已[164]。

除了從患部對側取穴施針之外，繆刺的操作顯然同樣不可脫離一般針刺含有「經脈循行」、「以痛為輸」及氣血流注多寡的觀念，藉以決定針刺之劑量與療效。《素問・調經論》同時提到另一種「左取右，右取左」的針刺痛症療法：

> 痛在於左而右脈病者，巨刺之[165]。

「繆刺」與「巨刺」最大的不同在於，前者主治病邪未入於經、僅中於絡的情況，後者則主治邪氣已入經脈的問題；但巨刺與繆刺皆能治

[164] 山東中醫學院、河北醫學院（校釋），《黃帝內經素問校釋》，801、811–812。
[165] 山東中醫學院、河北醫學院（校釋），《黃帝內經素問校釋》，792。

療以「痛」為主要症狀的疾病，是因為透過「以通為法」的原則，採用從左引右、從右引左的刺法使經脈與大絡通暢，當氣血營運無礙時，便能達成止痛的目的。

《內經》記載了完整的針刺療法，若將眾多方式加以整理，其特性大略可分為「淺刺」、「深刺」、「多針刺」、「刺血」、「循經刺」、「臟腑病刺」及「交刺」等種類[166]；但透過以上的分析，筆者要強調的是「別陰陽順逆」、「知深淺虛實」及「明經脈腧穴」等原則，因為這些施術指南代表了醫家必須先能全面掌握生理、病理的正常運作與異常變化，同時對於四時環境、各種病因與身體之互動過程也應了然於胸，才能靈活運用經脈與腧穴的特性進行治療。關於技術層面的手法透過重複訓練即能專精，但不明用針宜忌而濫施技術則猶如合法殺人。

㈡灸法之基本概念與規範

灸法原與針法無涉，是獨立的一種療法。據《小品方》引古醫經的記載，在早期灸法是非常普遍而且容易上手使用的：

> 《經》說：夫病以湯藥救其內，針灸營其外。夫針術須師乃行，其灸則凡人便施。為師解經者，針灸隨手而行，非師所解文者，但依圖詳文則可灸。野間無圖不解文者，但遂病所在便灸之，皆良法[167]。

灸法使用的媒介是火與各種可燃、具治療性的物質，在早期出土文獻

---

[166] 陳克正，《古今針灸治驗精華》（北京：中國中醫藥出版社，1996），16–18。

[167] 陳延之（撰），高文鑄（輯注），《小品方》（北京：中國中醫藥出版社，1995），243。

中甚至比針法有更多的紀錄，但隨著經脈理論的成形，逐漸與針法具有共通的操作語言。馬王堆兩部灸經對於脈病皆以灸法治療，同時出土的《脈法》、《五十二病方》、《天下至道談》及年代相近的張家山《脈書》中也都載有灸法的使用。值得注意的是，部分文獻雖提及灸法與脈的關係，但以《五十二病方》所載內容看來，與灸法或以火加熱做為媒介治療有關的紀錄有十九則之多，直接用火烘烤患部者有十一則，以火烤炙他物再以該物進行治療者八則，皆不與經脈相關[168]；顯示在過去某段時期，灸法乃依各病症之不同而分別運用於身體特定部位，但並不以明確的經脈及穴位概念作為依據。

山田慶兒與李建民兩位學者曾對灸法作了廣泛深入的系統性考證。山田認為灸法的運用在戰國時代已確立，透過馬王堆兩部灸經的論述確定了脈的發現、病理學及診斷學的建立皆是在灸法的領域中發生的；他更進一步提出假說，認為在身體的特定部位施行灸法，其來源是以薰艾禳除體內疫鬼的咒術，後來加上「『脈』是疫鬼在體內活動的通路、也是疾病暴露的發病路線及歸屬區域」這樣的概念之後，便能將灸法從局部燒灼皮膚的治療提升到具有理論基礎的新療法。而針刺在灸法已建立起的基礎上，導入砭法的技術，治療的方式便由熱轉變為物理性刺激[169]。山田的論點將經脈知識成型歸功於灸法與針刺的發展。

李建民亦認為灸法技術的發展應早於針法，但起源至今仍不可解，同時指出山田的假說仍存在許多疑點及問題未能解決。李氏從灸法的燃料與火源種類切入分析，認為用特定燃料灼燒或蒸燻身體局部以治

[168] 嚴建民，《遠古中國醫學史》（北京：中醫古籍出版社，2006），127。

[169] 山田慶兒（著），廖育群、李建民（編譯），《中國古代醫學的形成》（臺北：東大圖書股份有限公司，2003），77、114、128、134、135。

療疾病是中國古典醫學的獨特技術，其特色在於以陽燧（凹面鏡）接引太陽之火，燃燒艾草，以純陽潔氣產生的熱力與氣味拔除病患身體之不潔，並通達血脈；但不良的火源與錯誤的燃料可能影響療效，甚至造成二次傷害[170]。綜合來說，李氏論述的灸法操作過程與思維乃時人透過法器接引神聖具極端陽性之天火，利用燃燒具陽性的燃料以陽治陰，以天氣通人氣，去除陰邪鬼物並治癒疾病。這與清代醫家吳亦鼎於《神灸經綸》所述的觀點是一致的：

> 夫灸取於火，以火性熱而至速，體柔而用剛，能消陰翳，走而不守，善入臟腑。取艾之辛香作炷，能通十二經，入三陰，理氣血，以治百病，效如反掌，學者不可不知也[171]。

灸法在針法逐漸成熟的同時，其臨床使用狀況也逐漸被邊緣化。尤其在「明堂」一類的知識確定後，不但針法與灸法被相提並論，針法的運用範圍與時機甚至遠遠凌駕灸法，這種現象在《內經》中已可見端倪。山田慶兒便認為《黃帝內經》不論是「灸刺」還是「針艾」，都是針法與灸法並記，但實際上灸法所被賦予的地位，只不過是針法的輔助療法[172]。歷代以「針灸」為名的文本也多以明堂及針法的內容為主[173]。徐大椿曾說：「若灸之一法，則較之針所治之病，不過十之一

---

[170] 李建民，《生命史學——從醫療看中國歷史》（臺北：三民書局股份有限公司，2005），23–24、26、31、41–46。

[171] 王大生（等主編），《神灸經綸釋》（北京：中醫古籍出版社，2004），3。

[172] 山田慶兒（著），廖育群、李建民（編譯），《中國古代醫學的形成》，97。

[173] 馬繼興，《中醫文獻學》（上海：上海科學技術出版社，1990），295–308；岡西為人，《宋以前醫籍考・目錄》（臺北：進學出版社，1969），7–11。

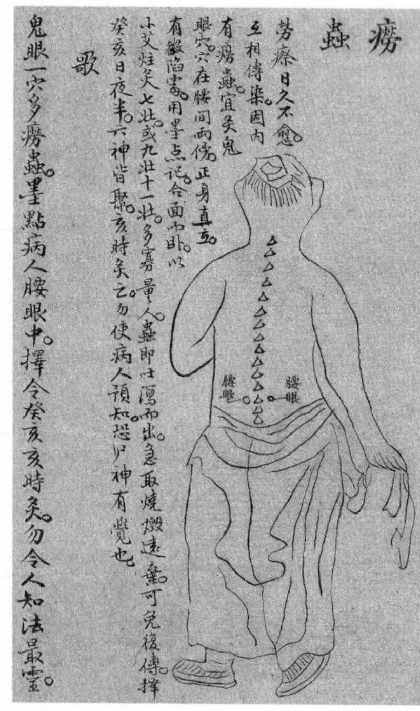

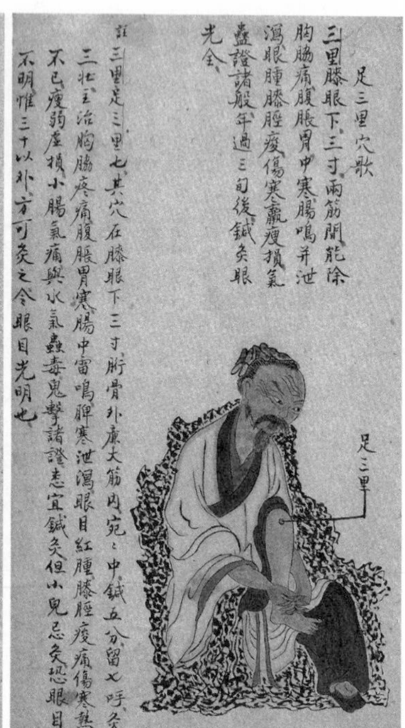

圖 4–5　針灸治療圖譜

針法與灸法雖同樣藉由經脈與穴位作為治療平臺，但適用時機不同，療法特色亦各有所長。臨診面對痛症時必須詳加鑑別診斷，才能確知治療方式。（左圖出處：鄒於雋，《鄒氏針灸》；右圖出處：張衍恩，《傳悟靈濟錄》；皆 Wellcome Trust 提供）

二，知針之理，則灸又易易耳」[174]。尊古意識強烈之徐氏尚出此言，或可一窺灸法在醫家心中之位階。

回到實際的臨床層面。前文曾指出，「寒邪」為病所造成的氣血凝滯留於脈中，能使經氣陷下、或血絡瘀結，進而形成痛感；特別是身體上下內外皆呈現虛弱不足時，即為灸法之適用時機。也就是說，「虛」與「寒」的病因及產生的病機是灸法最主要的治療對象。當陰性寒邪

[174] 徐大椿，《醫學源流論》，卷下，收入：曹炳章（主編），《中國醫學大成》，第 45 冊（上海：上海科學技術出版社，1992），9。

客於俠脊之脈時，由於病位較深，所引發的疼痛按之無益，本必須以深刺療法方能中病；但背部的幾個特定部位如大腧、肺腧、心腧、膈腧及肝腧等由於不宜深刺，同樣必須由灸法取代[175]。《傷寒論》所載部分灸法條文即證實該原則在臨床上的實用性：

少陰病，得之一二日，口中和，其背惡寒者，當灸之，附子湯主之。

少陰病，吐利，手足不逆冷，反發熱者，不死。脈不至者，灸少陰七壯。

少陰病，下利，脈微濇，嘔而汗出，必數更衣，反少者，當溫其上，灸之。

傷寒六七日，脈微，手足厥冷，煩躁，灸厥陰。厥不還者，死。

傷寒脈促，手足厥逆，可灸之。

下利，手足厥冷，無脈者，灸之不溫，若脈不還，反微喘者，死。下利後脈絕，手足厥冷，晬時脈還，手足溫者，生，脈不還者，死[176]。

引文皆出於少陰厥陰二類疾病，皆為陽衰陰盛或陰陽俱虛之證，當治宜溫灸補虛祛寒，回陽救逆。

《中藏經・論諸病治療交錯致於死候》記載：「陰氣不勝，陽氣不衰，勿灸」、「不當灸而灸，則使人重傷經絡，內蓄炎毒，反害中和，

[175] 河北醫學院（校釋），《靈樞經校釋》，下冊，109。

[176] 吳謙，《訂正傷寒論注》，收入：吳謙（編），《醫宗金鑑》（北京：中國中醫藥出版社，1995），104、109、111、121、125、129。

致於不可救」[177]，一般熱證、實證，特別是挾有津液陰血不足的情況，則不宜使用灸法。《傷寒論》另有〈辨壞病脈證并治〉篇，對陰虛陽盛的熱證，再三告誡忌用灸法，若誤用則易引起火逆證候，加重病情：

> ◎脈浮熱甚，反灸之，此為實，實以虛治。因火而動，故咽燥而吐血。
>
> ◎微數之脈，甚不可灸，因火為邪，則為煩逆，追虛逐實，血散脈中，火氣雖微，內攻有力，焦骨傷筋，血難復也。
>
> ◎榮氣微者，加燒鍼，則血留不行，更發熱而躁煩也。
>
> ◎脈浮，宜以汗解，用火灸之，邪無從出，因火而盛，病從腰以下必重而痹，名火逆也[178]。

值得關注的是，「虛」與「寒」的病程變化中也可能產生令人忽略及誤判的「熱」象，如前述引文之「煩躁」乃陰寒迫陽之症，是宜用灸法的；同時部分實熱證也能以《內經》所言「逆者正治，從者反治」的原則以熱治熱，利用灸法「火鬱發之」以從其氣，達到反治療效。此即《紅爐點雪》所言：「熱病得火而解者，猶暑極反涼，猶火鬱發之之義也」之奧義所在[179]。

灸法對於「虛」與「寒」的治療目的其實有所差異。以虛證而言，灸法的治療重點在於「補」，不論是回陽以復其脈，或是益脈氣而舉陷，皆不脫治虛補養之意，這也正是「鍼所不為，灸之所宜」的精神。對於寒證，灸法的重點則在於「溫」，《素問・異法方宜論》提到：「藏寒

[177] 華佗，《華佗中藏經》（臺北：自由出版社，1998），34。

[178] 吳謙，《訂正傷寒論注》，146。

[179] 龔居中（輯著），《紅爐點雪》，卷4（臺北：五洲出版社，1985），113。

生滿病，其治宜灸焫」[180]，特別對於寒邪為病居多的疼痛症狀，運用灸法之熱力溫中散寒、溫經通脈可達止痛目的。部分寒邪過盛引起氣血阻滯之實證，亦可經灸法使氣血重新正常流動，《靈樞・刺節真邪》所言：「故厥在於足，宗氣不下，脈中之血，凝而留止，弗之火調，弗能取之」[181]，即是指以灸法行陽氣、活血脈以治療寒證血瘀。

最後筆者要強調的是，《素問・血氣形志篇》指出：「病生於脈，治之以灸刺」[182]；《千金翼方・針灸宜忌》也提出：「凡欲灸針，必先診脈」[183]，判斷針刺與灸法的適用性及其治療的對象皆為「脈」。在醫學進化與脈的知識系統化之後，針刺與灸法共享了同一套理論基礎，在使用上的選擇則以病邪種類、外顯症狀及身體虛實的特性決定。由於針灸的操作必須先透過診脈察覺身體與病邪互動的細微變化，再決定治療穴位，因此《太素》認為「語徐而安靜，手巧而心審諦」的醫者具有「神清性明、動合所宜、妙察機微」等特質[184]，是施行針艾的最佳人選。而這一類人除了透過針灸「理血氣而調諸逆順」之外，同時還可「察陰陽而兼諸方」，也就是兼以處方湯藥的治療。《脈經・平三關病候并治宜》對於這種醫家臨床「脈一症一治」一體的過程多有描述：

> 寸口脈浮，中風發熱頭痛，宜服桂枝湯、葛根湯，針風池風府，向火炙身，摩治風膏，覆令汗出。

[180] 山東中醫學院、河北醫學院（校釋），《黃帝內經素問校釋》，171。

[181] 河北醫學院（校釋），《靈樞經校釋》，下冊，348。

[182] 山東中醫學院、河北醫學院（校釋），《黃帝內經素問校釋》，342。

[183] 孫思邈（著），高文柱（主編），《藥王千金方》，870。

[184] 楊上善，《黃帝內經太素》，584。

> 關脈浮，腹滿不欲食，浮為虛滿，宜服平胃丸，茯苓湯，生薑前胡湯，針胃管，先瀉後補之。
>
> 尺脈緊，臍下痛，宜服當歸湯，灸天樞，針關元補之[185]。

若依《靈樞・官能》的標準，醫者的培訓原應「任人者當各得其能」，即依特質而各有專攻；但筆者認為，除了「導引」特別需要的「緩節柔筋而心和調」、「視由」所專的「疾毒言語輕人」及「按蹻推拿」必備的「爪苦手毒，為事善傷」等「專科能力」之外，醫者操作其他各種治療方式所需具備的人格特質、身心修為及專業知識卻是一致的，所根據的生理基礎與病因病機概念亦多相類，不同的只是醫家對於每一個病患在諸多考量後所採取的臨床因應手段。

三、從「治驗」到「經方」——治痛方藥的發展思維

藥物是中醫治療學裡非常重要的工具之一，是與針灸具有同等地位的療法。《韓非子・喻老》曾引扁鵲望診齊桓侯之言：

> 疾在腠理，湯熨之所及也；在肌膚，鍼石之所及也；在腸胃，火齊之所及也；在骨髓，司命之所屬，無奈何也[186]。

根據引文可知，中醫療法的發展最晚在戰國末期即以針、灸及藥物為主流，並且在病因病機及療法上的區別已有理論基礎支持。

---

185 王叔和，《脈經》(臺北：大孚書局有限公司，1999)，23、25–26。

186 邵增樺（註譯），《韓非子今註今譯》(臺北：臺灣商務印書館，1983)，956–957。

事實上，藥物使用之濫觴至今仍無定論，迫使史學家多把藥物之起源以「原始人類生活經驗累積形成」作為解釋[187]。甲骨文中雖已有使用魚、棗治病的紀錄，殷代遺址出土文物中也有桃仁、杏仁等藥物，但僅為零星資料尚不具說服力；另一方面，先秦文學著作雖不乏有大量藥物名稱的記載，惟內容亦屬零散而片段，不一定與醫學相涉[188]。然而如陳邦賢所說：「醫學中心的目標，是為病人解除肉體的痛苦」[189]。文史資料貧乏雖造成考證上的困難，但醫者更關注的，其實是在以藥物為治療媒介的範疇裡，人們對於疾病與身心不適的處理，是如何與藥物使用的起源、經驗及知識累積同步進化，特別在臨床最明顯而常見的「疼痛」議題上，其內容發展絕對是深具特色的一部分。

以下筆者仍將依前幾章的脈絡回頭溯源，從相關的出土文物談起。至目前為止，記載先秦時期藥物使用情況之文本，仍以馬王堆出土的資料最為豐富，但除了以疾病對應藥物療法為主要內容的《五十二病方》之外，其餘文獻多以養生、房中、補益、男女科及祝由等相關療法為主，藥物內容有限；故分析《五十二病方》內容或能一窺當時藥物使用之完整全貌。

㈠從《五十二病方》治「諸傷」藥物論治痛思維

《五十二病方》中載有多種藥物，涵蓋了礦物、植物、動物、器物，以及少部分泛稱類與待考藥物，其種類之豐富或猶勝《神農本草經》[190]。該文獻的編寫架構十分簡單，僅以「病症—治療藥物（方劑）

[187] 朱建平，《中國醫學史研究》（北京：中醫古籍出版社，2003），59–62。

[188] 李良松、郭洪濤，《中國傳統文化與醫學》（廈門：廈門大學出版社，1990），1–2。

[189] 陳邦賢，《中國醫學史》（臺北：臺灣商務印書館，1992），2。

—使用方法」的文法結構鋪陳；藥物方劑包含單味藥及複方兩大類，但以單味藥及兩味藥組成的方劑占最大比例，使用方法則包含藥物採集、炮製、收藏，藥物劑量及標示外用與內服等。不過這些內容並無藥性的記述，對於性味、有無毒性、作用的藥理機轉、處方君臣佐使配伍與歸經分類等，皆付之闕如；由此可知，《五十二病方》係屬於早期、經驗重於理論的臨床記錄。

《五十二病方》記載的疾病與症狀以人身表淺部位為主，包括各種金創外傷、皮膚病、癰疽、蟲獸嚙傷、燒傷、外泌尿生殖器官疾病及部分精神疾患，偏於身體外部的臨床記錄特徵可能與當時病因病機及臟腑生理知識的不足有關。以下為文獻中明確提及「痛」的各類病症與其藥物療法[191]：

【諸傷】

傷痛取某朐，令大如荅，即以赤荅一斗并撓，復冶置甕中加水☒升煮之令熟，孰食其宰，飲其汁，汁宰皆索，食之自恣。解痛，斬□。

令傷者毋痛，毋血出，取故蒲席厭□□□□燔席冶按其痏。

令金傷毋痛方，取鼢鼠，乾而冶；取彘魚，燔而冶；□□、薪夷、甘草各與鼢鼠等，皆合撓，取三指最一，入溫酒一音杯中而飲之。不可，財益藥，至不癰（案：痛）而止，令。

令金傷毋痛，取薺孰乾實，爓令焦黑，冶一；朮根去皮，冶

[190] 馬繼興，《出土亡佚古醫籍研究》（北京：中醫古籍出版社，2005），277；嚴健民，《五十二病方注補譯》（北京：中醫古籍出版社，2005），251。

[191] 嚴健民，《五十二病方注補譯》，2、7、14–15、22、39、86–87、125、136–137、142、145、151、167、209。

二，凡二物并和，取三指撮到節一，醇酒盈一衷桮，入藥中，撓飲。不者，洒半桮。已飲，有頃不痛。復痛，飲藥如數。不痛，毋飲藥。藥先食後食次。治病時，毋食魚、彘肉、馬肉、龜、蟲、葷、麻洙采，毋近內。病已如故。治病毋時。壹冶藥，足治病。藥已治，裹以繒臧。治爛暴若有所燥，冶。令。

【傷痙】（案：本條似應歸入諸傷中）

諸傷，風入傷，傷癰痛，治以枲絮為獨活汁濡傷，漬燔礜冶烏喙彘膏煎汁，枲絮浸沃，數復注，下膏勿絕，以歐寒氣。浸沃熱，則舉之，溫適浸絮，以傅傷空，幣之。休得為□□□□□□□□□□□□□□□□□□□□□□□癰□□□□□，傅藥先食後食次。毋禁，毋時。□礜不□□□盡□。

【犬噬人傷者】

犬所齧，令毋痛及易瘳方：令齧者臥，而令人以酒財沃其傷。已沃而強，越之。嘗試。毋禁。

【㾓】

㾓，痛於脬及衷，痛甚，弱時痛益甚，□□□□治之，黑叔三升，以美醯三斗。煮，疾炊，潰，止火。潰下，復炊。三沸，止。浚取汁。牡蠣一，毒堇冶三，凡二物合撓。取三指撮到節一，醯寒溫適，入中杯飲。飲先食後食恣。壹飲病愈，日一飲，三日病已。病已，類石如泔從前出。毋禁，毋時。

【牡痔】

牡痔之居竅㾪，大如棗竅，時癢時痛者方：先剝之；弗能剝；取龜𩟔與地膽虫相半和以傅之。燔小隋石，淬醯中，以熨。不已，有復之，如此數，令。

【朐養】

朐養：痔，痔者其直旁有小空，空兌兌然出，時從其空出，有白虫時從其空出，其直痛，尋然類辛狀。治之以柳蕈一捼，艾二、凡二物。為穿地，令廣深大如盂。燔所穿地，令之乾，而置艾其中，置柳蕈艾上，而燔其艾蕈；而取盂，穿其斷，令其大圜寸，以復之。以土雍盂，會毋移，煙能泄，即被盂以衣，而毋蓋其盂空。即令痔者居盂，令直直盂空，令煙熏直。熏直熱，則舉之，寒則下之，圈而休。

【雎病】

雎未潰破者取烏豙十四果，以美醯半升，□□□□□□澤泔二參，入藥中□□□令如□□□□□□灸手以靡□□□傅□□□□□之，以余藥封而裹□□□□不痛己□□。令。

血雎始發，倐倐以熱，痛毋適，□□□□□□雎□□□□□□□□□□□□戴蘩、黃芩、白蘞，皆居三日，□之，令汗出到足，已。

【火闌（案：爛）者方】

冶糵米，以乳汁和，傅之，不痛，不瘢。

【加】

以久脂若豹膏封而炙之，㾓屑去而不痛，娄復之。先飲美酒令身溫，乃□。

【治瘑】

治瘑：瘑者，癰痛而潰。瘑居右，取馬右頰骨；左，取馬左頰骨，燔，冶之。蕉叔取汁洒瘑，以彘膏已湔者膏之，而以冶馬頰骨，末和撓傅，布裹膏一日夜更裹，再膏傅，而洒以叔汁廿日，瘑已。嘗試。令。

引文顯示，直接標明具有痛證的疾病雖僅占五十二種病症的五分之一左右，但已涵蓋不少日常疾病。特別值得注意的是，羅列於「諸傷」中的紀錄其實多與金石鋒刃之物引起之外傷有關，故合理推測皆可能引起痛證，「諸傷」也可視為諸病中最常發生疼痛的一類。因此，除了引文中清楚標明可「解痛」、「毋痛」、「不痛」的療法之外，也應當留意文獻中「諸傷」類的藥物用法，因為這些藥物在治療疼痛上可能更具特色。例如文獻中「諸傷」類第一方雖未提及「痛」證，但其藥物組成值得推敲：

> 諸傷□□膏，甘草各二，桂、薑、椒各一□□□□□□□□□□□□□□□皆冶、以蜜為丸，毀一垸杯酒中，飲之，日一飲，以□其〼[192]。

這是治療各種外傷的內服處方，以桂、薑、椒、甘草做成蜜丸，合酒沖服；另外在內服外用處方中並經常加入「膏(動物油脂)」作為賦型劑。分析這些藥物的作用與特性，或可一窺時人治療外傷及疼痛症狀的思維。

「桂」在《神農本草經》中有「箘桂」、「牡桂」兩種，功能產地記載略有不同，《別錄》論其性味功能：「味甘、辛、大熱、有毒。主溫中，堅骨節，通血脈，理疏不足，宣導百藥，無所畏」[193]。森立之引唐《日華子本草》言：「桂心通九竅，利關節，治風痹骨節攣縮，續筋骨，生肌肉」[194]。直到明代《本草綱目》仍載本品可治九種心痛、

[192] 嚴健民，《五十二病方注補譯》，1。

[193] 陶弘景（編），尚志鈞、尚元勝（輯校），《本草經集注》（北京：人民衛生出版社，1994），216。

心腹脹痛、寒疝心痛、反腰血痛、打撲損傷等病症[195]；桂以其辛熱之性溫經散寒，活血止痛，促進肌肉骨骼之生長修復；因此具備了治療諸傷疼痛的功效。

依尚志鈞等考證，「乾薑」首載於《神農本草經》[196]。本品「味辛、溫，主治胸滿，咳逆上氣，溫中、止血，出汗，逐風濕痹，腸澼下利。生者尤良，久服去臭氣，通神明」[197]。薑能助陽氣散陰邪，運用於外傷及疼痛時乃以其促進氣血運行的特點而獲療效，故用於陰邪偏盛或凝滯的創傷疼痛最為適宜；至於「止血」之功應為乾薑炮製燒存性後，轉為苦溫之味而得。現代研究也已證明薑的成分有殺菌、消炎、清潔創面、解毒、緩解肌肉疼痛、抗氧化、降血脂等多種效果[198]，與古法用途更是不謀而合。

《神農本草經》中有數味藥物品名皆為「×椒」，據馬繼興考證，諸傷處方中使用的應為「蜀椒」或「秦椒」[199]。「蜀椒」味辛溫，有「溫中，逐骨節皮膚死肌，寒濕痹痛」之功；而「秦椒」有相同性味，亦能「主治風邪氣，溫中，除寒痹」。上述三種藥物桂、薑、椒的共同特性是「辛」，據《本草備要·藥性總義》云：「凡藥辛者，能散，能潤，能行」[200]，加上皆具溫熱之性，能擴張血脈，加速氣血循行與灌注，

---

194 森立之，《本草經考注》（北京：學苑出版社，2002），135。

195 李時珍，《本草綱目》（北京：人民衛生出版社，2004），1931。

196 吳普（著），尚志鈞（等輯校），《吳普本草》（北京：人民衛生出版社，1987），32。

197 馬繼興，《神農本草經輯注》（北京：人民衛生出版社，1995），192。

198 何政恒，〈論薑在四逆湯中的活用〉，《江西中醫學院學報》，18.4（南昌，2006.04）: 15–16；來向陽、劉梅霞，〈論薑的藥用價值〉，《山東醫藥工業》，21.5（濟南，2002.05）: 26–27。

199 馬繼興，《馬王堆古醫書考釋》，325–326。

因此在治療各類創傷時能緩解疼痛並加速傷口痊癒，其用於外傷及疼痛的治療原理顯然是歸於同一類的。

事實上這三種藥物的綜合使用還可擴及體內「寒痹」及其引起之「時痛而皮不仁」的症狀，《太素》提到「寒痹」乃寒濕之氣留於經絡，必須以「內熱」的原則治療[201]；對於一般人或勞動者在針刺後可以火焠艾灸治療，至於養尊處優之人則須加用藥物熨之：

> 黃帝曰：藥熨奈何？伯高曰：用淳酒二十升，蜀椒一升，乾薑一斤，桂心一斤，凡四種，皆㕮咀，漬酒中，用綿絮一斤，細白布四丈，並內酒中。置酒馬矢煴中，蓋封塗，勿使泄。五日五夜，出布綿絮，曝乾之，乾復漬以盡其汁。每漬必晬其日，乃出乾。乾并用滓與綿絮，複布為複巾，長六七尺，為六七巾，則用之生桑炭炙巾，以熨寒痹所刺之處，令熱入至於病所，寒復炙巾以熨之，三十遍而止。汗出以巾拭身，亦三十遍而止。起步內中，無見風。每刺必熨，如此病已矣。此所謂內熱也[202]。

本處方皆為陽性藥物，在製備時加入醇酒並重複曝曬陽光、持續接觸陽性能量，使用前再以桑木加熱[203]，並重複局部藥熨及摩擦身體的治療程序。筆者認為從「以熱治寒」、「以辛散結」達成「鼓動陽氣」的診治思維所發展出的各式療法的確有其延續性，雖然現有資料並不確

[200] 汪昂，《本草備要》（臺北：文光圖書有限公司，1977），6。

[201] 楊上善，《黃帝內經太素》，635。

[202] 河北醫學院（校釋），《靈樞經校釋》，上冊，152–153。

[203] 以生桑木為炭炙巾一法其實亦具有藥材選取上的特殊考量。參：李時珍，《本草綱目》，2069。

定在《五十二病方》成書時期是否已有此類藥理知識的成形，然而，就該書之處方記錄中常見的「嘗試」、「令」、「此皆已驗」等字樣推論，本時期的藥物使用仍多數處於經驗累積。比對醫學已體系化的「《內經》時代」，《五十二病方》與《太素》對於寒邪為病的治療同樣沿用酒類，甚至「巧合的」連處方中的藥物及使用比例都一樣，最大差異僅在內服、外用之別。若將《五十二病方》的諸傷療法連結寒痹熨法，並合併審視《素問・舉痛論》以寒邪為疼痛發生主因的醫學理論，即可知從臨床經驗累積到醫學理論成形過程中，病因病機連結處方用藥的發展確有連續性的軌跡。

另一治傷處方也以多種藥物混合煎煮，並以布浸濕後作為外治之用：

> 傷者，以續𧖴（案：續斷）根一把，獨活長支者二梃，黃𩿡（案：黃芩）二梃，甘草□廷，秋烏象（案：烏喙）二顆，皆冶撓之者二甌，即并煎至熟，以布捉取，出其汁，以陳縕浸漬傅之[204]。

據《神農本草經》記載，甘草「味甘平，無毒。治五臟六腑寒熱邪氣，堅筋骨，長肌肉，倍力，金創，尰，解毒，久服輕身延年」[205]。在藥物發展的早期，臨床上已證實本品對於金刃創傷的治療及肌肉筋骨的復原頗有助益，不論外用內服皆有其功。續斷「味苦，微溫（案：《別錄》增「辛」），無毒」，主治「傷寒，補不足，金創，癰傷，折跌，續筋骨，久服益氣力」[206]；獨活「味苦，平（案：《別錄》增「甘微溫」），無毒。治

[204] 嚴健民，《五十二病方注補譯》，10。

[205] 馬繼興，《神農本草經輯注》，48。

[206] 馬繼興，《神農本草經輯注》，99；陶弘景（編），尚志鈞、尚元勝（輯校），《本

風寒所擊，金創，止痛」[207]。對於金創外傷及風寒邪氣引起之疾病與疼痛顯然是兩藥所擅，續斷與獨活雖皆具有屬陰性的「苦」味，但卻能治療風寒等陰邪引起的病症。鄒潤安認為這兩味藥能治創傷疼痛的原因正在於「苦」與「辛」之配合：

> 續斷《本經》但言味苦，原取其堅則相續。故傷寒不足處邪氣乘而橫梗焉，續其經脈依法流行，俾無空隙，而橫梗者自不能容。金而生瘡，瘫而致傷，跌而為折，氣有斷而血亦有所不繼也，立其氣血之幹，斷者自續，不繼者自源源而至。然當橫梗不續而能入，則必有通之者存，故《別錄》更推其味必有辛，辛者通也[208]。
>
> 獨活先苦次辛，苦多辛少，辛後有甘，故其義本於苦以入陰，變為辛以上行，得甘之助，而氣乃暢。
>
> 風寒所擊金瘡泄其一處諸處護衛皆疏也，濬其源，使來者自盛，則護衛仍密矣，故其功係之獨活[209]。

「苦」味入心，配合「辛」、「微溫」、「甘」等陽類屬性，有助於心及血脈功能的提升，對於疼痛及創傷也有加速復原的效果。陰陽二性同時存在於一藥中，能使藥效入陰達陽，故性味雖具陰性之「苦」，仍可治療「傷寒」、「風寒所擊」等陰邪引起之病證。至於黃芩「味苦，平

草經集注》，282。

[207] 馬繼興，《神農本草經輯注》，64；陶弘景（編），尚志鈞、尚元勝（輯校），《本草經集注》，221。

[208] 鄒潤安，《本經續疏》（臺北：旋風出版社，1969），24。

[209] 鄒潤安，《本經疏證》（臺北：旋風出版社，1974），44–45。

（案：《別錄》增「大寒，無毒」）。治諸熱，黃疸，惡瘡疽蝕，火瘍」[210]，其適應症偏重於炎症、熱證及外傷急性期，鄒潤安稱本品之性屬陰，氣薄而味厚；氣薄能發洩、味厚則泄，具陰中之陰的特性。「故凡氣以熱滯，致血緣氣阻者，得氣之調則行，此黃芩之專司也」[211]。透過治療氣分之熱而間接解除血分阻滯，是針對熱證的「正治」之法。本方中的藥物組成有別於「諸傷」第一方，涵蓋寒與熱不同病證在治療上的可能性，研判其臨床使用範圍較廣，在病程發展中可運用的機會也較大。

值得進一步探討的是時人認定「寒邪」作為疼痛主因的思維。馬繼興及李學勤認為《五十二病方》的編寫年代早於《內經》的纂成時期，從醫方中的部分藥物記錄也看出成書的確比《神農本草經》更早[212]。有趣的是，若以《內經》的醫學理論回溯檢視上述「諸傷」處方的藥物配伍，卻儼然呈現與理論高度吻合的現象。筆者以兩個可能性甚高的假設為前提作以下討論：第一，當時對於多數痛證的主要病因認知為寒邪所犯，這在前文《素問・舉痛論》的討論中已獲證實。第二，造成「諸傷」的原因雖多為外傷，但受傷後持續引發疼痛的病機則與《素問・舉痛論》中，言及寒氣客於脈外及脈中的各種變化有關。《素問・至真要大論》提到寒邪為病時，選取藥物的性味配伍有其標準：

> 寒淫於內，治以甘熱，佐以苦辛，以鹹瀉之，以辛潤之，以苦

---

[210] 馬繼興，《神農本草經輯注》，215；陶弘景（編），尚志鈞、尚元勝（輯校），《本草經集注》，264。

[211] 鄒潤安，《本經疏證》，173。

[212] 馬王堆漢墓帛書整理小組（編），《五十二病方》（北京：文物出版社，1979），179、189、191。

堅之[213]。

熱能勝寒、甘能和緩，故寒邪為病引發痛證時以甘熱藥物為治療首選，並以苦辛之品為佐助，這與前文「諸傷」處方的藥物藥性搭配內容是極為一致的。《素問・至真要大論》同時提到「諸寒收引，皆屬於腎」、「諸病水液，澄澈清冷，皆屬於寒」[214]。依《素問》的觀點，病理上寒的病位主要與腎有關，病性則以陽虛為主，當腎陽虛不足以制水時，體內容易出現水濕氾濫的現象，故除了以甘熱藥物主治之外，也要佐辛味藥物散寒、苦味藥物燥濕；同時適度加入鹹味藥，更能加強諸藥對於腎的作用。張景岳對此亦有精闢的註解：

> 寒為水氣，土能勝水，熱能勝寒，故治以甘熱。甘從土化，熱從火化也。佐以苦辛等義，如《素問・藏氣法時論》曰：腎苦燥，急食辛以潤之。腎欲堅，急食苦以堅之，用苦補之，鹹瀉之也[215]。

「辛以潤之」能溫補腎氣，「苦以堅之」則因燥濕而能改善腎的閉藏作用[216]，目的即是配合甘熱治療寒證，故因寒邪引發的疼痛及病症透過這些特定藥物的配伍，便能面面俱到、加強療效。

至於《五十二病方》中的其他痛症，包括泌尿系統引起疼痛透過

[213] 山東中醫學院、河北醫學院（校釋），《黃帝內經素問校釋》，1165。

[214] 山東中醫學院、河北醫學院（校釋），《黃帝內經素問校釋》，1215。

[215] 郭教禮（主編），《類經評注》，1006。

[216] 方藥中、許家松，《黃帝內經素問運氣七篇講解》（北京：人民衛生出版社，1984），432。

內服藥物排石而止痛；肛痔系統疾病、疽病透過藥物外敷及熨法、燻法等外用方式，並以米泔水合藥；燙傷、痂則使用乳膏、油脂予以外敷；炎症發熱則以黃芩清熱消炎等療法，大致上仍為臨床經驗的記錄，同類文獻資料甚少，相關內容除了診治思維不易考證、也未成完整體系。不過《素問・至真要大論》中另有對風、熱、濕、火、燥等病因的相關藥性配伍列出規律，涵蓋了當時主要的病因治療理論，若能從早於《內經》的文獻中找出各類相對應處方，依前法逐一作藥性對照，相信對於藥方治療原則具有「由經驗逐漸累積，最後影響理論形成」的歷史特徵能得到更有力的證明。

㈡麻醉止痛的藥物

治療疼痛的另一條主要途徑是止痛，即透過強烈藥性直接麻醉而將痛感消除。這種方法的特色在於針對疼痛本身作快速的處置，而較不考慮病因病機的變化，以出土文獻而言，筆者認為烏喙及酒的使用應與本概念有關。烏喙即烏頭，與附子、天雄為同一植物，但依型態及採集時間不同而有所區分[217]；《神農本草經》同時載有這三種藥物[218]，比較如表 4–7：

表 4–7

	烏頭	附子	天雄
性味	味辛溫，有大毒	味辛溫，有大毒	味辛溫，有大毒
功能	治中風，惡風洒洒，出	治風寒，咳逆，邪氣，	治大風，寒濕痹，歷節

[217] 有關附子、烏頭與天雄的差異性可參：陶弘景（編），尚志鈞、尚元勝（輯校），《本草經集注》，341–344；張華，《博物志》，卷 7（臺北：臺灣中華書局，1981，據士禮居本校刊），4；王念孫，《廣雅疏證》，收入：中華書局（校刊），《四部備要・經部》，卷 10（臺北：臺灣中華書局，1981，據家刻本校刊），38。

[218] 馬繼興，《神農本草經輯注》，330、332–334。

	汗，除寒濕痹，咳逆上氣，破積聚，寒熱。其汁煎之，名射罔，殺禽獸	溫中，金創，破癥堅，積聚，血瘕，寒濕痿躄，拘攣，膝痛，不能行步	痛，拘攣緩急，破積聚，邪氣，金創，強筋骨，輕身，健行
別名	奚毒、即子、烏喙	茛	白幕
產地	生山谷	生山谷	生山谷

三者在《本經》中皆屬「下品」藥物，使用範圍集中於「為佐、使，主治病。多毒，不可久服。欲除寒熱邪氣，破積聚，愈疾者」[219]。這與以「將養性命」為主、藥性較平緩的上、中品藥物明顯是不同的。烏頭之主治中有「其汁煎之，名射罔，殺禽獸」一項，敦煌出土之《新修本草》殘本也提到本品「擣篩以敷箭，射肉中人亦死，宜即解之」[220]，可見其藥性十分強烈。據現代藥理研究分析，烏頭與附子、天雄皆為毛茛科植物烏頭 (Aconitum carmichaeli Debx.) 的根部，但分屬不同部位。主要成分含有烏頭鹼 (aconitine)、次烏頭鹼 (hypoconitine) 及中烏頭鹼 (mesaconitine) 等生物鹼，這類成分（尤其是烏頭鹼）具有強烈毒性，未經炮製、久煎或使用劑量過大時容易造成神經及心臟的損傷，產生身體麻木、噁心嘔吐、煩躁、肌肉痙攣、呼吸急促、脈弱、心律不整及血壓體溫下降等中毒症狀，甚至造成死亡，顯然「射罔」之效即由此而來。但使用得當亦能針對各種組織功能衰退的病症予以治療，特別是烏頭鹼與次烏頭鹼均有局部麻醉作用、烏頭鹼的鎮痛作用更強，因此多種實驗結果已證明其對心血管、免疫、神經、內分泌、消化等系統性疾病及鎮痛麻醉等治療上的成效[221]。有「劉附子」美譽之四川名醫劉民

---

[219] 馬繼興，《神農本草經輯注》，5。

[220] 馬繼興（等輯校），《敦煌醫藥文獻輯校》（南京：江蘇古籍出版社，1998），631；嚴潔（等著），姜典華（等校注），《得配本草》（北京：中國中醫藥出版社，1999），106。

叔便指出：

> 附子家屬性皆麻痺，而用之者，亦正利用其麻痺之性，為此麻痺可以除寒濕、可以逐水氣、可以救元陽之亡、可以續神機之絕，至可寶也[222]。

筆者在臨床上使用烏頭、附子的經驗也證實，即使是生品或較大劑量的炮製品，只要診斷正確、加上藥物久煮後，毒性即能大減且不損其強心回陽、溫經鎮痛的療效。

再從傳統觀點分析烏頭麻醉止痛之特殊藥性。三種藥物皆有「大毒」，主治亦以風寒濕為治療對象，差別在於對治項目上有「中風」、「風寒」、「大風」等病症型態與程度輕重的差別。應特別留意的是，三藥所治之風乃臟腑經絡之風，而非傷於營衛之風；周岩對該特性有清楚說明：

> 夫風有傷與中之分，傷者傷於營衛，中者中於經絡臟腑。傷營衛者，寒鬱於表而易化熱，宜麻桂決不宜附子。中經絡臟腑者，寒根於裡而陽本虛，用麻桂又貴用附子。附子非風藥，而本經之主風寒，蓋指中風之風寒言，非指傷風之風寒言也[223]。

---

[221] 正文內烏頭、附子、天雄的現代藥理研究為筆者參考各家論述整理而成。三藥的毒性作用主要在於神經系統及循環系統，能使中樞及周圍神經先興奮後抑制，導致心原性休克及呼吸衰竭。也能使心肌活動異常而產生心律不整。由於烏頭鹼等成分極易被吸收，因此中毒反應極為迅速，臨床使用需謹慎。

[222] 劉民叔，《素問痿論釋難》（上海：三友實業社承印，1933），26。

[223] 周岩，《本草思辨錄》（北京：人民衛生出版社，1982），64。

引文所言之「附子」藥性，筆者以為是三藥之共性。至於彼此間之差異，周岩也透過藥物的型態結構加以分析：

> 烏頭治風，亦惟陽虛而挾寒挾濕者宜之。以其中空以氣為用，開發腠理，過於附子。故古方中風證用烏頭，較多於附子；抉壅通痹，亦過於附子。
>
> 烏頭與附子，同為少陰藥，而補益以附子為優，發散以烏頭為勝[224]。

顯然「治風驅寒通經、祛壅逐濕療痹」的功能為烏頭所擅，在治療因臟腑經絡之風寒濕痹引起的疼痛上，烏頭鎮痛療效優於附子的理由亦是如此；而這從張仲景使用烏頭的處方主治中也可以得到證明。

仲景使用烏頭的處方有五，皆出於《金匱要略》，主治涵蓋中風歷節、胸痹心痛短氣、及腹滿寒疝宿食：

> 病歷節，不可屈伸，疼痛，烏頭湯主之。……
>
> 心痛徹背，背痛徹心，烏頭赤石脂丸主之。……
>
> 寒氣厥逆，赤丸主之。……
>
> 寒疝，繞臍痛苦，發則白汗出，手足厥冷，其脈沉緊者，大烏頭煎主之。……
>
> 寒疝，腹中痛，逆冷，手足不仁，若身疼痛，灸刺、諸藥不能治，抵當烏頭桂枝湯主之[225]。

[224] 周岩，《本草思辨錄》，66。

[225] 諸條文參：吳謙，《訂正金匱要略注》，收入：吳謙（編），《醫宗金鑑》（北京：中國中醫藥出版社，1995），227、242、246–248。

從條文內容可看出，仲景認為因寒證造成內臟、筋骨經脈的氣血不暢與疼痛是烏頭的適用時機。特別是烏頭桂枝湯一條，清楚指出當裡外俱寒、陽氣絕於裡而痹於外，造成各種治療皆無效時，惟有本方可以內外兼顧。其服法註明：「初服二合；不知，即服三合；又不知，復加至五合。其知者如醉狀，得吐者為中病」[226]。很明顯的，這是《尚書．說命》中「藥不瞑眩，厥疾弗瘳」概念的呈現，當藥物劑量逐漸增加至產生「副作用」時，也就是產生了介於有效劑量與中毒劑量間的身體反應，依反應不斷增加的服藥劑量強化了藥效，足以扭轉病勢使痊癒過程加速。此外，五方中皆加入蜂蜜，據學者研究，蜂蜜除了能緩解烏頭毒性，更能使其藥力持久，並加強止痛作用[227]，這也得以解釋前文「諸傷」第一方中「以蜜為丸」的原因。黃煌認為附子一類皆為溫陽逐寒之品，是作為治療「一切陳寒痼冷之疾」的主要藥物，甚至將臨床上的症狀歸納為「附子證」及「附子脈」[228]。在藥證原則上，黃氏認為附子主治「脈沉微」與「痛症」，烏頭雖然主治與附子相似，但使用於痛症的機會更多，並集中於「腹中劇痛」及「關節疼痛、手足逆冷、脈沉緊」[229]，再次證明了有關烏頭麻醉及止痛藥效的論述。

《金匱要略》另有「天雄散」一方，主治陽虛失精。天雄所用，意在溫腎，與烏頭之使用時機明顯有別，與附子主治雖稍異但旨趣相同[230]。《本經疏證》認為天雄型態「中實」，相對於烏頭的「中空」，藥

[226] 吳謙，《訂正金匱要略注》，248。

[227] 王玉芝（等編著），《張仲景藥對的臨床應用》（北京：北京科學技術出版社，1990），156。

[228] 黃煌，《中醫十大類方》（南京：江蘇科學技術出版社，1995），157–160。

[229] 黃煌，《張仲景五十味藥證》（北京：人民衛生出版社，1998），30–31、36。

[230] 黃杰熙（評釋），《本草三家合注評釋》（太原：山西科學技術出版社，1995），284。

性則較為內斂[231]；劉民叔亦言「天雄之於烏頭，為同時成熟者，且無烏頭之毒」[232]，顯然天雄因毒性稍弱，在麻醉止痛上略遜於烏頭，但卻長於溫補充實腎陽使不外洩。

從上述分析可知，當時選取烏頭作為麻醉及止痛之用的確有其道理；而在《五十二病方》中多次專論烏喙中毒救治法的紀錄，也反證了該藥藥性之強烈、臨床使用之普遍度，及劑量差異帶來的風險[233]。《淮南子・主術訓》曾提到：「天下之物，莫凶於雞毒，然良醫橐而藏之，有所用也」[234]。王念孫以為「雞毒」當作「奚毒」解，高誘注雞毒即是烏頭。藉由該記錄可重複強調烏頭不僅是時人熟悉的藥物，同時對其強烈的藥性（毒性）與療效也不陌生，甚至以是否「善於辨別使用該藥之時機」作為判別醫術高低的標準。這也顯示，在藥物知識尚未完整成形時，其實要求精確掌握藥物的毒性，避其害、用其利的用藥規範已經產生。

中國人使用酒的歷史相當長，用途亦廣。《戰國策・魏策》曾載：「昔者帝女令儀狄作酒而美，進之禹」[235]，夏禹時代應已具備釀酒技術，並視酒為珍貴之品。目前發現中國最早的酒存於河南信陽商朝古墓中，學者研究考證認為主要可能用於祭祀[236]。《北山酒經》便指出酒在日常生活上相當重要，使用範圍亦相當廣泛：

---

[231] 鄒潤安，《本經疏證》，244。

[232] 劉民叔，《素問痿論釋難》，24。

[233] 嚴健民，《五十二病方注補譯》，44–47。

[234] 陳麗桂（校注），《新編淮南子》（臺北：國立編譯館，2002），609。

[235] 高誘（注），《戰國策・魏策》，卷下（臺南：第一書店，1984），46。

[236] 譚家祥，〈酒、飲酒、酒文化與養生保健〉，《蛇志》，18.2（南寧，2006.02）：171–173。

大哉，酒之於世也，禮天地，事鬼神，射鄉之飲，鹿鳴之歌，賓主百拜，左右秩秩，上至縉紳，下逮閭里，詩人墨客，漁夫樵婦，無一可以缺此[237]。

《漢書・食貨志》亦云：「酒者，天之美祿，帝王所以頤養天下，享祀祈福，扶衰養疾，百禮之會，非酒不行」[238]，可見上至王官大夫，下至販夫走卒，酒的普遍使用自不待言。至於酒與醫學的關係同樣相當密切，使用起源亦早。許慎在《說文》中闡釋「醫」字曾提到「醫之性，然得酒而使」、「古者巫彭初作醫，莤禮，祭束茅加於裸圭，而灌鬯酒」[239]。「鬯酒」在甲骨文中即有記載，除了用於王室祭祀與占卜之外，殷商以來酒也用於驅惡防腐與避疫除邪，加上後來醫巫分流的時代背景，使得酒朝醫療用途偏移的傾向逐漸加強。至於明確用於麻醉止痛的最早紀錄則見於《列子・湯問》，內容記錄扁鵲為魯公扈、趙齊嬰二人互換心臟時，以「毒酒」將二人迷死三日，再「剖胸探心，易而置之」；另《後漢書・方術列傳》也記載華佗診治病患「若疾發結於內，針藥所不能及者，乃令先以酒服麻沸散，既醉無所覺，因刳破腹背，抽割積聚」[240]。這些文獻皆顯示酒具有麻醉止痛的功能。此外，《新修本草》記載酒在醫學上的使用乃「藥家多須，以行其勢。人飲之，使體弊神昏，是其有毒故也」[241]，更清楚說明了當藥物與酒合用

[237] 朱肱，《北山酒經》，收入：紀昀（總纂），《四庫全書》，第 844 冊（臺北：臺灣商務印書館，1983），815。

[238] 班固，《漢書》（臺北：臺灣商務印書館，1996），267。

[239] 許慎（著），段玉裁（注），《圈點段注說文解字》，14 篇下（臺北：萬卷樓圖書股份有限公司，2002，明嘉慶本），40。

[240] 范曄（撰），李賢（等注），《新校後漢書》，第 4 冊（臺北：世界書局，1973），2736。

時，能藉助酒力加強麻醉止痛的功效。馬王堆文獻《十問》提到：「酒者，五穀之精氣也。其入中也散流，其入理也徹而周，不胥臥而究理，故以為百藥由」[242]。即言酒乃五穀之精氣所化，進入人體之後能很快周流全身，因此常為醫家所用以輔助諸藥藥性。

鄭金生曾對藥酒、麻沸散及麻藥作深入考證，認為古代的蒙汗藥大多皆使用酒，因為酒可以幫助溶解藥物的有效成分，本身也有很好的麻醉效果。鄭氏同時整理了馬王堆出土醫書，統計以酒為藥名的處方共出現五十一次，為最常見的藥物或炮製輔料[243]。藥物與酒合用的方法除了見於出土文獻之外，《本草經集注》也有藥酒的製備法：

> 凡漬藥酒，皆須細切，生絹袋盛之，乃入酒密封，隨寒暑日數，視其濃烈，便可漉出，不必待至酒盡也。滓可曝燥，微擣，更漬飲之；亦可作散服[244]。

藥材切細後能增加與酒的接觸面積，使有效成分能更徹底被萃取出來，而剩餘的藥渣因仍保有部分藥效，可作第二次萃取或研散口服。

《食物本草》載有酒的特性：

> 酒，味苦、甘、辛，大熱，有毒。主行藥勢，殺百邪惡毒氣。通血脈，厚腸胃，潤皮膚，散濕氣，消憂發怒，宣言暢意。養

---

[241] 蘇敬（等撰），尚志鈞（輯校），《新修本草》，卷 19（合肥：安徽科學技術出版社，1981），489。

[242] 馬繼興，《馬王堆古醫書考釋》，956–957。

[243] 鄭金生，《藥林外史》（臺北：東大圖書股份有限公司，2005），325。

[244] 陶弘景（編），尚志鈞、尚元勝（輯校），《本草經集注》，43。

> 脾氣，扶肝，除風下氣。解馬肉、桐油毒，丹石發動諸病，熱飲之甚良[245]。

可知酒在醫學上的使用範圍相當廣泛，舉凡去腐消毒、止痛止血、疏經活絡等皆為所擅，甚至有益於內臟功能。在《內經》成書之後，酒在醫學上的運用已然十分成熟，醫家善於用酒來治療疾病；舉凡內服、外敷、藥熨等，皆能充分運用酒與藥配合的優勢，而在治法方面，內服與外治也相互呼應，成為綜合性的療法[246]，對於酒的藥理作用與特性已較先秦以前更加豐富細膩。《靈樞．經脈》描述了飲酒後的生理變化：

> 飲酒者，衛氣先行皮膚，先充絡脈，絡脈先盛，故衛氣已平，營氣乃滿，而經脈大盛[247]。

酒在體內作用極快，一般劑量下可先使氣血營運加速，伴隨衛氣行於體表，再形成絡脈充盈的狀態，繼而經脈大盛，產生活血通絡之效。但由於酒乃熟穀之液，其氣剽悍，若飲用速度過快及過量時，則容易造成「胃脹，氣上逆，滿於胸中，肝浮膽橫」等頭暈痛及反胃嘔吐症狀[248]。若劑量更大，或加入特定麻醉止痛藥物時，不但使絡脈充盈、

[245] 姚可成（匯輯），達美君、樓韶來（點校），《食物本草》（北京：人民衛生出版社，2002），915。

[246] 祿保平、張留巧，〈《黃帝內經》酒療思想述略〉，《江蘇中醫藥》，26.4（南京，2005.04）: 42–44；楊沛群、吳彌漫，〈《內經》酒論淺析〉，《安徽中醫學院學報》，22.3（合肥，2003.03）: 10–11。

[247] 河北醫學院（校釋），《靈樞經校釋》，上冊，264。

[248] 河北醫學院（校釋），《靈樞經校釋》，下冊，108。

氣機上逆等現象更加強烈，甚至能使氣血循行維持在「特定異常」的狀態，使得神明不清、昏迷麻木而達到止痛或麻醉的目的。

據嚴健民分析，《五十二病方》「諸傷」治方大概可分為解痛類、止血類、促癒合類及不瘢類四種[249]。分析「諸傷」所有處方後，筆者初步認為當時的治療原則大抵是圍繞著「新傷當止血止痛，中後期防止感染化膿、促進傷口癒合並止痛，最後則避免疤痕生長」的思維而論治；但顯然「解痛類」的處方多半是圍繞著止痛及麻醉的需求而設計。再回頭爬梳《五十二病方》，雖可見各種疾病名稱的確立，但在生理、病理、方藥等知識尚未完成橫向連結時，醫者能藉以探索疼痛病因的知識其實是相當有限的；這也導致早期醫學面對疼痛的症狀時，「治療」與「止痛麻醉」的療法並無明顯的區別界線。

㈢「醫經」與「經方」的連結

藥物理論的完整性及系統性使用，大致從西漢以後逐漸展開，當然這與醫學知識水準整體的提升密切相關。藥物知識在漢代是歸納於「經方」系統中，使用上異於早期以效驗為主的模式，除了對藥物的瞭解之外，還必須先辨別病患病因病機、病勢發展，再選擇適當藥性的藥物組成方劑加以治療。即如班固所云：

> 經方者，本草石之寒溫，量疾病之淺深，假藥味之滋，因氣感之宜，辨五苦六辛，致水火之齊，以通閉解結，反之於平。及失其宜者，以熱益熱，以寒增寒，精氣內傷，不見於外，是所獨失也[250]。

[249] 嚴健民，《五十二病方注補譯》，1。

[250] 班固，《漢書》，452。

從一般籠統稱為「藥物」到西漢開始被冠以「本草」之名，時人用以養生治病的藥物在臨床上所累積的知識體系，已逐漸明朗豐富而為後人所熟悉[251]。然而本時期的用藥記錄雖累積了比過去更多的臨床經驗，但是在病理、診斷等部分的分析上，「醫經」理論的進展仍相對較「本草」快速得多。對照同時期《內經》的豐富內容，《神農本草經》在藥理上的解釋其實較為單薄。鄭金生對該現象的解釋為，《內經》中五味及其生剋宜忌、太過不足等理論，部分是由陰陽、五行之互動關係推演而來，其內容擴展速度較快，因此相對於以實際使用記錄為主的《本草經》而言自然產生一定的差距[252]。

雖然藥物學的進展相對較慢，但從《本草經・序錄》中仍可見到強調「藥物特性與炮製配伍」、「不同病症與病程對應不同藥物使用」及「診斷與用藥間需密切連結」等原則性的重要觀念，筆者引用部分內容，試圖呈現戰國末期至西漢前期間藥物使用者嘗試連結醫學經驗與理論的痕跡：

> 藥有君、臣、佐、使，以相宣攝。合和者，宜用：一君、二臣、三佐、五使，又可一君、三臣、九佐、使也。
>
> 藥有陰陽配合，子、母、兄、弟，根、葉、花、實，草、石、骨、肉。
>
> 有單行者，有相須者，有相使者，有相畏者，有相惡者，有相反者，有相殺者。凡此七情，合和時視之，當用相須、相使者良。勿用相惡、相反者。若有毒宜製，可用相畏、相殺者，

[251] 學者們普遍同意「本草」的成立代表著中醫藥物學科的創立。參：鄭金生，《藥林外史》，6–10。

[252] 鄭金生，《藥林外史》，91。

> 不爾，勿合用也。
>
> 藥有酸、鹹、甘、苦、辛五味，又有寒、熱、溫、涼四氣，及有毒、無毒，陰乾、暴乾，採治時月生熟，土地所出，真、偽、陳、新，並各有法。
>
> 藥性有宜丸者，宜散者，宜水煮者，宜酒漬者，宜膏煎者，亦有一物兼宜者，亦有不可入湯酒者，並隨藥性，不得違越。
>
> 凡欲治病，先察其源，候其病機，五臟未虛，六腑未竭，血脈未亂，精神未散，服藥必活。若病已成，可得半愈。病勢已過，命將難全。
>
> 若用毒藥療病，先起如黍、粟，病去即止，不去倍之，不去十之。取去為度。
>
> 治寒以熱藥，治熱以寒藥。飲食不消以吐下藥，鬼疰、蠱毒以毒藥，癰腫、瘡瘤以瘡藥。風濕以風濕藥，各隨其所宜。
>
> 病在胸膈以上者，先食後服藥。病在心腹以下者，先服藥而後食。病在四肢、血脈者，宜空腹而在旦。病在骨髓者，宜飽滿而在夜[253]。

當時使用藥物的觀點與主張，包含了各種藥物之配伍比例，屬性、氣味及各藥的內在連繫關係，藥物不同部位療效及分類，掌握病情宜忌條件與劑型之關係，及對證用藥與劑量斟酌等。特別在理論上，部分內容與《內經》所載的原則是一致的，如《素問・至真要大論》也提出處方藥物比例的規範及藥味之陰陽屬性,《靈樞・五味》提到不同藥味對人體的影響,《素問・湯液醪醴論》討論了劑型與療法,《素問・陰陽應象大論》強調「治病必求其本」與「預防醫學」,《素問・四氣

[253] 諸引文分別參：馬繼興,《神農本草經輯注》, 8、11、13、16、22、26、27–30。

調神大論》論及「聖人不治已病，治未病」及《素問・五常政大論》闡明的「治熱以寒，溫而行之；治寒以熱，涼而行之」等原則，而這些理念一致的內容使筆者更加堅信當時的醫學除了各科獨立發展之外，的確是有所交流、彼此影響的。

東漢末年《傷寒雜病論》成書後，醫學理論與藥物使用的搭配已成緊密連結的一體，「病一脈一證一治」成為張仲景論述臨床經驗與理論的標準語法，從其序言中所引用的各類醫學文本也可知醫家使用藥物的原則已離不開理論的結合。戰國末年至兩漢不過五百年光景，但方藥知識建構與醫學理論相吻合的程度卻教人驚嘆，也不禁令人好奇，其何以能有如此迅速之變化?兩漢間的藥物文本目前大多有名無實[254]，《傷寒雜病論》的原書亦早已亡佚，即使王叔和撰次的《金匱玉函經》可能最接近《傷寒雜病論》原貌，也無助於解讀西漢到東漢間的方藥進展狀況，所幸《武威漢代醫簡》的出土，有助於填補本段歷史之闕漏。據考證，醫簡的內容大概是西漢末至東漢初醫家的手抄醫療記錄，可視為是先秦至東漢末年間，藥方成熟化之過渡時期的臨床資料，由於比張仲景成書早約一百五十年，故醫簡中相關內容能反映《傷寒雜病論》問世前的藥物使用狀況[255]。

醫簡有九十二枚，據統計共收載藥物約一百種，有六十九種見於《神農本草經》，十一種見於《名醫別錄》，另二十種不載於上述二書[256]，

---

[254] 據馬繼興考證，先秦兩漢的本草學著作或亡佚、或部分內容散於後世醫書而於各朝陸續重新編輯，但已皆非原來面貌。參：馬繼興，《中醫文獻學》，245–267。

[255] 《武威漢代醫簡》於 1972 年底出土，據考證完成於西元一世紀左右，是目前中國出土最早的方劑學資料之一，可視為研究秦漢時期本草學的主要文獻。內容參：張延昌（主編），《武威漢代醫簡注解》（北京：中醫古籍出版社，2006）。

[256] 中醫研究院醫史文獻研究室，〈武威漢代醫藥簡牘在醫學史上的重要意義〉，《文物》，12（北京，1973. 12）：22。

相較於戰國末年的《五十二病方》，數量雖不及其豐富，但可看出藥物種類與使用範圍在不斷增加中。與痛相關的簡牘有十七枚，牽涉的科別包含內科、外科及五官科，內容則與方藥使用、照護與禁忌有關[257]：

治心腹大積，上下行如虫狀大痛方：班蝥十枚，地胆一枚，桂一寸，凡三物，皆并冶合和，使病者宿毋食，旦飲藥一刀圭，以肥美羿䆣，十日壹飲藥，如有徵當出。從……。

□□瘀方：乾當歸二分，弓窮二分，牡丹二分，漏廬二分，桂二分，蜀椒一分，虻一分。凡□□皆冶合，以淳酒和飲一方寸匕，日三飲，倍痛者，臥藥〔中〕當出血久瘀……。

治百病膏藥方：蜀椒一升、附子廿顆，皆父且，豬肪三斤，煎之五沸，浚去宰。有病者取大如羊矢，溫酒飲之，日三四。與宰搗之，丸大如赤豆，心寒氣脇下痛，吞五丸，日三吞。

治目痛方：以春三月上旬治藥，曾青四兩，戎鹽三兩。皆冶合，以乳汁和，盛以銅器，以傅目，良。

治金瘡止痛方：石膏一分，薑二分，甘草一分，桂一分。凡四物，皆冶合，和以方寸匕，酢漿飲之，日再夜一。良甚，勿傳也。

治金瘡止痛令瘡中溫方：曾青一分，長石二分。凡二物，皆冶合，和溫酒飲，一刀圭，日三，瘡立不痛。

治狗嚙人瘡痛方：煩狼毒冶以傅之，瘡乾者和以膏傅之。

分析引文可歸納出多種不同的治療原則，包含破血逐瘀、清熱散結、

[257] 甘肅省博物館、武威縣文化館（合編），《武威漢代醫簡》，摹本、釋文、註釋（北京：文物出版社，1975），3–4、7、9、17。

活血養血化瘀、溫經散寒等，同樣是「金瘡疼痛」可見並列藥性不同的兩種治方。比對《武威漢代醫簡》與《五十二病方》的藥物學內容，可看出不論在藥物炮製、劑型製備及服藥方法上皆有所進展，以內服法治療的藥方比例也增加不少，而這些都必須架築於更多的用藥經驗及更完整的診治理論之上方能成立。在疾病特性辨識與對應處方製備上，筆者認為《武威漢代醫簡》呈現了比《五十二病方》更清楚的「辨證識病、依診而治」精神，例如醫簡中「久咳上氣」有針對「寒飲」與「肺熱」兩種相反病因的對治處方，「久泄腸辟臥血」處方中也有「腸中痛，加甘草二分。多血，加桂二分。多膿，加石脂二分」的靈活加減法[258]。由此可見，醫簡內容在病證與方藥的接軌上已經條理化了，對於病證之表裡、寒熱、虛實已能識別，論治上也有一定的法則，兩漢間的醫家其實已為仲景強調的「觀其脈證，知犯何逆，隨證治之」奠定了良好的實證基礎。

醫簡中另有「治千金膏藥方」一則，又稱「百病膏藥方」，可外用或內服：

> 瘡痛痙皆中之良，勿傳也。逆氣吞之，喉痹吞之摩之，心腹痛吞之，嗌痛吞之，血府痛吞之摩之，咽乾摩之，齒痛涂之，昏衄涂之，鼻中生惡傷涂之，亦可吞之。皆大如酸棗，稍咽之，腸中有益為度，摩之皆三，乾而止。此方禁又中婦人乳餘□，吞之。氣聾，裹藥以穀，塞之耳，日壹易之。金瘡涂之。頭痛風涂之，以三指摩□□□□広吞之。身生惡氣涂之。此膏藥大良，勿得傳[259]。

[258] 甘肅省博物館、武威縣文化館（合編），《武威漢代醫簡》，摹本、釋文、註釋，13–14。

本方對各種疼痛幾乎有「通治」的功能，其組成為蜀椒四升，弓窮一升，白芷一升，附子三十顆；切碎後置銅器中，用淳醯三升漬之，再取豬肪三斤共煎之，去滓合雞子黃共攪而成。從藥性回推，本方能治諸痛主要是因四味藥物能活血溫經、散風通竅，加上醋能散瘀止血、解毒殺蟲，豬油能破結散血、利血脈散風熱，故對於造成疼痛的主因——各種「氣血循行不流暢」的狀況能收通治之效。「通治」是臨床藥物學的一項特色，意指部分特定方藥具有廣泛的適應症，筆者推測「通治」的概念一部分來自民間效驗口耳相傳的歷史，一部分歸功於專業醫家的臨床有效案例累積，這使得功能類似的諸藥在使用中逐漸被歸納合用、並擴大適應範圍。如敦煌出土醫藥文獻中便有抄寫自原先立於通衢大道旁的石碑所刻載的《備急單驗藥方》殘卷，內容註明「刊之於巖石，傳以救病，庶往來君子錄之備急用」[260]。證明一部分方藥的使用的確有依症狀「對號入座」以救急的使用方式。但不同於早期《五十二病方》偏重效驗的記錄，南北朝時期陶弘景已在《本草經集注》序錄中對於各種通治藥物的使用強調需先辨明寒熱藥性：

> 又案諸藥，一種雖主數病，而性理亦有偏著。立方之日，或致疑混，復恐單行徑用，赴急抄撮，不必皆得研究。今宜指抄病源所主藥名，仍可於此處治，若欲的尋，亦兼易解。其甘苦之味可略，有毒無毒易知，唯冷熱須明[261]。

[259] 甘肅省博物館、武威縣文化館（合編），《武威漢代醫簡》，摹本、釋文、註釋，10。

[260] 馬繼興（等輯校），《敦煌醫藥文獻輯校》，258。

[261] 陶弘景（編），尚志鈞、尚元勝（輯校），《本草經集注》，54–55。

對於各種疼痛，陶氏也整理了多種諸病通用藥物，並以「朱點為熱、墨點為冷、無點者是平」等不同記號註明藥性[262]，如表 4–8 所示：

表 4–8

心腹冷痛	（熱）當歸、乾薑、桂、椒、吳茱萸、附子、烏頭、朮。（平）人參、芍藥、桔梗、甘草
喉痺痛	（熱）杏仁、蒺藜、棗針、落石、莽草。（寒）芫。（平）升麻、夜干、竹葉、百合
齒痛	（熱）當歸、細辛、椒、芎、附子、莽草、雄雀屎。（寒）礬石、生地黃、莨菪子、車下李根。（平）獨活、蛇床子、雞舌香、馬懸蹄
目熱痛	（熱）蕤核、枝子、薺子。（寒）黃連、石膽、空青、曾青、黃柏、苦竹葉、鯉魚膽、田中螺。（平）決明子、雞子白
腰痛	（熱）五加皮。（平）杜仲、萆薢、狗脊、梅實、鱉甲

藥物雖有通治之功，但醫者仍須先辨別病情特徵，才能做出正確選擇。這在方藥運用上是一大進展，凸顯的是無論驗方或通治藥物多麼神效，使用上並非全然沒有限制，藥性與病理的對應仍必須相合，才不至於誤用；因此即使號稱「通治」，但背後的根據是對生理、病理、診斷與藥理上專業知識的重視，同時其內涵已淩駕經驗之上。至於「救急」則顧名思義適用於醫療不便的場合與時機，先救其急後仍須依正規程序診治。

隋唐以降歷代處方汗牛充棟，針對疼痛的治方也不勝枚舉，但眾醫家仍延續前代觀點，制方原則堅守藥物寒熱溫涼、君臣佐使之配伍架構，使用時亦以一定的理論與診斷結果作為連結依據。本此思維下方劑的形成與演化實有源頭可循[263]，「通治」方的意識也逐漸遠離發展

[262] 諸痛通治藥物分類參：陶弘景（編），尚志鈞、尚元勝（輯校），《本草經集注》，65、68、70–71、78。

[263] 明末醫家施沛認為歷代所傳方劑均可溯源追流。參：施沛，《祖劑》（上海：上海古籍出版社，1983）。

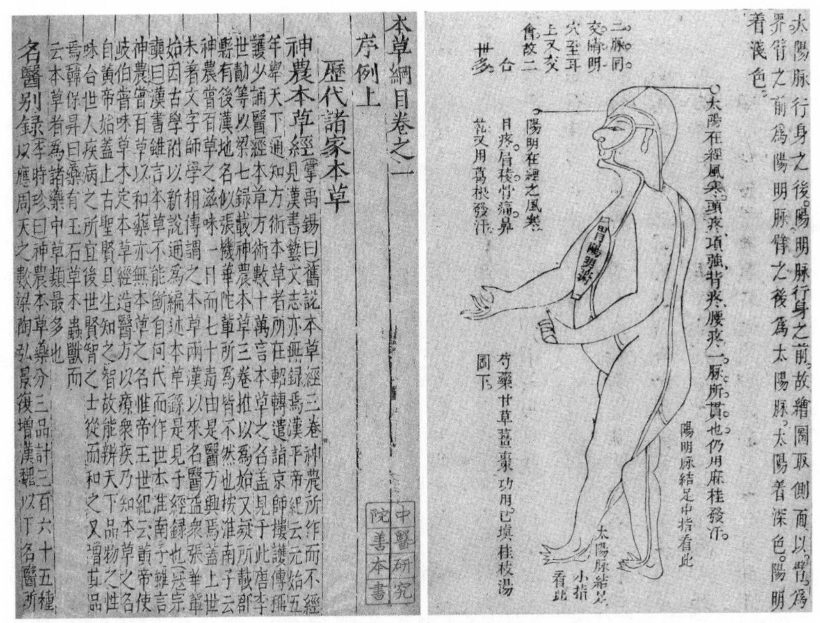

圖 4–6　本草與方劑圖

從動、植、礦物的藥用經驗累積，演變至本草文本的形成，再系統性的組合成方劑使用，反映出方藥知識與病理學乃同步發展演進。而在痛症的治療方面，也含有單純「麻醉陣痛」與「辨證論治」兩種意識。（左圖出處：李時珍，《本草綱目》；右圖出處：何貴孚，《傷寒論大方圖解》；皆 Wellcome Trust 提供）

主流，以醫學理論為用藥的最高指導原則大致已成為方藥治療不可推翻的真理。

治痛方藥發展的最後一個重點，應是「骨傷外科麻醉止痛」與「內科辨證論治」兩大途徑的分流。從《內經》完成編纂直到《傷寒雜病論》的成書，「痛」儼然已成為代表疾病及症狀的多義詞，「推敲病因病機再決定治療」成為醫家理所當然的觀點，甚至連外治法的用藥也須分析病情而採用不同的對治處方。吳師機便強調：「外治之理，即內治之理；外治之藥，即內治之藥，所異者法耳」、「外治必如內治者，先求其本。本者何？明陰陽，識臟腑也。《靈》、《素》而下，如《傷寒論》、《金匱》諸大家所著，均不可不讀」[264]。甚至對其最擅長使用、具廣泛「通治」療效的膏劑，吳氏也告誡後人「自來醫之難，難於識症，膏用通治，取巧在此。加藥卻不能蒙混，能者固以是見長，不能者即以是見拙」[265]。對於各種病痛的判斷與治療，顯然必須具有一致的高標準，即依照經典傳承的理論來執行。

第二章第一節曾論及處理外傷疼痛前的麻醉作業，原先臨床上單純作為止痛的藥方，在醫學理論建立後逐漸演變為正規治療前救急所用。自華佗「麻沸散」之後，唐《千金要方・備急》載治療腕折骨損，痛不可忍者「以大麻根及葉搗取汁，飲一升」[266]；元《世醫得效方》有「草烏散」，含多種麻醉藥物，作者危亦林強調只要是因骨傷疼痛而無法整復者，皆可先進行治療前的麻醉作業，並視效果逐漸增加劑量[267]。對於各處方中以烏頭及酒作為麻醉止痛的媒介，其制方精神與《五十二病方》的作者思維顯然是互相呼應的，變化的僅是隨時代增加的麻藥種類及劑型與用法上的不同而已。到了清朝《外科心法要訣》中有「麻藥類方」[268]，《串雅內外編》則收錄了「開刀麻藥」、「換皮麻藥」、「整骨麻藥」、「接骨散」等處方[269]，皆含有各類麻藥，也同樣在治療前先內服外用以達麻醉止痛之效。至此可看出從單純緩解疼痛不適的觀念所派生出的兩條脈絡儼然已完全獨立，其間導致分流的力量

[264] 吳師機（著），王軍、曹建春（點校），《理瀹駢文・略言》，新校版（北京：人民軍醫出版社，2006），1–2。

[265] 吳師機（著），王軍、曹建春（點校），《理瀹駢文》，新校版，313。

[266] 孫思邈（著），高文柱（主編），《藥王千金方》，440。

[267] 許敬生（主編），《危亦林醫學全書》（北京：中國中醫藥出版社，2006），477–478。

[268] 吳謙，《外科心法要訣》，收入：吳謙（編），《醫宗金鑑》（北京：中國中醫藥出版社，1995），726–727。

[269] 趙學敏（編著），《串雅選注》（臺北：木鐸出版社，1985），117–118、149、303。

除了藥物學在臨床使用上不斷累積的經驗之外，醫家診斷經驗與方法的提升及對醫學理論的重視同樣功不可沒。

四、小　結

本章探討了治療學中主要的幾種療法，其效用足以治療身心的疼痛與各種疾病。《靈樞・病傳》提到使用各種療法的原則：「黃帝曰：余受九針於夫子，而私覽於諸方，或有導引行氣、喬摩、灸、熨、刺、焫、飲藥之一者，可獨守耶，將盡行之乎？岐伯曰：諸方者，眾人之方也，非一人之所盡行也」[270]。即治療前必須考量病痛的特性與程度、病勢發展的趨向、身心虛實的狀態、及病患接受治療的意願等條件才能決定如何處理，而非將所有的手段施於病患身上。

從先秦早期經驗的產生與累積，直到西漢之後理論的形成與完整，中醫治療疼痛的特點脫離了鎮痛與治標的水準，逐漸具備了全方位的診療能力。針對疼痛的症狀與引起的原因能夠標本兼治，有關疼痛的程度與範圍也能在局部與整體間作得宜的考量。對漢代以後的醫家來說，「痛」不再只是一個困擾身心的症狀而已，與「痛」相涉的大量醫療議題可說涵蓋了中醫學的每個面向，也促進了臨床技術與理論的進步。

值得補充說明的是，一般人對中醫療法的觀念多認為具有「秘方」、「驗方」等神秘色彩，同時以為中藥乃「療虛補益、效果緩和」、「有病治病、無病強身」之品，導致誤用與濫用的案例層出不窮。這些論調雖不能完全被否認，但卻失之偏頗，同時與各種民間療法的混淆所

[270] 河北醫學院（校釋），《靈樞經校釋》，下冊，7。

形成的錯誤意識也為正統中醫學的發展帶來障礙。徐大椿曾對「秘方」意涵加以釐清：

> 古聖設立方藥，專以治病。凡中病而效者，即為秘方，並無別有奇藥也。若無病而服藥，久則必有偏勝之害[271]。

病患可能曾經體驗了中醫療法發生「神效」的經驗與資訊，並成為腦中對中醫藥的概念與記憶，但卻不知使用時機的正確才是當初「神效」發生的原因。歷代中醫學記載的各種療法皆是客觀而中性的，並無有效與否及對錯之別，治療成功的關鍵其實在於選取與使用時機是否正確。確診時即使大黃烏頭皆有救命之功，不經確診則當歸紅棗亦能殺人。針刺治療也是一樣，若不知「調陰與陽，合形與氣，使神內藏」，則會犯下「亂脈」與「絕氣危生」之誤，殺人性命於無形。

中醫的療效是建立在醫者、病家及治療媒介三方的正確互動。《褚氏遺書・除疾》指出：

> 除疾之道，極其候證，詢其嗜好，察致疾之由來，觀時人之所患，則窮其病之始終矣。窮其病矣，外病療內，上病救下，辨病藏之虛實，通病藏之母子，相其老壯，酌其深淺，以制其劑，而十全上功至焉[272]。

醫者的責任在於釐清病因、整體考量、驗證藥性、適當配伍，病家也

[271] 徐大椿，《慎疾芻言》，收入：曹炳章（主編），《中國醫學大成》，第45冊，21。

[272] 褚澄（著），趙國華（校釋），《褚氏遺書校釋》（鄭州：河南科學技術出版社，1986），41。

須提供詳細的身心狀況及生活起居資訊，每一次的治療才能完整而達成目的。「治療」是整體醫療行為過程中的最後一環，方法的選擇及執行結果成功與否取決於醫家豐富、綿密而審慎的思維，以及病患全心全意的信任與配合。治療之「法」，唯醫病各司其職、各盡本分方能成形，如此治療之「術」自然可千變萬化、信手拈來。這正是黃帝言：「守一勿失，萬物畢者也」的至高心法。

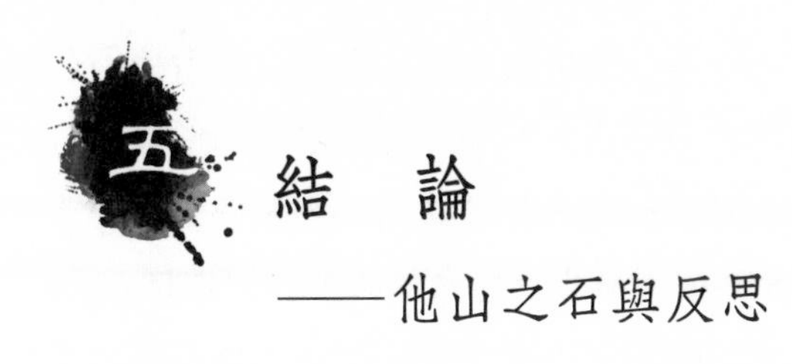

五 結論
——他山之石與反思

本書主要探索古典醫學理解「痛與生命」間各種關係的視野，並試圖從歷史、文化及醫學的內涵中，挖掘不同時空背景下人們面對身心病痛等生命議題的態度與感受，及其對應的理論與方法。「痛」的研究無論是在生物醫學或是人文社會學科當中，都是看似尋常實為複雜的代表性議題。事實上，疼痛的覺知、特徵與自我感受的描述因人而異，甚至疼痛的「定義」也受社會文化因素極深的影響；雖然「痛」在醫學上屬於生理、病理與解剖的知識範疇，但文化和社會因素則可能影響其表達模式和治療手段[1]。因此想要單純以醫學的角度述說其生理病理的變化，只怕忽視了語言、文化、社會、傳統、歷史等因素對「痛」的共同影響。本書最末除了回顧各章節內容之外，也將提出中醫學與現代醫學的相異之處，並提出未來發展的可能性。

回顧各章節可知，古人的感知經驗與對身體的描述顯然與現代有極大的差異，但對於「痛」的態度則是一致的：「痛」不但是一種直接明顯令人身心不適的感受，更隱含著災難、疾病與死亡的意味。在古

[1] K. W. McHenry（著），王錦琰（摘譯），羅非（審校），〈文化與疼痛〉，《中國疼痛醫學雜誌》，1（北京，2004）: 3。

典醫學的視野下，生命的真相究竟為何？生理機轉的演化與疾病發展的時程，如何在同一具身體中彼此消長？醫者如何在多樣的病痛中尋找理論與臨床突破的方向？「痛」的發生又如何與這些相關的意識連結並加以診治？筆者在書中嘗試對這些問題做出合理的解答。

「痛」的陳述隨身心及生命的探索與日俱增，「痛」字除了用來形容心理與情感的厭惡與不適之外，也能表達肉體的感覺，並藉由身心的互動體驗，衍生出精神形體間互為病因的思維。早期醫學文本有大量「痛」在實質結構與經脈、藏象上的現象及特性描述，不但凸顯「痛」在醫學發展的原創力上具有重要地位，也使人們逐漸清晰身體內外的認識與聯繫。即使現有文獻不足，無法再往前追溯古人對疼痛的相關論述，但基於「有人的歷史就有疼痛發生」的事實，相關研究亦值得持續關注。

「痛」的產生在某種程度上是因患者的體質、年齡、身體特徵、生活環境及社經條件等因素所決定，「勇」與「怯」的觀念在中醫學上更具有身心雙重性，因此勇敢怯懦與是否畏懼或忍受疼痛之間，並不必然相關。組織器官的健康與性格精神的穩定，是人身正常運作所必備，醫者能在診療過程中透過診斷分辨勇怯或耐痛特質，確認身心運作是否處於該有的狀態。至於疼痛在性別差異與疾病種類的關注上是有所不同的，雖然在中醫學的思維裡「男女、陰陽」特性所展現的生命現象才是醫家考量的重點，但仍依生殖系統不同的結構、功能與相關疾病為性別化的身體做出區隔，勇怯及耐痛的性別相關性則不必然存在。

身體的特性與功能各不相同，因此在不同結構中「痛」發生的原因與症狀也各異其趣，這些知識由時代較早的「脈」、「臟腑」與「氣、血」等觀念延續而來，透過實體解剖、現象觀察及病因病機理論的發展逐漸成形，理論的深層化與精細化讓醫學限制不斷突破。生命元素被歸納以「氣」、「血」、「水」三類為主之後，加上「神」的主宰，形成四者既獨立又互動共存的生命體系。「痛」的產生乃因體內發生氣、血、水的活動異常，而主神志覺知的部分卻仍正常所導致，若連痛都未能感知，表示體內的生命元素已完全無法正常運作，彼此間的訊息無法溝通，屬於危症難症。

病患對「身體感」的主述在醫學上不一定具有清晰的臨床鑑別意義，尤其「痛」的描述經常會有類似的感覺與症狀夾雜其中。對於這種臨床困惑，筆者以「痹」、「厥」二證為例考證，認為以「氣血」在不同條件下互動產生的各種異常變化，解釋臟腑經脈組織的病理與症狀，是《內經》中大部分篇章的共通語言。醫者能透過「氣血」細微的變動模式，分辨症狀差異並加以定義命名分類；加上各種類似症狀間互有異同的病因與病機，除了表達同一具身體產生不同病症間的複雜性，也顯示中醫學在病理上對差異性的細膩追求。

至於中醫的診斷過程所欲收集觀察的，是要在病患各種身心徵兆的細微反應中，探尋疾病變化的各種趨勢；以主觀性強的痛症來說，準確而客觀的診斷是最重要的。書中以望診與切診為主要對象深入探討，認為兩者皆有以觀測、比較、分辨經脈與血脈各種變化，以準確呈現患者身心狀況的特點，這對痛症的診斷極有幫助。望診與切診皆透過經脈與血脈診斷，惟擷取出不同面向的訊息，而醫者也透過不同的感官方式察覺出更多的生命意義。針對同一觀察對象，卻能以不同診斷方式辨識出更多的身心資訊，這使得中醫學的生命視野更加廣泛饒富意義。

「痛」的病因病機、部位特性能分辨清楚，對於治療方法的選取就變得容易許多，剩下的問題只在於是否能正確理解各種療法。「痛」

的主因是身體氣血水流暢度的異常，及在臟腑與組織、經脈間的互動形成障礙所致，所有治療疼痛的方法，應該都圍繞著該意識而操作。筆者考證了祝由、導引、針灸及方藥等主要療法，除了論述各療法的特色之外，也強調從先秦到西漢中醫學理論完整化之後，治療疼痛的想法逐漸脫離單純鎮痛與治標的水準；對於疼痛及各種病症幾乎都能從標本兼治的面向考量，出現全方位的診療能力。

「痛」的特徵千頭萬緒，引發原因也各不相同，再加上部位、器官、性別、體質、疾病種類與主觀感受等變因的影響，使得「痛」成為臨床上最特殊的議題之一。筆者試圖結合中醫學發展的思想、歷史流變與臨床驗證加以論述痛症，並分析在先秦兩漢中醫學起源與建立系統化基礎的時代，身體思維與生命意識在醫學及歷史文化中具有的地位及其互動的過程。簡言之，本書欲探討的是從「痛」切入分析生命秩序裡的古典論述。事實上，中醫學追求的，是平衡協調、陰陽共存的身體；是合乎宇宙運作節律與自然脈動的「平人」。因此生理與診斷的探索是為了瞭解這個奧秘如何發生，病理與治療的發展則是為了掃除身心障礙以達成身體的和諧。古典中醫學的發展圍繞著天、人、地三元和諧與穩定的核心，與當代過度強調健美與不斷被催化的治療意識不同。

中醫學的觀點相對於現代醫學論述乃是大異其趣。一般認為西方醫學的思想起源來自希臘醫學，當時最著名的醫生是希波克拉底(Hippocrates, 460–375 B.C.)，這位馬其頓王國御醫所提出來的醫學理論不僅影響西方醫學的發展，與中醫學亦有一定程度的相似性[2]。然而，西

---

[2] 希波克拉底試圖將醫學與神學加以分離，透過哲學性的觀察與經驗性的批判解釋自然起源與生命結構的關係。參：Bernt Karger-Decker（著），姚燕、周惠（譯），《醫藥文化史》（北京：三聯書店，2004），30。

方世界從蓋倫 (Galen, 129–200) 以降，醫學發展以解剖為核心，就疼痛而言，不僅將之視為一種症狀，也從感覺與知覺上作分析。透過對腦及神經的實際觀察，學者認為感覺是經由腦與感覺神經傳輸，而各種外界感應透過同類的神經末梢以一種「特殊的」方式傳送，並在腦部將感覺轉換成知覺，這與一千八百年後的現代認知相差無幾。相較於中醫，東西方對疼痛知覺的論述一為氣血循環與經脈理論，一為神經系統。

十七世紀之前蓋倫的醫學王國幾乎主導整個西方醫學的思想脈絡，也深入影響歐洲上千年的醫學發展。中世紀基督教的時代，教會與修道院雖保留了醫學著作與理論，但對於病痛與治療的信念則回到超自然力量的論調，轉為以宗教手段處理。雖然各國陸續開始設立學校傳授各科醫學，但仍以解剖、外科手術、創傷骨折截肢等處理技術為發展主流。十四世紀中葉至十六世紀末期人文主義盛行的文藝復興時代，雖脫離以神、宗教為主的封建社會，轉而以人為中心，卻也更強化以單純解剖手段窺探身體與生命關係的認知。內科的論述不但因循過去，甚少進展，在相關著作中也多半不是主要部分，而外科手術之外的治療方法也極為有限[3]；至於生理學的突破，大概僅有十七世紀血液循環的發現與確定。整體而言，十八世紀之前西方醫學在臨床與基礎兩方面的發展呈現出明顯脫鉤的現象[4]。

---

[3] 直到十五世紀，內科療法除了藥物之外，還經常使用以占星學為依據的放血、發泡、燒灼、劃痕、灌腸、沐浴與飲食等療法；十五世紀末的醫學，可說只比蓋倫時期略有進展。參：Arturo Castiglioni（著），程之范（主譯），《醫學史》（桂林：廣西師範大學出版社，2003），318–319、347–376。

[4] 甄橙，《病與證的對峙——反思 18 世紀的醫學》（北京：北京大學出版社，2007），37。

反觀中國，大概最晚至明朝中後期為止，中醫學已歷經先秦兩漢理論成形、王官之學解放和經典成書之過程。六朝時期產生百家爭鳴與醫學文本的堆疊，透過隋唐五代及兩宋醫學內涵擴大，並形成分科、經典的傳承與理論深化，皆使中醫學的發展愈加深入；而金、元二朝舊學衰變、新學肇興和醫家對經典的質疑挑戰與創見，持續影響明朝醫家對於理論應否孱守或創新、及傷寒溫病之論戰。凡此皆使中醫學不斷注入新的觀念，也不斷被淬煉。本時期的中醫學已具備成熟穩定、廣泛多元的知識體系，並以兩千年來不斷重新檢討的理論與經驗作為後盾。同樣經歷戰爭、瘟疫或宗教文化衝擊，但相對於歐洲，中國漢民族的生活習性顯得保守，這不但使外來種族與文化的影響有限，無形中也使中醫學發展能保有純粹性及延續性的條件。更重要的是，醫家長期保有臨床驗證的意識，使理論不至於日趨空泛。

蓋倫與先秦兩漢醫家各自處於醫學的基礎建構時期，但前者以實體解剖補充自然法則中哲學推理的不足；後者則在宇宙自然規律相應於人體的整體觀點上持續深入鑽研，逐漸捨精細解剖而朝「藏象」發展。中西醫學的觀點自此出現歧異，同時對於解釋病因病機使用的相關名詞及症狀描述方式也有明顯不同的分類。正因為朝向「精密」化的追求，使得蓋倫之後的西方醫學強調固定型式的系統化內涵，在生理病理上的詮釋變得局部而片段，與希波克拉底主張對普遍法則精確考察以得出結論的綜合推理方式已然不同[5]。縱使外科手術與實驗技術進步不少，但轉化以「型態學」為基礎的思維不僅逐漸和中醫學相

---

[5] 栗山茂久認為世界上幾個主要的醫學傳統在發展中都不曾特別重視屍體的檢驗，因此西方醫學在解剖上的發展與追求，其實是一種「異端」，代表了一種特殊的需求與慾望。參：栗山茂久，《身體的語言——從中西文化看身體之謎》（臺北：究竟出版社，2001），119–138。

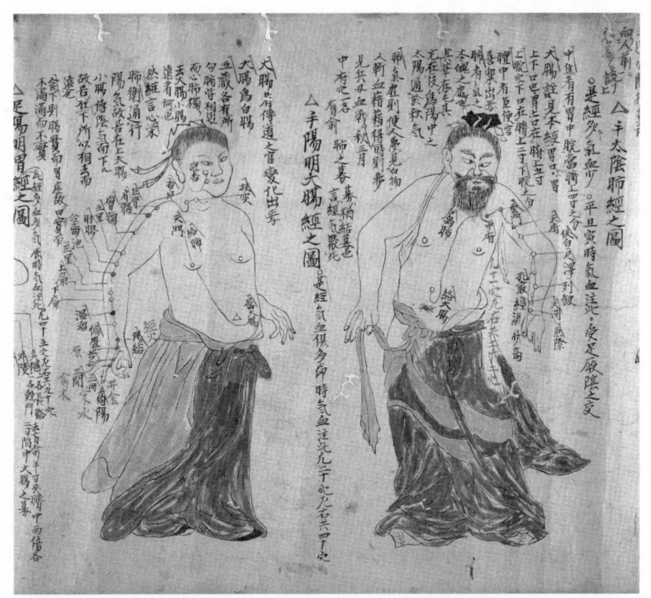

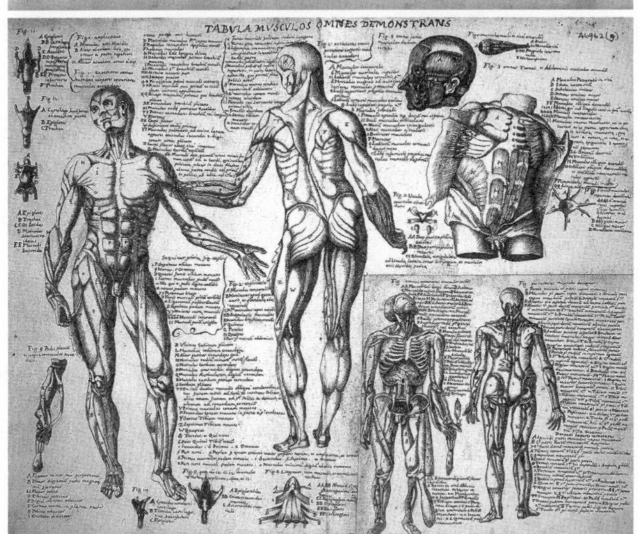

圖 5–1　十八世紀初經脈圖（上）與十七世紀初解剖圖（下）
東西方醫學不同偏重的面向與視野，造就了不同的生命觀點。（皆 Wellcome Trust 提供）

去甚遠，也開始遠離以希波克拉底為首的醫家們所強調「整體、靈活、簡潔而自然」的中心思想，變得逐漸僵化而制式。對於當今有關外科手術、急救等相關技術，中醫學發展遠落後於西方醫學，然而在整體內科的理論與診治上，中醫學絲毫不比西方醫學遜色，甚至略勝一籌。易言之，兩套醫學各具特色的部分其實與歷史淵源有關，並有著千年以上的理論與經驗累積。

十九世紀之後的西方醫學為一般人所熟悉，顯微鏡的改良讓微生物學突飛猛進，加上抗生素的製備使藥物治療成為快速而有效的途徑。醫者不再依靠哲學式的推論，而是全然以客觀、可人為控制的實驗與觀察試圖解決複雜的生命課題；由於該風氣的過度催化，醫者必須強迫自己以冗長的時間沉浸於實驗當中，以取得某種技術或分科的專業與權威性。能同時涉獵全科的醫師已逐漸奇貨可居，甚至被視為不夠專業；醫學的分科將人體拆解成彼此獨立的區塊，並持續從解剖（外科手術、病理解剖）與生理（生化、病理、微生物、分子生物）兩大工具深入探索。十九世紀初開始，有關疼痛的發生機轉陸續產生各種學說，研究焦點係在中樞與周圍神經的結構與功能上不斷深入探索，但迄今仍皆有其侷限性與片面性，尚無任何一種理論能做出全面性的合理解釋[6]。在療法的開發上，則依各類疼痛機轉的研究結果作為模型，專注於痛覺神經與感受器、疼痛傳輸路徑及內分泌與生化層次的致痛物質(pain-producing substance)等面向的研究，並以麻醉與止痛作為主要目的。簡單的說，不管是藥物或非藥物的治療，皆以阻斷或誘發疼痛發生機轉中的各種標的物反應而達到「不痛」的療效[7]，這與中醫學重視疼

[6] 仲廉、華勇（編），《慢性疼痛治療學基礎》（北京：人民軍醫出版社，2003），11–12；韋緒性（主編），《中西醫臨床疼痛學》（北京：中國中醫藥出版社，2000），22–23。

痛背後隱藏的整體病理變化思維完全不同。疼痛發生時患部不一定就是病灶所在，面對原因與機轉應作陰陽表裡、氣血經脈臟腑等因素的全體考量；即使是急性的局部外傷，也有經脈、經筋、皮部等部位與特性上的不同，不宜完全以「疼痛」本身論治。如果醫者的眼界逐漸局部精細化，解讀生命現象的結論也會隨之零碎化；「止痛」固然使病患得到暫時的身心慰藉，卻對深藏體內引發疼痛的警訊變得視若無睹、掩耳盜鈴[8]。

筆者雖簡單陳述了西方醫學的發展，並指出在疼痛議題上中西醫學迥異的診治觀點，但並無全然漠視或推翻西方醫學論調的暗示。真正的問題在於，現代醫學著眼於實質生命體活動的精細發展的確已造成部分偏執化與過度醫療的趨勢，並在臨床診治上產生各種問題[9]。疼痛至今無法以儀器測量，必須依靠主觀的描述，十八世紀以後現代

[7] 目前現代醫學所使用的止痛思維可參：Hunter G. Hoffman（撰），黃榮棋（譯），〈虛擬雪世界，無痛治燙傷〉，《科學人》，31.9（臺北，2004）: 56–64；Wayne A. Ray, et al., “Non-steroidal Anti-inflammatory Drugs and Risk of Serious Coronary Heart Disease: An Observational Cohort Study,” *The Lancet*, 359 (London, 2002): 118–123; Bill H. McCarberg, “Osteoarthritis: How to Manage Pain and Improve Patient Function,” *Geriatrics*, 56 (New York, 2001): 14–24; Paul Emery, “Cyclooxygenase-2: A Major Therapeutic Advance?” *The American Journal of Medicine*, 110 (Newton, 2001): S42–S45.

[8] 目前以止痛或抑制疼痛發作的機轉來「治療」疼痛其實只是一個錯誤的幻想。參：Patrick Wall（著），周曉林（等譯），《疼痛》（北京：三聯書店，2004），122–123。

[9] 潘長春，〈論疾病譜改變後醫學的發展〉，《醫學與社會》，18.2（武漢，2005）: 15–18；何權瀛，〈現代醫學的有限與無奈〉，《醫學與哲學》，23.1（大連，2002）: 9–11、20；張福利（等），〈為醫學「會診」——當代醫學的主要缺憾〉，《醫學與哲學》，21.10（大連，2000）: 23–25。

醫學確立的疾病概念是必須找出任何令身體不適的病灶、看見異常，才有辦法確診治療；而對於主觀性強、具多因性的疼痛而言，自然只有壓制阻斷一途。筆者認為，中醫學的特色正好能填補這部分的不足。

任何學科都有專門的研究對象和領域，以決定研究視野的獨特性和侷限性。中醫「回溯經典文本，臨床驗證以求突破」與西醫「不斷推翻創新，聚焦科技追求精細」的發展模式並無太多的交集；中醫學理論同樣有精細的一面，也有獨立的生理、病理、解剖論述，只是其重視的面向不同，因而在發展過程中與西方醫學有不同的理論。面對實體解剖的強勢，近年來有學者認為，人體的多樣性與複雜性無法僅靠解剖就能解釋清楚，應該嘗試由各種體系加以分析。由於中醫學的身體論述有許多是「超解剖」、「非解剖」的層次，例如經絡的架構、五藏與藏象的分類、以及症狀與證的意義等等，都不全然是建立在解剖的基礎上，所以不應僅受限於解剖學的框架[10]。在生理學上也有雷同的特徵，除了肉眼可見的實質結構之外，中醫學更透過外顯功能的觀察與分類歸納，將看似不相關的現象或症狀找出關連性，並將時間、空間、溫度、壓力等因素納入，成為一套完整的理論。這也正是目前臨床上常見有病患不適，但儀器診察並無異常，其求助中醫卻能找出病因且精準治療的原因。

若以「思想史」的觀點思考並以相關方法研究，或許能更瞭解中醫學的全貌[11]。從傳世的先秦諸子思想及陸續出土的文物中，我們可

---

[10] 祝世訥，〈論「超解剖」架構的研究〉，《山東中醫藥大學學報》，24.6（濟南，2000）: 402–406。

[11] 筆者使用「思想史」一詞乃受葛兆光的著作影響，並認為其論點有助於用較寬廣的視野評述中醫學。參：葛兆光，《思想史的寫法——中國思想史導論》（上海：復旦大學出版社，2004）。

以察覺時人對於「人是什麼?」抱持極大的興趣，在醫學之外，包含天文曆法、占卜祭祀、厭劾祝由等方術都是以人為中心圍繞而成的知識技術。這些學術遺產不論從身心兩方面解析「人」、或是加入了自然環境及宇宙圖式的連結，都呈現與現代截然不同的面貌。中醫學的起源與基礎的建立，正是在這種環境下應運而生，實質的生命結構中充滿豐富的人本思潮，對於健康與疾病的現象也涉及人文社會與自然演化的共存狀態。然而歷代知識技術的演化隨時間而流變，戰亂遷徙、朝代更迭都使得思想產生緩慢但持續的變化，使得後人欲重新詮釋原典時，思想本身往往造成研究的障礙。

文字的流傳面臨同樣的問題。古代中國人的思維、使用文字的方式、書寫的態度與條件和現今不同，情境的高度差異成為後人研讀時的主要障礙，也是中醫教育最大的困境。尤其當今世界各國文化與多元民族交流的便利，已使資訊氾濫的程度快速增加，而網路上的大量資訊不僅真偽難辨，也相對使知識層次流於淺薄而片段，對文字的敏感度及其含義的體會也在鍵盤操作中逐漸流失。在此情況之下，古聖人醫家與現代人如同處於相異的思維頻道中，無法產生連結訊號。特別是中醫學在生命與疾病的圖景裡，身體是代表性的目標，也是資訊獲得的主要媒介；歷代醫者係透過對人我身體的觀察、思考、分析、親身體驗與領悟之後，才將可表達的精華以文字呈現。若以現代的理解方式「翻譯」古文、忽視文獻史料的背景條件、僅流於理論上的思辨，都無法對經典文字做出完整的詮釋。至於文字構型改繁體為簡體，雖然有書寫簡便的優勢，但原有的神韻與內涵則蕩然無存，經典的精義也不復見，這對中醫學知識與心法的傳承無疑是雪上加霜。

筆者認為中醫學要發展，必須有自己的研究方法，藉由反覆回溯經典文本找到創新的契機，並在臨床求得驗證；然而，前提是研究者至少需具備良好的文史能力及大量的臨床經驗。欲藉由現代科技為中醫學尋求突破者，不能忽視上述兩種「跨門檻」的能力。葛兆光認為「必要的體驗能力和想像能力，常常是研究是否能夠有突破很重要的因素」[12]，筆者在同時從事撰寫與臨床診斷的過程中，對於該論點有深刻的體認。許多學者對於中醫學是否具備「科學」或「哲學」的特性多有論述，但筆者認為中醫學除了具有能實際運用的技術之外，加上其牽涉天文、地理、人事的龐大知識體系，很難單純以「經驗」、「科學」或「哲學」強行劃分，知識、思想與技術在早期的中國並非涇渭分明，古代中醫學涉及的範圍與深度亦不僅止於疾病的治療。

不過，「醫」與「史」的研究仍應有目的上的傾向與分界，不宜含糊不清。畢竟對醫者來說，醫學研究的最終目的是臨床應用，除了真實呈現史料的連結、並對文字形義做合理的辨識與闡述之外，還必須能切合臨床。這是醫者必須比史家更努力實踐、驗證與評論的不同之處，如此方能符合「方技」生生之具的核心精神。

近年來或許是現代醫學的發展遇到瓶頸，世界各國對於中醫藥的研究增加不少關注。尤其在中國，不少學者針對中醫學的特質、中醫學是否具有科學性，以及應如何維持中醫學自主發展等本質問題有不少的論戰。基本上，反對一方的理由仍不脫「中醫充滿玄學意識、不是科學」、「缺乏邏輯與科學研究方法」、「沒有明確科學實驗證明」、「藥物有毒性、療效不確定」等百年來沒有新意的論調[13]，主張支持或中立的學者反而提出不少中醫學該堅持的特色，及其必須加速與時俱進的迫切性問題[14]。目前制約中醫學發展的因素相當多，筆者認為最重

[12] 葛兆光，《思想史研究課堂講錄》（北京：三聯書店，2006），364。

[13] 方舟子，《批評中醫》（北京：中國協和醫科大學出版社，2007）。

[14] 相關著作可參：曹東義，《回歸中醫》（北京：中國中醫藥出版社，2007）；江

要的是，中醫學缺乏專有的研究方法與評估標準，而人才培育傳承的制度亦有缺失；這兩大問題不僅同時存在，還會彼此影響，惡性循環。在西方醫學儼然已成為「科技化產物」的潮流下，主流學術氛圍充斥著「矯枉過正」的科學精神，學者不僅逐漸喪失看到中醫學核心的眼光，在評估中醫藥診治效果與設計研究方法時，經常因過度強調「科學化」而無法真正貼近中醫學的面貌。至於醫療環境附會於「商業化」與「快速化」的價值中，在缺乏人文與品德素養的風氣裡，不僅教育時程過短，醫學生的學習心態也產生偏差，不願意花時間埋頭深耕，對照於中醫學要求醫者成材的標準，這無疑是向下沉淪的力量。

中醫學應堅持獨立發展，並持續嘗試與現代醫學對話，但筆者並不認為透過現階段技術與科技的協助，能使中醫學在理論上有突破性的發展；更不認為在熟悉中醫學原來面貌之前，能以西方醫學的視野與思維獲取中醫藥的精髓。中醫學理論並非已全然完善而不能突破，只是以當前的自然、社會學科與醫學理論要試圖解釋與串連仍具有侷限性。在傳統醫學因不受重視、遭受誤解而招致不公平對待，以及現代醫學以「廢醫存藥」作為中醫藥研究主流的雙重壓力下，撰寫本書的初衷係嘗試釐清並呼籲重視先秦兩漢以來中醫學原貌，且強調應先延續與傳承，而後才能有真正的創新。這樣的想法並非出自於維護傳統、守舊不前的八股意識，而是在學習經典內涵與臨床診療實務中不斷驗證中醫學的能耐後有感而發。

曉原、劉兵（主編），《科學敗給迷信?》（上海：華東師範大學出版社，2006），154–173；王一方，《醫學人文十五講》（北京：北京大學出版社，2006），62–71；張效霞，《回歸中醫》（青島：青島出版社，2006）；中國中醫藥報社（主編），《哲眼看中醫——21世紀中醫藥科學問題專家訪談錄》（北京：北京科學技術出版社，2005）；區結成，《當中醫遇上西醫》（北京：三聯書店，2005）。

中醫學一定得全然地向西方醫學靠攏嗎？它必須要得到現代醫學的青睞與認同嗎？它真的無法獨立發展並與現代醫學共存、互相協助嗎？或許日本江戶後期醫家森立之的看法可以給我們一些啟示：

> 凡古經活看，則皆切當於今日矣。不能活看，則茫茫紙上空論，先心中立如是見解，然後枕藉古經，則所不能通解者幾希矣[15]。

在尋求現代醫學的註解或結合之前，必須先熟練經典的涵意，透過研讀與實驗，能與先聖高明曼妙的智慧神交，從中發現生命真相；這不但能給醫者在研究與臨床時提供最可靠的資源，也讓醫者能協助病患有最大的勇氣與信心面對病痛。這正是支持筆者從先秦兩漢中醫學發軔之初，尋找原屬於自我規矩與準則的熱情所在。

至於有關疼痛的議題，仍有太多說不完的故事；身體，更是拆解不盡的謎團，這一切都持續催促著熱愛生命並具有冒險精神的人們，在未知的道路上前仆後繼地探索。

[15] 森立之，《素問考注》，下冊（北京：學苑出版社，2002），372。

徵引書目

專　書

1. Castiglioni, Arturo（著），程之范（主譯），《醫學史》，桂林：廣西師範大學出版社，2003。
2. Karger-Decker, Bernt（著），姚燕、周惠（譯），《醫藥文化史》，北京：三聯書店，2004。
3. Vertosick, F. T. Jr.（著），廖月娟（譯），《聽疼痛說話》，臺北：天下遠見出版股份有限公司，2004。
4. Foster, George M.、Anderson, Barbara G.（著），陳華、黃新美（譯），《醫學人類學》，臺北：桂冠圖書股份有限公司，1998。
5. Tortora, Gerard J.（著），林齊宣（編譯），《解剖學原理與實用》，臺北：合記圖書出版社，1990。
6. Unschuld, P. U., *Medicine in China: A History of Ideas*, Berkeley: University of California Press, 1985.
7. Wall, Patrick（著），周曉林（等譯），《疼痛》，北京：三聯書店，2004。
8. 丁光迪（主編），《諸病源候論校注》，北京：人民衛生出版社，1996。
9. 丁光迪，《諸病源候論養生方導引法研究》，北京：人民衛生出版社，1996。
10. 于省吾，《甲骨文字釋林》，一版四刷，北京：中華書局，1999。
11. 小野澤精一（等編），李慶（譯），《氣的思想——中國自然觀與人的觀念的發展》，上海：上海人民出版社，2007。
12. 山田慶兒（著），廖育群、李建民（編譯），《中國古代醫學的形成》，臺北：東大圖書股份有限公司，2003。
13. 山東中醫學院、河北醫學院（校釋），《黃帝內經素問校釋》，北京：人民衛生出版社，1995。
14.中國中醫藥報社（主編），《哲眼看中醫——21世紀中醫藥科學問題專家訪談錄》，北京：北京科學技術出版社，2005。
15.中國社會科學院考古研究所（編著），《殷墟花園莊東地甲骨》，昆明：雲南人民出版社，2003。
16.丹波元堅（編），《雜病廣要》，北京：人民衛生出版社，1983。
17.丹波康賴（編撰），沈澍農（校注），《醫心方校釋》，北京：學苑出版社，2001。
18.尤在涇，《金匱要略心典》，收入：曹炳章（主編），《中國醫學大成》，第9冊，卷下，上海：上海科學技術出版社，1992。
19.尤在涇，《金匱翼》，收入：曹炳章（主編），《中國醫學大成》，第9冊，卷6，上海：上海科學技術出版社，1992。
20.方舟子，《批評中醫》，北京：中國協和醫科大學出版社，2007。
21.方藥中、許家松，《黃帝內經素問運氣七篇講解》，北京：人民衛生出版社，1984。
22.王一方，《醫學人文十五講》，北京：北京大學出版社，2006。
23.王力，《王力古漢語字典》，北京：中華書局，2003。
24.王大生（等主編），《神灸經綸釋》，北京：中醫古籍出版社，2004。
25.王大生，《內難針灸要旨淺解》，北京：中醫古籍出版社，1998。
26.王充，《論衡》，臺北：臺灣商務印書館，1976。
27.王冬珍、王讚源（校注），《新編墨子》，下冊，臺北：國立編譯館，2001。
28.王玉芝（等編著），《張仲景藥對的臨床應用》，北京：北京科學技術出版社，1990。
29.王先謙，《莊子集解》，北京：中華書局，2004。
30.王冰，《素問王冰注》，收入：中華書局（校刊），《四部備要・子部》，卷2，臺北：臺灣中華書局，1965，據明顧氏影宋本校刊。

31.王志玲，《難經鍼學研究——以文字考試為核心觀點》，臺中：中國醫藥大學中國醫學研究所，2005。
32.王更生（註譯），《晏子春秋今註今譯》，臺北：臺灣商務印書館，1987。
33.王叔和，《脈經》，臺北：大孚書局有限公司，1999。
34.王忠林，《新譯荀子讀本》，臺北：三民書局股份有限公司，1972。
35.王念孫，《廣雅疏證》，收入：中華書局（校刊），《四部備要・經部》，臺北：臺灣中華書局，1981，據家刻本校刊。
36.王明，《抱朴子內篇校釋》，北京：中華書局，2002。
37.王唯工，《氣的樂章》，臺北：大塊文化出版股份有限公司，2002。
38.王惟一（注），《黃帝八十一難經》，大阪：オリエント出版社，1992。
39.王琦，《中醫體質學》，北京：中國醫藥科技出版社，1995。
40.王燾，《外臺秘要》，臺北：國立中國醫藥研究所，1985。
41.北京中醫學院，《中國醫學史講義》，香港：醫藥衛生出版社，1968。
42.司馬承禎（刊正），趙聞起（解釋），《天台經幢老子真本》，臺北：三民書局股份有限公司，1994。
43.司馬遷，《史記》，北京：中華書局，2006。
44.甘肅省博物館、武威縣文化館（合編），《武威漢代醫簡》，摹本、釋文、註釋，北京：文物出版社，1975。
45.田合祿，《疫病早知道》，太原：山西科學技術出版社，2006。
46.田合祿、田蔚，《中醫運氣學解秘——醫易寶典》，太原：山西科學技術出版社，2002。
47.田合祿、周晉香，《五運六氣臨床運用大觀》，太原：山西科學技術出版社，2006。
48.田昌五，《孫子兵法全譯》，濟南：齊魯書社，2002。
49.石川鴻齋，《日本大玉篇》，卷 6–7，東京：博文館，1891。
50.石田秀實，《中國醫學思想史》，東京：東京大學出版社，1993。

51.仿佛，《氣道針經》，北京：團結出版社，2006。
52.仲廉、華勇（編），《慢性疼痛治療學基礎》，北京：人民軍醫出版社，2003。
53.任應秋，《運氣學說》，上海：上海科學技術出版社，1982。
54.任繼愈（主編），《中國哲學史》，北京：人民出版社，2000。
55.匡調元，《人體新系猜想——匡調元醫論》，上海：上海中醫藥大學出版社，2004。
56.匡調元，《人體體質學——中醫學個性化診療原理》，上海：上海科學技術出版社，2003。
57.匡調元，《中醫病理研究》，上海：上海科學技術出版社，1980。
58.印會河、張伯訥，《中醫基礎理論》，臺北：知音出版社，1993。
59.危亦林，《世醫得效方》，北京：中國中醫藥出版社，1996。
60.朱右增，《逸周書集訓校釋》，臺北：臺灣商務印書館，1971。
61.朱肱，《北山酒經》，收入：紀昀（總纂），《四庫全書》，第 844 冊，臺北：臺灣商務印書館，1983。
62.朱建平，《中國醫學史研究》，北京：中醫古籍出版社，2003。
63.江梅（授），鄧景儀（述），《醫經會解》，收入：鄭金生（主編），《海外回歸中醫善本古籍叢書》，第 4 冊，北京：人民衛生出版社，2003。
64.江曉原、劉兵（主編），《科學敗給迷信?》，上海：華東師範大學出版社，2006。
65.牟宗三，《中國哲學的特質》，臺北：臺灣學生書局，1990。
66.何琳儀，《戰國文字通論》，南京：江蘇教育出版社，2003。
67.何裕民，《新編中醫基礎理論》，北京：北京醫科大學中國協和醫科大學聯合出版社，1996。
68.余岩，《古代疾病名候疏義》，臺北：自由出版社，1972。
69.吳師機（著），王軍、曹建春（點校），《理瀹駢文・略言》，新校版，北京：人民軍醫出版社，2006。

70.吳紹德（等整理），《陸莀瘦針灸論著醫案選》，北京：人民衛生出版社，2004。
71.吳普（著），尚志鈞（等輯校），《吳普本草》，北京：人民衛生出版社，1987。
72.吳謙，《外科心法要訣》，收入：吳謙（編），《醫宗金鑑》，北京：中國中醫藥出版社，1995。
73.吳謙，《訂正金匱要略注》，收入：吳謙（編），《醫宗金鑑》，北京：中國中醫藥出版社，1995。
74.吳謙，《訂正傷寒論注》，收入：吳謙（編），《醫宗金鑑》，北京：中國中醫藥出版社，1995。
75.吳謙，《婦科心法要訣》，收入：吳謙（編），《醫宗金鑑》，北京：中國中醫藥出版社，1995。
76.吳鞠通，《醫醫病書》，收入：李劉坤（主編），《吳鞠通醫學全書》，北京：中國中醫藥出版社，2002。
77.呂不韋（著），陳奇猷（校釋），《呂氏春秋新校釋》，上海：上海古籍出版社，2002。
78.宋兆麟，《巫覡——人與鬼之間》，北京：學苑出版社，2001。
79.李仲廉、華勇（編），《慢性疼痛治療學基礎》，北京：人民軍醫出版社，2003。
80.李戎，《中醫藥通假字字典》，上海：上海科學技術文獻出版社，2001。
81.李克光，《金匱要略譯釋》，上海：上海科學技術出版社，1995。
82.李孝定，《讀說文記》，臺北：中央研究院歷史語言研究所，1992。
83.李良松，《甲骨文化與中醫學》，福州：福建科學技術出版社，1994。
84.李良松、郭洪濤，《中國傳統文化與醫學》，廈門：廈門大學出版社，1990。
85.李勉（註譯），《管子今註今譯》，臺北：臺灣商務印書館，1988。
86.李建民，《方術醫學歷史》，臺北：南天書局，2000。

87.李建民，《生命史學——從醫療看中國歷史》，臺北：三民書局股份有限公司，2005。
88.李建民，《死生之域——周秦漢脈學之源流》，臺北：中央研究院歷史語言研究所，2001。
89.李珍華、周長楫，《漢字古今音表》，北京：中華書局，1999。
90.李時珍，《本草綱目》，北京：人民衛生出版社，2004。
91.李書田，《古代醫家列傳釋譯》，瀋陽：遼寧大學出版社，2003。
92.李陽波（講述），劉力紅（等整理），《開啟中醫之門——運氣學導論》，臺北：相映文化，2006。
93.李道生、林秀芬，《針灸三十講》，北京：人民衛生出版社，1998。
94.李零，《中國方術正考》，北京：中華書局，2006。
95.李零，《中國方術續考》，北京：中華書局，2006。
96.李零，《簡帛古書與學術源流》，北京：三聯書店，2004。
97.李學勤（主編），《周禮注疏・天官冢宰》，臺北：台灣古籍出版有限公司，2001。
98.李學勤（主編），《周禮注疏・春官宗伯》，臺北：台灣古籍出版有限公司，2001。
99.李學勤（主編），《尚書正義・周書》，臺北：台灣古籍出版有限公司，2001。
100.李學勤（主編），《春秋公羊傳注疏》，臺北：台灣古籍出版有限公司，2001。
101.李學勤（主編），《春秋左傳正義》，臺北：台灣古籍出版有限公司，2001。
102.李學勤（主編），《禮記正義》，臺北：台灣古籍出版有限公司，2001。
103.杜正勝，《從眉壽到長生》，臺北：三民書局股份有限公司，2005。
104.汪昂，《本草備要》，臺北：文光圖書有限公司，1977。
105.汪昂，《醫方集解・凡例》，北京：中國中醫藥出版社，1997。
106.周一謀、蕭佐桃，《馬王堆醫書考注》，臺北：樂群文化有限公司，1989。
107.周世榮，《馬王堆導引術》，長沙：岳麓書社，2005。

108.周作人，《藥味集》，石家莊：河北教育出版社，2003。
109.周岩，《本草思辨錄》，北京：人民衛生出版社，1982。
110.周岳甫（著），張振均（纂輯），《厘正按摩要術》，北京：學苑出版社，2001。
111.周振武，《人身通考》，北京：人民衛生出版社，1994。
112.周學海，《形色外診簡摩》，北京：人民衛生出版社，1987。
113.孟景春、周仲英，《中醫學概論》，臺北：知音出版社，1994。
114.岡西為人，《宋以前醫籍考》，臺北：進學出版社，1969。
115.林之翰，《四診抉微》，臺北：華聯出版社，1983。
116.林明華，《五千年前埃及、中國的「天下至道書」》，臺北：點石出版社，2000。
117.林昭庚，《新針灸大成》，臺中：中國醫藥學院針灸研究中心，1996。
118.林昭庚、鄢良，《針灸醫學史》，北京：中國中醫藥出版社，1995。
119.林富士，《漢代的巫者》，臺北：稻鄉出版社，2004。
120.河北醫學院（校釋），《靈樞經校釋》，上、下冊，北京：人民衛生出版社，1998。
121.竺可楨，《天道與人文》，北京：北京出版社，2005。
122.竺家寧，《中國的語言和文字》，臺北：臺灣書店，1998。
123.邵增樺（註譯），《韓非子今註今譯》，臺北：臺灣商務印書館，1983。
124.姚止庵，《素問經注節解》，北京：人民衛生出版社，1983。
125.姚可成（匯輯），達美君、樓紹來（點校），《食物本草》，北京：人民衛生出版社，2002。
126.施沛，《祖劑》，上海：上海古籍出版社，1983。
127.段逸山，《「素問」全元起本研究與輯復》，上海：上海科學技術出版社，2001。
128.胡厚宣、胡振宇，《殷商史》，一版二刷，上海：上海人民出版社，2004。

129.范行準，《中國醫學史略》，北京：中醫古籍出版社，1986。
130.范曄（撰），李賢（等注），《新校後漢書》，第 4 冊，臺北：世界書局，1973。
131.韋緒性（主編），《中西醫臨床疼痛學》，北京：中國中醫藥出版社，2000。
132.唐宗海，《金匱要略淺注補正》，臺北：力行書局有限公司，1993。
133.孫思邈（著），高文柱（主編），《藥王千金方》，北京：華夏出版社，2004。
134.孫廣德，《先秦兩漢陰陽五行說的政治思想》，臺北：嘉新水泥公司文化基金會，1969。
135.徐大椿，《慎疾芻言》，收入：曹炳章（主編），《中國醫學大成》，第 45 冊，上海：上海科學技術出版社，1992。
136.徐大椿，《醫學源流論》，收入：曹炳章（主編），《中國醫學大成》，第 45 冊，卷下，上海：上海科學技術出版社，1992。
137.徐培根（註譯），《太公六韜今註今譯》，臺北：臺灣商務印書館，1976。
138.桓寬，《鹽鐵論》，收入：《四部備要・子部》，卷 3，上海：中華書局，1936，據張氏考證本校刊。
139.桓譚（著），孫馮翼（輯），《桓子新論》，收入：中華書局（校刊），《四部備要・子部》，上海：中華書局，1936，據問經堂輯本校刊。
140.栗山茂久，《身體的語言——從中西文化看身體之謎》，臺北：究竟出版社，2001。
141.班固，《漢書》，初版，臺北：臺灣商務印書館，1937。
142.班固，《漢書》，臺一版七刷，臺北：臺灣商務印書館，1996。
143.秦伯未，《秦伯未醫學名著全書》，北京：中醫古籍出版社，2003。
144.荀況（撰），蔣南華（等譯注），《荀子》，臺北：台灣古籍出版有限公司，1996。
145.馬王堆漢墓帛書整理小組（編），《五十二病方》，北京：文物出版社，1979。
146.馬建中，《中醫診斷學》，臺北：正中書局，1996。

147.馬持盈（注），《史記今注》，臺北：臺灣商務印書館，1979。
148.馬持盈（註譯），《詩經今註今譯》，臺北：臺灣商務印書館，2001。
149.馬繼興（等輯校），《敦煌醫藥文獻輯校》，南京：江蘇古籍出版社，1998。
150.馬繼興，《中醫文獻學》，上海：上海科學技術出版社，1990。
151.馬繼興，《出土亡佚古醫籍研究》，北京：中醫古籍出版社，2005。
152.馬繼興，《神農本草經輯注》，北京：人民衛生出版社，1995。
153.馬繼興，《馬王堆古醫書考釋》，長沙：湖南科學技術出版社，1992。
154.高大倫，《張家山漢簡引書研究》，成都：巴蜀書社，1995。
155.高春媛、陶廣正，《文物考古與中醫學》，福州：福建科學技術出版社，1986。
156.高誘（注），《淮南子》，臺北：廣文書局，1972。
157.高誘（注），《戰國策・魏策》，卷下，臺南：第一書店，1984。
158.高羅佩，《中國古代房內考》(*Sexual Life in Ancient China*)，臺北：桂冠圖書股份有限公司，1991。
159.高羅佩，《秘戲圖考》(*Erotic Colour Prints of the Ming Period*)，佛山：廣東人民出版社，2005。
160.區結成，《當中醫遇上西醫》，北京：三聯書店，2005。
161.張介賓，《景岳全書》，北京：中國中醫藥出版社，1996。
162.張仲景，《傷寒雜病論》，臺北：中醫整合研究小組，1986，桂林古本。
163.張君房（編集），《雲笈七籤》，收入：胡道靜、陳蓮笙、陳耀庭（選輯），《道藏要籍選刊》，第1冊，上海：上海古籍出版社，1995。
164.張志斌，《古代中醫婦產科疾病史》，北京：中醫古籍出版社，2000。
165.張言，《中國醫學體系》，臺北：自由出版社，1959。
166.張延昌（主編），《武威漢代醫簡注解》，北京：中醫古籍出版社，2006。
167.張家禮、陳仁旭（主編），《金匱圖解釋要》，上海：上海科學技術出版社，1993。

168.張效霞，《回歸中醫》，青島：青島出版社，2006。

169.張珣，《疾病與文化》，臺北：稻鄉出版社，2000。

170.張登本（主編），《內經的思考》，北京：中國中醫藥出版社，2006。

171.張華，《博物志》，卷 7，臺北：臺灣中華書局，1981，據士禮居本校刊。

172.張鳴皋，《藥學發展簡史》，北京：中國醫藥技術出版社，1993。

173.張錫純，《醫學衷中參西錄》，石家莊：河北科學技術出版社，2002。

174.張燦玾、徐國仟（主編），《針灸甲乙經校注》，北京：人民衛生出版社，2004。

175.張隱菴，《黃帝內經素問集注》，收入：曹炳章（主編），《中國醫學大成》，第 1 冊，卷 1–2、9，上海：上海科學技術出版社，1992。

176.張璐，《張氏醫通》，北京：人民衛生出版社，2006。

177.曹東義，《回歸中醫》，北京：中國中醫藥出版社，2007。

178.許慎（著），段玉裁（注），《圈點段注說文解字》，1、4、7、9、11–14 篇，臺北：萬卷樓圖書股份有限公司，2002，明嘉慶本。

179.許敬生（主編），《危亦林醫學全書》，北京：中國中醫藥出版社，2006。

180.郭教禮（主編），《類經評注》，西安：陝西科學技術出版社，1996。

181.野澤精一（等編），《氣的思想——中國自然觀與人的觀念的發展》，上海：上海人民出版社，2007。

182.陳亦人（編），《傷寒論譯釋》，上海：上海科學技術出版社，1995。

183.陳自明（編），薛立齋（補注），《校注婦人良方》，收入：曹炳章（主編），《中國醫學大成》，第 29 冊，卷 11，上海：上海科學技術出版社，1992。

184.陳克正，《古今針灸治驗精華》，北京：中國中醫藥出版社，1996。

185.陳邦賢，《中國醫學史》，臺一版七刷，臺北：臺灣商務印書館，1992。

186.陳延之（撰），高文鑄（輯注），《小品方》，北京：中國中醫藥出版社，1995。

187.陳欽銘，《廿四史醫者病案今釋》，臺北：啟業書局，1986。

188.陳壽（撰），裴松之（注），《新校三國志注》，臺北：世界書局，1974。
189.陳夢雷（等著），《古今圖書集成醫部全錄》，第 12 冊，北京：人民衛生出版社，2000。
190.陳麗桂（校注），《新編淮南子》，臺北：國立編譯館，2002。
191.陸定圃，《冷廬醫話》，收入：曹炳章（主編），《中國醫學大成》，第 39 冊，卷 1，上海：上海科學技術出版社，1992。
192.陸壽康（主編），《針刺手法百家集成》，北京：中國中醫藥出版社，1995。
193.陶弘景（編），尚志鈞、尚元勝（輯校），《本草經集注》，北京：人民衛生出版社，1994。
194.章太炎，《章太炎醫論》，北京：人民衛生出版社，2006。
195.傅延齡，《傷寒論研究大辭典》，濟南：山東科學技術出版社，1994。
196.彭子益（著），李可（主校），《圓運動的古中醫學》，北京：中國中醫藥出版社，2007。
197.森立之（著），郭秀梅（等校點），《傷寒論考注》，北京：學苑出版社，2001。
198.森立之，《本草經考注》，北京：學苑出版社，2002。
199.森立之，《素問考注》，下冊，北京：學苑出版社，2002。
200.森立之，《金匱要略考注》，轉引自：郭秀梅、岡田研吉（編），《日本醫家金匱要略註解輯要》，北京：學苑出版社，1999。
201.湖北省文物考古研究所、北京大學中文系（編），《望山楚簡》，北京：中華書局，1995。
202.湖北省荊沙鐵路考古隊，《包山楚簡》，北京：文物出版社，1991。
203.華佗，《華佗中藏經》，臺北：自由出版社，1998。
204.費俠莉，《繁盛之陰》，南京：江蘇人民出版社，2006。
205.馮友蘭，《中國哲學史新編》，臺北：藍燈文化事業股份有限公司，1991。
206.馮玉明、程根群，《中醫氣象與地理病理學》，上海：上海科學普及出版社，1997。

207.黃侖、王旭東，《醫史與文明》，北京：中國中醫藥出版社，1993。

208.黃杰熙（評釋），《本草三家合注評釋》，太原：山西科學技術出版社，1995。

209.黃煌，《中醫十大類方》，南京：江蘇科學技術出版社，1995。

210.黃煌，《張仲景五十味藥證》，北京：人民衛生出版社，1998。

211.黃維三，《針灸科學》，臺北：正中書局，1995。

212.黃維三，《難經發揮》，臺北：正中書局，1994。

213.黃龍祥（主編），《中國針灸刺灸法通鑒》，青島：青島出版社，2004。

214.黃龍祥，《中國針灸學術史大綱》，北京：華夏出版社，2001。

215.楊上善，《黃帝內經太素》，北京：人民衛生出版社，1965。

216.楊上善，《黃帝內經太素》，北京：科學技術文獻出版社，2000。

217.楊士孝，《二十六史醫家傳記新注》，瀋陽：遼寧大學出版社，1986。

218.楊向輝，《金匱要略注釋》，臺北：正中書局，1986。

219.楊寬，《戰國史》，臺北：臺灣商務印書館，2005。

220.葉天士（著），華岫雲（編），《臨證指南醫案》，北京：華夏出版社，1995。

221.葉霖，《難經正義》，上海：上海科技出版社，1981。

222.葛兆光，《思想史的寫法——中國思想史導論》，上海：復旦大學出版社，2004。

223.葛兆光，《思想史研究課堂講錄》，北京：三聯書店，2006。

224.葛洪（著），王均寧（點校），《肘後備急方》，卷2，天津：天津科學技術出版社，2000。

225.董仲舒，《春秋繁露》，收入：中華書局（校刊），《四部備要・子部》，卷5，上海：中華書局，1936，據家刻本校刊。

226.虞摶，《醫學正傳》，卷1，北京：人民衛生出版社，1965。

227.鄒潤安，《本經疏證》，臺北：旋風出版社，1974。

228.靳琦，《王琦辨體一辨病一辨證診療模式，中醫體質理論的臨床應用》，北京：中國中醫藥出版社，2006。
229.廖育群，《岐黃醫道》，瀋陽：遼寧教育出版社，1997。
230.廖育群，《醫者意也——認識中國傳統醫學》，臺北：東大圖書股份有限公司，2003。
231.甄橙，《病與證的對峙——反思 18 世紀的醫學》，北京：北京大學出版社，2007。
232.褚澄（著），趙國華（校釋），《褚氏遺書校釋》，鄭州：河南科學技術出版社，1986。
233.趙京生，《針灸經典理論闡釋》，上海：上海中醫藥大學出版社，2001。
234.趙岐（注），李學勤（主編），《孟子注疏》，臺北：台灣古籍出版有限公司，2002。
235.趙恩儉，《中醫脈診學》，天津：天津科學技術出版社，1999。
236.趙義德（衍義），周揚俊（注），《重刊金匱玉函經二注》，卷 14，收入：曹炳章（主編），《中國醫學大成》，第 8 冊，上海：上海科學技術出版社，1992。
237.趙學敏（編著），《串雅選注》，臺北：木鐸出版社，1985。
238.劉民叔，《素問痿論釋難》，上海：三友實業社承印，1933。
239.劉向（撰），茅坤（補），《增補全像評林古今列女傳》，臺北：廣文書局，1981。
240.劉安（著），莊逵吉（校刊），《淮南子》，收入：中華書局（校刊），《四部備要・子部》，卷 1，上海：中華書局，1936，據武進莊氏本校刊。
241.劉安，《淮南子》，臺北：世界書局，1955。
242.劉長林，《中醫象科學觀》，北京：社會科學文獻出版社，2007。
243.劉恆瑞（著），裘慶元（校刊），《經歷雜論》，收入：秘書集成編委會（編纂），《秘書集成》，第 21 冊，北京：團結出版社，1994。
244.劉時覺，《宋元明清醫籍年表》，北京：人民衛生出版社，2005。

245.劉渡舟，《傷寒論臨證指要》，北京：學苑出版社，1998。

246.劉渡舟，《經方臨證指南》，天津：天津科學技術出版社，1993。

247.劉熙，《釋名》，臺北：國民出版社，1959。

248.劉樂賢，《睡虎地秦簡日書研究》，臺北：文津出版社，1994。

249.劉澄中、張永賢，《經脈醫學與針灸科學》，臺北：知音出版社，2005。

250.慧琳，《慧琳一切經音義》，電子書版，臺北：中華電子佛典協會，2001。

251.蔡璧名，《身體與自然》，臺北：國立臺灣大學出版委員會，1997。

252.鄭金生，《藥林外史》，臺北：東大圖書股份有限公司，2005。

253.鄭欽安，《醫法圓通》，成都：巴蜀書社，1996。

254.魯桂珍、李約瑟 (Joseph Needham)（著），周輝政、洪榮貴（譯），《針灸：歷史與理論》，臺北：聯經出版公司，1995。

255.盧元駿（註譯），《說苑今註今譯》，臺北：臺灣商務印書館，1977。

256.蕭登福，《列子古注今釋》，臺北：文津出版社，1990。

257.錢超塵，《內經語言研究》，北京：人民衛生出版社，1990。

258.駢宇騫、段書安，《本世紀以來出土簡帛概述》，臺北：萬卷樓圖書股份有限公司，1999。

259.應劭（撰），王利器（注），《風俗通義校注》，臺北：漢京文化事業有限公司，2004。

260.謝觀，《中國醫學源流論》，福州：福建科學技術出版社，2003。

261.鍾藍（主編），《痛證推拿》，北京：科學技術文獻出版社，2003。

262.魏汝霖，《中國歷代名將及其用兵思想》，臺北：中央文物供應社，1981。

263.羅元愷，《羅元愷論醫集》，北京：人民衛生出版社，1990。

264.羅泌，《路史》，臺北：臺灣商務印書館，1979。

265.嚴建民，《遠古中國醫學史》，北京：中醫古籍出版社，2006。

266.嚴健民，《五十二病方注補譯》，北京：中醫古籍出版社，2005。

267.嚴捷、嚴北溟（註譯），《列子譯注》，臺北：文津出版社，1987。

268.嚴潔（等著），姜典華（等校注），《得配本草》，北京：中國中醫藥出版社，1999。

269.竇材（重集），胡珏（參論），《扁鵲心書》，卷上，臺北：力行書局有限公司，1984。

270.蘇敬（等撰），尚志鈞（輯校），《新修本草》，卷19，合肥：安徽科學技術出版社，1981。

271.顧野王，《大廣益會玉篇》，北京：中華書局，2004，影張氏澤存堂本。

272.顧實，《漢書藝文志講疏》，臺北：廣文書局，1970。

273.龔士澄，《跛鱉齋醫草》，合肥：安徽科學技術出版社，1988。

274.龔居中（輯著），《紅爐點雪》，卷4，臺北：五洲出版社，1985。

論　文

1. McCarberg, Bill H., "Osteoarthritis: How to Manage Pain and Improve Patient Function," *Geriatrics*, 56 (Duluth, Oct. 2001): 14–17, 20–22, 24.

2. Turk, D. C., Okifuji, A. "Interdisciplinary Approach to Pain Management: Philosophy, Operations, and Efficacy," Cited from *The Management of Pain* (Philadelphia: Churchill Livingstone Inc., 1998), 235–248.

3. Mersky, H. "Classification of Chronic Pain: Description of Chronic Pain Syndromes and Definition of Pain Terms," *Pain*, suppl. 3 (Amsterdam, Mar., 1986): S1–226.

4. Hoffman, Hunter G.（撰），黃榮棋（譯），〈虛擬雪世界，無痛治燙傷〉，《科學人》，31.9（臺北，2004）: 56–67。

5. McHenry, K. W.（著），王錦琰（摘譯），羅非（審校），〈文化與疼痛〉，《中國疼痛醫學雜誌》，1（北京，2004）: 3。

6. Emery, Paul "Cyclooxygenase-2: A Major Therapeutic Advance?" *The American Journal of Medicine*, 110 (Tucson, Aug. 2001): S42–S45.

7. Ray, Wayne A. et al., "Non-steroidal Anti-inflammatory Drugs and Risk of Serious Coronary Heart Disease: An Observational Cohort Study," *The Lancet*, 359 (London, Jan. 2002): 118–123.

8. 口鎖堂，〈論「是動病」、「所生病」〉，《甘肅中醫學院學報》，20.2（蘭州，2003.02）: 10–11。

9. 山田慶兒，〈《黃帝內經》的形成〉，收入：任應秋、劉長林（編），《內經研究論叢》（武漢：湖北人民出版社，1982），100–123。

10. 中醫研究院醫史文獻研究室，〈武威漢代醫藥簡牘在醫學史上的重要意義〉，《文物》，12（北京，1973.12）: 23–29。

11. 中醫研究院醫史文獻研究室，〈從三種古經脈文獻看經絡學說的形成和發展〉，收入：馬文洪、王曉英，〈捻轉補瀉法與經脈循行方向的關係〉，《針灸臨床雜誌》，21.5（哈爾濱，2005.05）: 3。

12. 王東坡，〈論歷代著名醫家對中醫體質理論的貢獻〉，《北京中醫藥大學學報》，29.2（北京，2006.02）: 83–84。

13. 王敏弘，〈黃帝內經有關神的研究〉，臺中：中國醫藥大學中國醫學研究所博士論文，1996。

14. 王朝暉，〈《內經》中「厥」字源語義辨析〉，《江西中醫學院學報》，16.6（南昌，2004.06）: 27–31。

15. 王曉萍，〈江陵張家山漢簡《引書》對養生學的貢獻〉，《中醫文獻雜誌》，3（上海，1997.03）: 6–7。

16. 王禮賢，〈殷商疾病卜辭——中國醫學史上的醫案雛型〉，《醫古文知識》，2（上海，1997.02）: 44–46。

17. 司呈泉，〈中國古代的人體解剖與外科手術〉，《前進論壇》，10（北京，1998.10）: 36–37。

18. 甘懷真，〈秦漢的「天下」政體——以郊祀禮改革為中心〉，《新史學》，16.4（臺北，2005.12）: 13–56。

19.石雪梅、朱光宇，〈中醫學的臟腑是解剖的臟腑〉，《中國中醫基礎醫學雜誌》，10.3（北京，2004.03）: 27–29。

20.刑玉瑞，〈經絡學說的建構與古代神秘數字〉，《江西中醫學院學報》，18.1（南昌，2006.01）: 24–25。

21.江佩榮、陳榮洲，〈中醫妊娠胎兒學的研究〉，《中西整合醫學雜誌》，5.1（彰化，2003.12）: 63–70。

22.江陵張家山漢簡整理小組，〈江陵張家山漢簡《脈書》釋文〉，《文物》，7（北京，1989.07）: 72–74。

23.何志國，〈西漢人體經脈漆雕考〉，《故宮文物月刊》，13.6（臺北，1995.09）: 62–71。

24.何政恒，〈論薑在四逆湯中的活用〉，《江西中醫學院學報》，18.4（南昌，2006.04）: 15–16。

25.何紉秋，〈論厥和厥逆〉，《西昌師專學報》，4（西昌，1998.04）: 87–92。

26.何權瀛，〈現代醫學的有限與無奈〉，《醫學與哲學》，23.1（大連，2002）: 9–11+20。

27.呂選民，〈中國古代民間推拿按摩療法發展史略〉，《中國民間療法》，14.8（北京，2006.08）: 3–4。

28.李小青，〈氣功概念芻議〉，《中醫文獻雜誌》，4（上海，2003.04）: 21–22。

29.李伯聰，〈中醫學歷史和發展的幾個問題〉，收入：李伯聰，《科學傳統與文化——中國近代科學落後的原因》(西安: 陝西科學技術出版社，1983)，289–312。

30.李志道，〈阿是穴治療痛證〉，《針灸臨床雜誌》，11.3（哈爾濱，1995.03）: 30–32。

31.李良松，〈略論甲骨文中的世界醫學之最〉，摘自：霍韜晦（主編），《中國文化與中國醫學》（九龍：法住出版社，2003），134–145。

32.李宗焜，〈花東卜辭的病與死〉，“從醫療看中國史學術研討會”（臺北：

中央研究院歷史語言研究所，2005.12.13），1–13。

33. 李宗焜，〈從甲骨文看商代的疾病與醫療〉，《中央研究院歷史語言研究所集刊》，72.2（臺北，2001.06）: 339–391。

34. 李東成、秦繼明，〈《內經》脈字含意分析〉，《黑龍江中醫藥》，6（哈爾濱，1994.06）: 44。

35. 李建民，〈中國醫學史研究的新視野〉，《新史學》，15.3（臺北，2004.09）: 203–225。

36. 李建民，〈王莽與王孫慶——記公元一世紀的人體刳剝實驗〉，收入：李建民（編），《生命與醫療》（北京：中國大百科出版社，2005），36–55。

37. 李建民，〈明堂與陰陽——以《五十二病方》「灸其泰陰泰陽」為例〉，收入：李建民，《生命史學——從醫療看中國歷史》（臺北：三民書局股份有限公司，2005），325–403。

38. 李建民，〈馬王堆漢墓帛書「禹藏埋胞圖」箋證〉，收入：李建民，《生命史學——從醫療看中國歷史》（臺北：三民書局股份有限公司，2005），207–323。

39. 李建民，〈鬼神、儀式與醫療——中國中古病因觀及其變遷〉，"Rituals, Pantheons and Techniques: A History of Chinese Religion Before the Tang" 國際研討會（巴黎：法國高等實驗學院，2006.12.14–16）。

40. 李建民，〈督脈與中國早期養生實踐——奇經八脈的新研究之二〉，" 宗教與醫療學術研討會 "（臺北：中央研究院歷史語言研究所，2004.11.16），1–60。

41. 李海峰，〈從馬王堆醫帛書到《靈樞・經脈》看經絡學說的起源和發展〉，《中醫文獻雜誌》，4（上海，2002.04）: 31–32。

42. 李訓詳，〈戰國時代「壹」的觀念〉，《新史學》，4.3（臺北，1993.09）: 1–17。

43. 杜正勝，〈作為社會史的醫療史——並介紹「疾病、醫療與文化」研討小組的成果〉，《新史學》，6.1（臺北，1995.03）: 113–153。

44.杜正勝，〈形體、精氣與魂魄——中國傳統對「人」認識的形成〉，《新史學》，2.3（臺北，1991.09）: 1–65。

45.來向陽、劉梅霞，〈論薑的藥用價值〉，《山東醫藥工業》，21.5（濟南，2002.05）: 26–27。

46.卓廉士，〈從《帛書》考經絡之起源〉，《四川中醫》，21.10（成都，2003.10）: 24–25。

47.周素娥、彭俊峰，〈《內經》體質學說探源〉，《廣西中醫藥》，17.5（廣州，1994.10）: 38（04 期），36–38（05 期）。

48.林伯欣，〈在「黃帝的身體」成形之前——淺談殷商至春秋的醫學發展〉，收入：《中國醫藥大學學士後中醫學系國醫節學術研討會論文集》（臺中：中國醫藥大學，2007），1–12。

49.林伯欣、林昭庚、張賢哲，〈中醫疾病史研究回顧〉，《古今論衡》，14（臺北，2006.05）: 97–112。

50.林富士，〈中國的「巫醫」傳統〉，"從醫療看中國史學術研討會"（臺北：中央研究院歷史語言研究所，2005），1–57。

51.林富士，〈略論早期道教與房中術的關係〉，《中央研究院歷史語言研究所集刊》，72.2（臺北，2001.06）: 233–300。

52.邱玏，〈旅英學者馬伯英教授學術報告會紀要〉，《中華醫史雜誌》，36.1（北京，2006.01）: 61–62。

53.金仕起，〈吾與天地萬物同體——周秦至唐「禁術」的觀念基礎析論〉，"從醫療看中國史學術研討會"（臺北：中央研究院歷史語言研究所，2005），1–11。

54.侯書偉（等著），〈《靈樞》十二經脈分布規律探討〉，《湖北中醫學院學報》，3.3（武漢，2001.03）: 5–6+3。

55.胡厚宣，〈殷人疾病考〉，收入：胡厚宣，《甲骨學商史論叢初集》（臺北：大通書局，1972），417–446。

56.孫理軍、張登本,〈中醫體質的基本內涵〉,《天津中醫學院學報》, 21.3(天津, 2002.03): 6–8。

57.孫福立(等著),〈意念與呼吸週期的不同組合方式對心率變異的影響〉,《中國中西醫結合雜誌》, 16.3(北京, 1996.03): 153–155。

58.孫藝軍(等著),〈不同頻率下的停閉調息模式對心率變異的影響〉,《北京中醫藥大學學報》, 27.4(北京, 2004.04): 86–89。

59.時衍松,〈傳統房中養生術管窺〉,《現代養生》, 12(北戴河, 1996.12): 35–36。

60.栗山茂久,〈肩凝考〉,《古今論衡》, 15(臺北, 2006.12): 49–70。

61.祝世訥,〈論「超解剖」架構的研究〉,《山東中醫藥大學學報》, 24.6(濟南, 2000): 402–406。

62.祝平一,〈評介 Thomas Laqueur, Making Sex〉,《新史學》, 7.4(臺北, 1996.12): 223–231。

63.翁宜德,〈《難經》臟腑疾病觀研究——以文字考釋為核心觀點〉,臺中:中國醫藥大學中國醫學研究所碩士論文, 2005。

64.荊州地區博物館,〈江陵張家山三座漢墓出土大批竹簡〉,《文物》, 1(北京, 1985.10): 1–8。

65.郝保華,〈對臟象學說中臟、腑含意的新考釋〉,《陝西中醫學院學報》, 23.1(咸陽, 2000.01): 3–5。

66.郝保華、王益平,〈對臟腑五、六之數的探討和思考〉,《陝西中醫學院學報》, 23.3(咸陽, 2000.03): 1–3。

67.馬武昆,〈中醫體質學說初探〉,《河北中醫》, 27.6(石家莊, 2005.06): 464–466。

68.馬瑞莛,〈「還精補腦說辨誤」之辨誤〉,《氣功》, 17.1(杭州, 1996.01): 9–12。

69.馬繼興,〈馬王堆出土的古醫書〉,《中華醫史雜誌》, 10.1(北京, 1980.01):

41–46。

70.馬繼興，〈雙包山西漢墓出土經脈漆木人形的研究〉，《新史學》，8.2（臺北，1997.06）: 1–57。

71.馬繼興，〈雙包山漢墓出土的針灸經脈漆木人形〉，《文物》，4（北京，1996.04）: 55–65、98。

72.崔錫章，〈論《脈經》癥狀表述的語言特色〉，《北京中醫藥大學學報》，28.4（北京，2005.04）: 26–28。

73.張玄宗，〈正確認識還精補腦〉，《氣功》，19.6（杭州，1998.06）: 246–248。

74.張俊龍、李如輝，〈中醫解剖方法考及其他〉，《中醫藥研究》，6（太原，1996.06）: 5–6。

75.張洪林，〈氣功的起源、發展及其在中醫學的地位〉，《家庭中醫藥》，1（北京，2003.01）: 40–41。

76.張家山漢墓竹簡整理小組，〈江陵張家山漢簡概述〉，《文物》，1（北京，1985.01）: 9–15、98。

77.張挺（等著），〈「心」的中西醫學比較研究〉，《上海中醫藥大學學報》，16.2（上海，2002.02）: 10–13。

78.張瑞麟、張勇，〈略論《難經》人體解剖學的成就與貢獻〉，《中醫文獻雜誌》，1（上海，2001.01）: 1–3。

79.張福利（等），〈為醫學「會診」——當代醫學的主要缺憾〉，《醫學與哲學》，21.10（大連，2000）: 23–25。

80.張維波，〈古代經絡概念與現代經絡研究〉，《中國中醫基礎醫學雜誌》，9.12（北京，2003.12）: 44–47。

81.張賢哲、蔡貴花，〈從中醫藥典籍符咒龜卜探討其宗教療法和疾病觀念〉，“宗教與醫療學術研討會”（臺北：中央研究院歷史語言研究所，2004），1–42。

82.張燦玾，〈經絡學說的形成原委及功能〉，《山西中醫學院學報》，17.5（太原，2006.05）: 2–4。

83.莊明仁，〈靈樞・經水篇「十二經水」之研究〉，臺中：中國醫藥大學中國醫學研究所碩士論文，2004。

84.連劭名，〈江陵張家山漢簡《脈書》初探〉，《文物》，7（北京，1989.07）: 75–81。

85.陳太羲，〈論理人形述要〉，《南京中醫藥大學學報》，11.6（南京，1995.06）: 4–6。

86.陳良佐，〈再探戰國到兩漢的氣候變遷〉，《中央研究院歷史語言研究所集刊》，67.2（臺北，1996.06）: 323–381。

87.章小平、林雪霞（等著），〈阿是穴止痛機理的探討〉，《針灸臨床雜誌》，19.7（哈爾濱，2003.07）: 59。

88.傅延齡（等著），〈論臟腑概念及其命名〉，《北京中醫藥大學學報》，23.3（北京，2000.03）: 1–4。

89.楊沛群、吳彌漫，〈《內經》酒論淺析〉，《安徽中醫學院學報》，22.3（合肥，2003.03）: 10–11。

90.煙建華，〈《內經》五臟概念研究〉，《中醫藥學刊》，23.3（遼寧，2005.03）: 395–399、406。

91.祿保平、張留巧，〈《黃帝內經》酒療思想述略〉，《江蘇中醫藥》，26.4（南京，2005.04）: 42–44。

92.葉志英，〈《靈樞・經脈篇》對針灸理論的貢獻〉，《針灸臨床雜誌》，18.5（哈爾濱，2002.05）: 4–6。

93.葉明柱、馮禾昌，〈阿是穴命名辨〉，《上海針灸雜誌》，24.4（上海，2005.04）: 34。

94.董良杰，〈鼓之如鼓與當踝而彈之——《黃帝內經》中的叩診〉，《中國中醫基礎醫學雜誌》，2.5（北京，1996.05）: 28。

95.董寶強（等著），〈略論十二經脈氣血盛衰對針灸臨床的指導作用〉，《中華中醫藥雜誌》，21.3（北京，2006.03）: 163–165。

96.詹鄞鑫，〈卜辭殷代醫藥衛生考〉，《中華醫史雜誌》，16.1（北京，1986.01）: 15–23。

97.趙京生，〈經脈病候的演變〉，《江蘇中醫》，19.10（南京，1998.10）: 9–11。

98.劉士敬、朱倩，〈「相脈之道」考析〉，《中華醫史雜誌》，27.4（北京，1997.04）: 8–10。

99.劉長林，〈說「氣」〉，收入：楊儒賓（主編），《中國古代思想中的氣論與身體觀》（臺北：巨流圖書公司，2009），101–140。

100.劉慶申、韓云，〈略論《內經》與《傷寒論》「厥」之區別〉，《山東中醫藥大學學報》，29.4（濟南，2005.04）: 259–260。

101.劉澄中，〈大陸經脈史學研究的新檢討——從經脈現象、出土脈書與經脈木人說起〉，《新史學》，11.2（臺北，2000.06）: 75–144。

102.劉澄中、張永賢，〈涪水經脈木人與天聖經穴銅人評論——兼論經脈循行圖與經絡穴位圖〉，《中華針灸醫學會雜誌》，4（臺中，2001.11）: 19–29。

103.潘長春，〈論疾病譜改變後醫學的發展〉，《醫學與社會》，18.2（武漢，2005）: 15–18。

104.鄭紅斌，〈中醫形神觀源流與內涵〉，《浙江中醫學院學報》，28.1（杭州，2004.01）: 9–11。

105.錢會南，〈《內經》體質理論特色分析〉，《中醫藥學刊》，24.7（瀋陽，2006.07）: 1201–1202。

106.羅維前 (Vivienne Lo)，〈痛的溯源——論痛、厥與經脈中氣循環理論的形成〉，收入：《簡帛研究 2001》（桂林：廣西師範大學出版社，2001），275–287。

107.譚家祥，〈酒、飲酒、酒文化與養生保健〉，《蛇志》，18.2（南寧，2006.02）: 171–173。

108.關曉光，〈脈診：格式化、神秘化、客觀化——脈診演進中若干重大問題的文化解析〉，《醫學與哲學》，22.5（大連，2001.05）: 58–60。

109.關曉光、車離，〈脈診，一種特殊的文化現象〉，《醫學與哲學》，17.5（大連，1996.05）: 232–234。

110.嚴建民，〈中國人體解剖史探源〉，《湖南中醫學院學報》，18.4（長沙，1998.04）: 61–62。

111.嚴建民，〈秦漢時期人體經脈調節理論形成新論〉，《湖南中醫學院學報》，21.3（長沙，2001.03）: 61–63。

112.龔海洋（等著），〈中醫體質與證源流考辨〉，《中醫藥學刊》，22.2（瀋陽，2004.02）: 300–301。

113.猪飼祥夫，〈馬王堆醫書と江陵張家山脈書に至る經絡の認識について〉，《日本傳統針灸學會雜誌》，32.1（京都，2005.09）: 18–22。

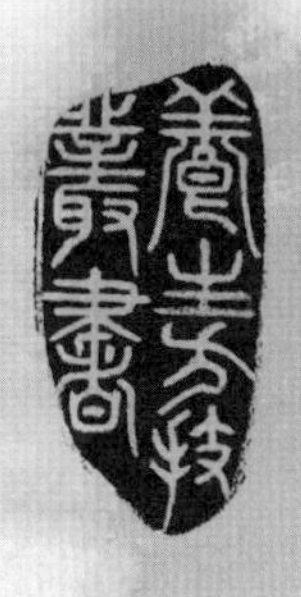

養生・方技叢書

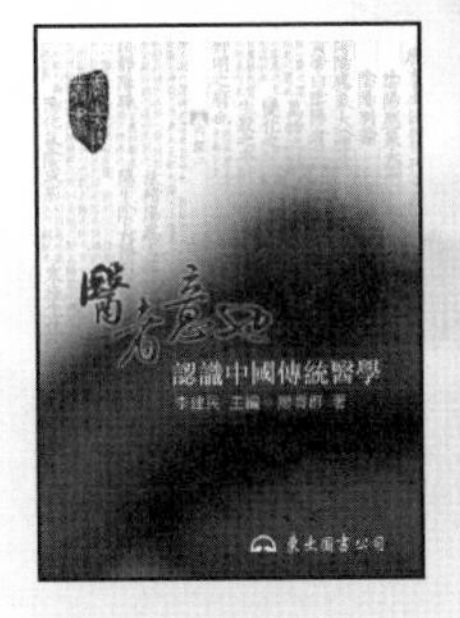

醫者意也——認識中國傳統醫學

廖育群／著

「醫者意也」是從古至今許多中醫論者常常言及的一句話。然而古代的醫家究竟是如何以「意」來構造這門學問，似乎並無人深究。本書沿著傳統醫學自身的發展脈絡，探索「意」的歷史蹤跡。

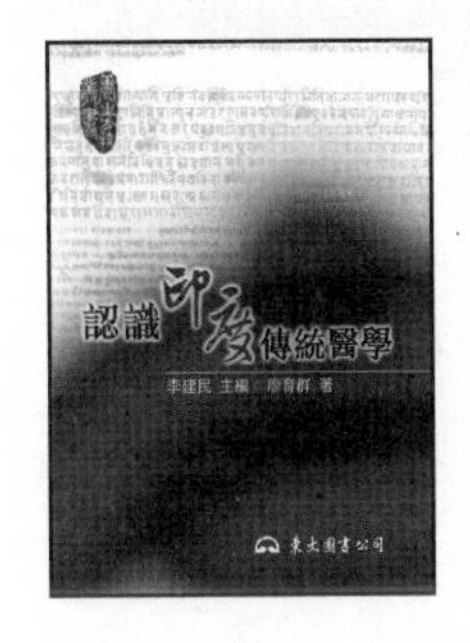

認識印度傳統醫學

廖育群／著

許多人認為「中醫」是唯一存活於當今世界的傳統醫學。實際上，與中醫具有同樣悠久歷史的印度傳統醫學，也依然在為民眾的健康服務，也同樣經歷著揚棄和發展的歷程。本書以通俗易懂的方式，介紹了印度的傳統醫學中最為重要、稱之為「生命科學」的阿輸吠陀的歷史與主要內容。讀者藉由本書，亦可了解其對中國古代醫學的影響。

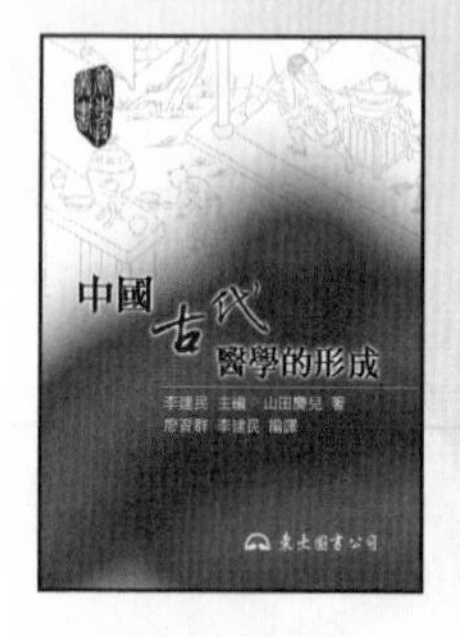

中國古代醫學的形成

山田慶兒／著　廖育群、李建民／編譯

中國醫學是什麼？早期的中醫學歷史對現代醫學有什麼啟示？山田慶兒的研究特別著重思想史與社會史的新醫史取向，認為中國醫學獨特體系的形成，集中在西元前四世紀至西元二世紀的六百年之間。本書即在探索中醫核心技術的起源，同時也對《黃帝內經》的編纂過程提出假說，是一本研究中國醫學史、養生史必備之書。

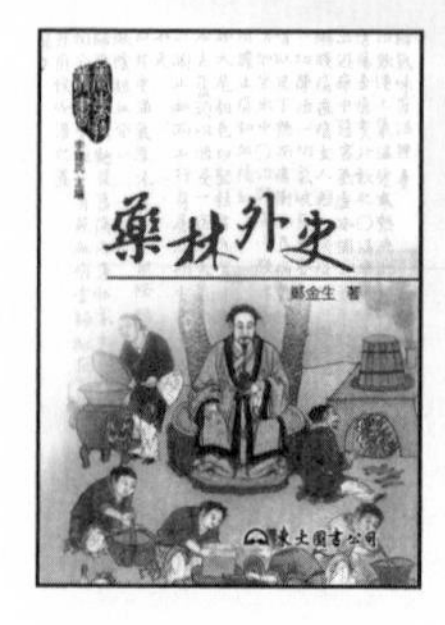

藥林外史

鄭金生／著

本書彙萃了作者多年從事中藥歷史研究的心得，展示中國古代藥學的發展。簡要清晰地介紹中國古代本草文獻發展的源流、中藥學術主題與學風的演變、中藥炮製的歷史演變等內容，有助於讀者了解中藥的歷史全貌，也為學習中醫藥者提供登堂入室的門徑。

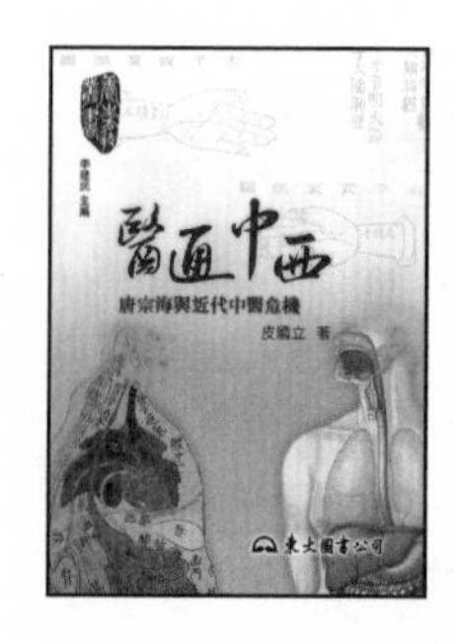

醫通中西——唐宗海與近代中醫危機

皮國立／著

您比較相信中醫還是西醫呢？您是否對許多中醫的名詞，例如氣化、三焦、命門等名詞有興趣，或者覺得為無稽之談呢？本書透過唐宗海醫生的醫論，來告訴讀者當中醫與西醫在近代初遇時，彼此對於醫學理論認知以及人類身體的解讀，到底存在什麼樣的歧異。

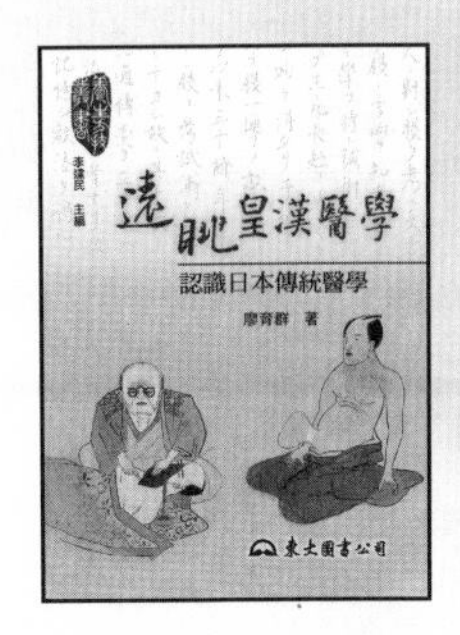

遠眺皇漢醫學——認識日本傳統醫學

廖育群／著

本書為全面述說日本漢方醫學的「通史」性著作，不糾纏諸如某位著名醫家生卒之年、著作撰寫或出版年份的考證，僅就這方面的風雲人物、有趣之事、垂世之說，略作介紹。使讀者得以遠眺東方地平線上扶桑之國的古代醫學，了解中國傳統醫學在異域獨立生活的方方面面。

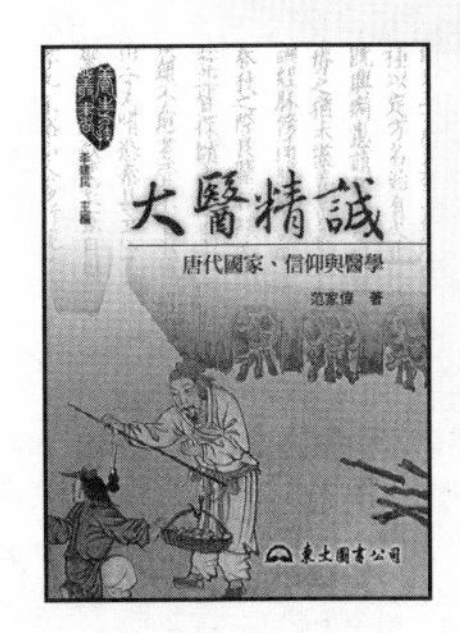

大醫精誠——唐代國家、信仰與醫學

范家偉／著

唐代結束南北朝分裂的局面，並承繼南北朝的醫學遺產，以官方醫療機構為基礎，整合中國醫學，揭開中國醫學史上的新頁。全書嘗試擺脫過去集中人物和醫書為重點的書寫方式，從國家、信仰兩大影響醫學發展的力量切入，以全新視野綜觀南北朝至唐代醫學發展的多元面向。

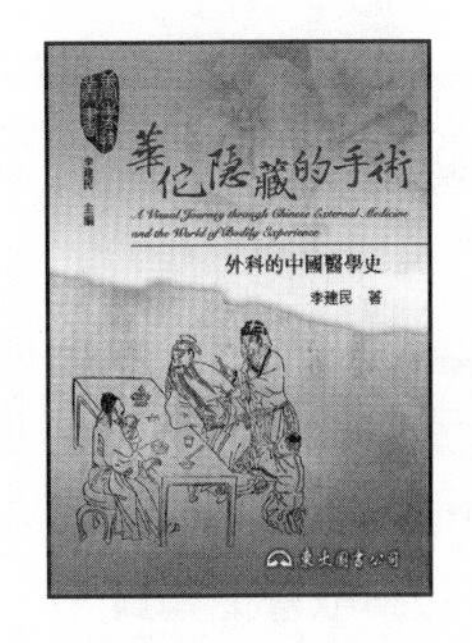

華佗隱藏的手術——外科的中國醫學史

李建民／著

一般人對傳統中國醫學與西醫總有一些約定俗成的看法：例如中醫精於內科，西醫長於外科手術等。李建民教授這本著作以深入淺出、圖文並茂的方式讓我們重新檢討這種簡單的二分法。此書結合著紮實的文獻功夫與豐富的歷史想像力，讓人在作者優美的文字之間，嘗試捕捉傳統中國醫學思維與實踐的微妙，及其有趣的變化。

歷史天空

在廣闊無邊的晴空中，
尋找對歷史最純真的渴望

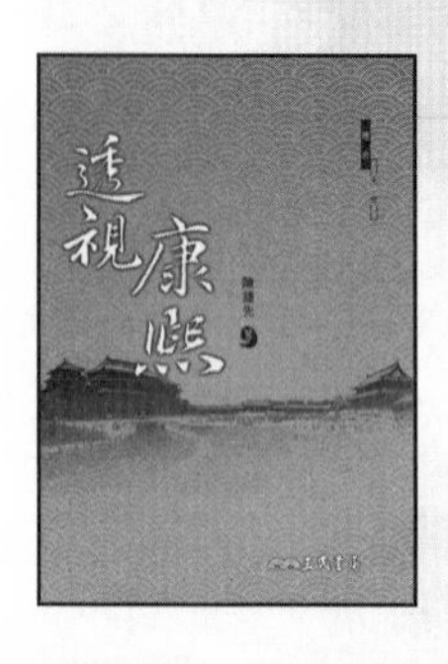

透視康熙

陳捷先／著

愛新覺羅・玄燁是順治皇帝的第三個兒子，他既非皇后所生，亦非血統純正的滿族人，卻因出過天花而得以繼位，成為著名的康熙皇帝。他對內整飭吏治、減輕賦稅、督察河工，年未及三十便平定三藩，為大清帝國立下根基。本書係以歷史研究為底本，暢談康熙皇帝的外貌、飲食、嗜好、治術和人格特質，不僅通俗可讀，其所揀選分析之史料也值得細細品味。

三民網路書店 會員

通關密碼：A5474

獨享好康
大放送

憑通關密碼

登入就送100元e-coupon。
(使用方式請參閱三民網路書店之公告)

生日快樂

生日當月送購書禮金200元。
(使用方式請參閱三民網路書店之公告)

好康多多

購書享3%～6%紅利積點。
消費滿250元超商取書免運費。
電子報通知優惠及新書訊息。

書種最齊全
服務最迅速

超過百萬種繁、簡體書、外文書55折起　三民網路書店 http://www.sanmin.com.tw